Eckhardt Gehde / Hinderk M. Emrich

—

Auf der Suche nach dem Messeförster

Eckhardt Gehde / Hinderk M. Emrich

Auf der Suche nach dem Messeförster

Zur Psychologie der Subjektivität

Plädoyer für die Integration von Neurowissenschaften, Traumatologie und Psychoanalyse

Königshausen & Neumann

Bibliografische Information Der Deutschen Bibliothek

Die Deutsche Bibliothek verzeichnet diese Publikation in der Deutschen Nationalbibliografie; detaillierte bibliografische Daten sind im Internet über <http://dnb.ddb.de> abrufbar.

Gedruckt auf säurefreiem, alterungsbeständigem Papier
Umschlag: Hummel / Lang, Würzburg
Bindung: Buchbinderei Diehl+Co. GmbH, Wiesbaden

Printed in Germany
ISBN 978-3-8260-3582-1
www.koenigshausen-neumann.de
www.buchhandel.de
www.buchkatalog.de

Für Melanie G.,
die sich eine solche Zeile so lange gewünscht hat, gesund wurde und mich dabei als erste von vielen lehrte, auch dann nicht aufzugeben, wenn ich noch nichts verstehe.

Für Prof. Dr. theol. Klaus Winkler (1934–2000),
meinen Lehranalytiker, „analytischen Columbo“ sowie Heraus-Helfer aus „Einsichtels Abenteuern“ in tiefem Dank. Er lehrte mich Theorien als „Spielmaterial“ zu verstehen. Ohne ihn gäbe es einen therapeutischen wie theoretischen Hasenfuß mehr.

Inhaltsverzeichnis

C. Befunde der Streß- und Kognitionsforschung und ihr Erklärungspotential für Veränderungs- und Übertragungsprozesse in der Psychoanalyse 73

Sex, Fernseh-Hunger und die Suche nach dem Messeförster

Analyse eines Falles von Vater-Tochter-Inzest: Übertragung und Gegenübertragung, Stabilisierung, Analyse der perversen Kernproblematik und traumaorientierte Interventionen 105

Einleitung

H.M. Emrich

Fragen nach der Wertigkeit und Bedeutung neurobiologischer Prozesse im Gehirn im Verhältnis zur menschlichen Subjektivität werden derzeit lebhaft diskutiert, u.a. im Hinblick auf eine Neurobiologie der Freiheit. Dabei geht es um die Entstehung von Semantik durch „bedeutungsgenerierende" Prozesse, wobei im Hintergrund – wie von Sigmund Freud bereits in vielfältigen u.a. kulturbezogenen Arbeiten dargestellt – die Frage nach dem Schicksalhaften in unserem psychischen Leben steht. E. Gehde hat in seiner ausgezeichneten fallbezogenen Übersichtsarbeit die Spannbreite dieser Fragestellungen erschlossen und anhand eines Traumaschicksals bearbeitet, wobei deutlich wird, wie weit wir noch davon entfernt sind, neurobiologisch tatsächlich verstehen zu können, was es heißt, im Menschenschicksal zu stehen.

Psychobiologie der Subjektivität – Annäherung an eine Psychoanalyse im Dialog mit den Neurowissenschaften

Einmal kam ein Laienschüler zu Meister Bankei und fragte:
„Meine Weisheit ist fest in mir eingesperrt, und ich bin nicht in der Lage, sie anzuwenden."
Bankei sagte zu ihm: „Mein Freund, komm bitte näher zu mir."
Als der Laienschüler einige Schritte näher kam, bemerkte Bankei:
„Wie wunderbar du sie anwendest!"

(*In:* „Den Mond kann man nicht stehlen." Beispielhafte Zen-Geschichten aus tausend Jahren. Ausgewählt von Jürgen Stephan. S. 56. München, o.J. (Scherz))

Vorbemerkung zum Standort der Psychoanalyse nach der „Dekade des Gehirns"

Die obenstehende Szene aus der Zen-Tradition enthält die Essenz der Psychoanalyse und Psychotherapie. Sie fokussiert die psychotherapeutische Standardsituation; sie ist im Sinne Lichtenbergs eine Modellszene. Es findet eine Begegnung zwischen einem Hilfesuchenden und einem Erfahrenen statt; dies bedeutet zunächst ein Gefälle im Bereich der gefühlten Erkenntnis. Äußere Ordnung und Rahmen sind klar: dies entlastet beide Beteiligte – wobei es für die „Meister" (manchmal auch für die Analytiker?) schon im Zen weniger Hilfe zu geben scheint als für die „Schüler" – doch Meister waren stets lange vorher Schüler. Der Suchende benennt sein Problem, unter dem er leidet – die Weisheit ist in ihm eingeschlossen. Wie alle menschlichen Probleme ist dies eines, was in Wahrheit Schüler und Meister verbindet. Und wie für alle psychoanalytischen Probleme hat der Schüler eigentlich die Lösung zur Hand – in diesem Fall in den Füßen – nur weiß er es noch nicht, und wenn er es weiß, kann er es nicht fühlen. Darauf richtet der Meister nun die gemeinsame Aufmerksamkeit, und während der Suchende findet, oder oft erst danach, erkennt er, daß er gefunden hat und etwas kann. Dies ermutigt, macht Freude, gibt bislang nicht erreichte oder wieder verlorene Wirkungsmöglichkeit zurück, und ganz entscheidend: Dieser Prozeß findet statt in einem zwischen beiden Personen aufgespannten Feld, in dem beide im besten Fall *tatsächlich* merken, daß sie etwas verstehen und fühlen. Die Schritte des Schülers erfolgen auf dem Boden gegenseitiger Achtung und einem basal vorhandenen freundlichen Respekt, in der Beziehung zu einem bedeutsamen Anderen, der die eigenen Schritte bemerkt, versteht und (manchmal, wenn es angebracht ist, auch anerkennend) kommentiert. Dies bedeutet, wie in der Zen-Szene, ein Hinbewegen auf die anderen zu, d.h. Weisheit und Erkenntnis haben viel mit Begegnung und Beziehung zu tun. Am Ende des gemeinsamen Weges ist – so wollen wir hoffen – die Weisheit *in beiden* gewachsen.

Im Gegensatz zur Überzeugung mancher Autoren und Schulengründer sind viele wesentliche Fragen in Psychoanalyse und Psychotherapie immer noch offen und heute neu – mit größerer Aussicht auf Klärung – zu stellen. Diese Skepsis, parallel aber auch ein Optimismus, gründet sich auf das enorm angewachsene Wissen und die weiter expandieren Möglichkeiten im Bereich der Neurowissenschaften, insbesondere nach der „Dekade des Gehirns" im letzten Jahrzehnt des vergangenen Jahrhunderts. In diesem Sinn steht die Psychoanalyse wie zur Zeit ihrer Gründer vor der Herausforderung, neu zugängliche Methoden zu nutzen, ohne das eigentliche Ziel aufzugeben – die Arbeit für und zusammen mit Menschen, die an ihnen nicht bewußten Zusammenhängen leiden, und sie in die Lage zu bringen, ihre eigenen Dilemmata grundlegend, d.h. erinnernd, emotional und kognitiv selbst verstehen und schließlich ändern zu lernen.

Die zwei wissenschaftlichen Fortschrittsfelder, die nach häufiger Meinung von Psychoanalyse-Kritikern Ergebnisse und Behandlungsmethode von Psychoanalyse ad absurdum führen oder gar überflüssig machen sollen, sind Genetik und moderne Neurowissenschaften. So wird zunehmend über eine wachsende Varianzerklärung von Subjektivität durch Faktoren berichtet, die als nahezu ausschließlich *genetisch* bedingt behauptet werden, sogar für so zentrale Bereiche wie „Selbstsicherheit" (vgl. z.B. den SPIEGEL vom 18.2.2002). Sich nun als Antwort auf solche „Genetisierung" aber in die reine Lehre („den analytischen Raum") zurückzuziehen und der Konkurrenz das Feld vollständig zu überlassen, wäre für die Psychoanalyse nicht nur lebensgefährlich unklug, sondern gänzlich unnötig. Eine – wie behauptet – derart weitgehende genetische Festlegung spezifischer subjektiver Eigenschaften würde in der DNS eine extrem aufwendige Codierung erfordern. Dies würde eine Codierung von allen, zumindest den wesentlichen synaptischen Verbindungen im Gehirn bedeuten, ebenso von deren Synapsenstärken („Synapsengewichten"). Aus neurobiologischer Sicht ist dies zum einen gar nicht möglich, weil die hierzu benötigte Informationsmenge um *mindestens* den Faktor 10^3 bis 10^8 (also eintausend bis einhundert Millionen mal!) größer wäre als der Speicherplatz des *gesamten* menschlichen Genoms, wie es Manfred Spitzer (1996, S. 38) überzeugend dargelegt hat. Zum anderen würde eine vollständige genetische Codierung der Hirnfunktionen der ganz notwendig umweltbezogenen Plastizität des Gehirns widersprechen – die ja gerade den besonderen Vorteil von interaktiv mit der Umwelt lernenden und sich erinnernden Zentralnervensystemen ausmacht. Schon aus diesem Grund sind entsprechende Berichte mit äußerster Skepsis aufzunehmen, etwa über getrennt aufgewachsene Zwillinge, die sich nach Jahrzehnten wiedertreffen und einander bis in kleinste Details absonderlicher Marotten gleichen sollen, z.B. in ihrer Vorliebe für das Tragen von Gummibändern am Handgelenk oder für Hundenamen.

Umgekehrt schadet es aber auch der notwendigen inhaltlichen Auseinandersetzung wie einer inzwischen möglichen gemeinsamen Forschungsarbeit, wenn Psychoanalytiker die auf Empirie pochenden „akademischen Psychologen" als zu unterschiedlich ignorieren würden. Es entbehrt zwar nicht einer gewissen Komik, daß diese nach jahrzehntelangem Beharren auf purem „Verhalten" vor nicht allzulanger Zeit aus den Tiefen ihrer black box auftauchten, um sich die selbstinduzierte „kognitive Wende" in kopernikanischem Enthusiasmus an die Brust zu heften. In deren Folge wurden dann auch viele Elemente der Psychoanalyse „neu entdeckt", dies nicht ohne jeweils eindrucksvolle Neu-Etikettierung. Es ist jetzt Zeit, endlich die Gräben zuzuschütten. Das eigentlich Interessante für Neurobiologie, Kognitionspsychologie und Psychoanalyse wird die Erforschung der Interaktion zwischen drei Bereichen sein: zwischen den *tatsächlich* genetisch bestimmten Faktoren, den in der jeweiligen Biographie daraus entstandenen Verarbeitungsmöglichkeiten und deren Korrelaten im Gehirn und schließlich den objektiv (aber auch subjektiv) nachweisbaren Effekten von psychoanalytischer Therapie. Hierfür ist die Zusammenarbeit von sehr verschiedenen Spezialisten erforderlich, die voneinander lernen können. Es ergibt sich dabei die optimistische Prognose, daß sich für erfolgreich verlaufende Psychotherapien – somit auch von Psychoanalyse! – schon in den nächsten Jahren klare neurobiologische Belege finden lassen werden. Zugespitzt kann man formulieren: In den nächsten zehn Jahren werden sich wichtige Elemente der nun über hundertjährigen Psychoanalyse wissenschaftlich objektiv und fair, d.h. *messend* beurteilen lassen. Damit wäre auch ein alter Traum Sigmund Freuds erfüllt. Es verlockt sehr, darüber zu spekulieren, wie Freud wohl – als Experimentator aus Brückes Abteilung oder als interdisziplinärer Forscher der zwanziger Jahre in die heutige Zeit versetzt – auf die phantastischen Möglichkeiten der aktuellen EEG-Verstärker, Computer und immer präziseren Bildgebung reagieren würde. Man muß nicht rätseln: Nach kurzer Eingewöhnung begeistert – und mit ein paar neuen Hypothesen und Vorschlägen für die Kollegen.

A. Kontext und Bedeutung: Psychobiologie der Subjektivität im Hinblick auf psychoanalytische Theoriebildungen

Eckhardt Gehde und Hinderk M. Emrich

Dieser Abschnitt basiert auf einem Übersichtsartikel im Sonderheft der „Psyche" vom September/Oktober 1998.

1 Einleitung

Eine Besonderheit von Subjektivität, dem Zentralphänomen jeder verstehenden Psychologie und Kognitionstheorie, ist es, daß sie sich nicht als pure Summe kognitiver Gehalte interpretieren läßt. Charakteristisch für subjektives Erleben ist vielmehr der eigene, jeweils unterschiedliche „point of view" (Nagel 1974) im Kontext subjekteigener mentaler Sphären. Psychoanalytische Konstrukte und Theoriebildungen spielen hierbei insofern eine zentrale Rolle, als gerade dieser individuell verschieden bewertende Kontext aus den lebensgeschichtlichen Situationen herausgearbeitet, interpretiert und einem Bewältigungsprozess zugeführt wird. Dabei ist der Begriff der Information – als quantifizierender Begriff für die Informationsdichte in einem informationsverarbeitenden System im Sinne von Shannon (Shannon u. Weaver 1949) – insofern unbiologisch, als die subjektbezogene semantische Relevanz eines Ereignisses in einem so definierten Informationsgehalt nicht zur Darstellung kommt. Wie Carl Friedrich von Weizsäcker in seinem Buch „Der Garten des Menschlichen" (1977) zeigte, ist für die Beschreibung biologisch relevanter Information der von E. v. Weizsäcker geschaffene Begriff der „pragmatischen Information" angemessen. Damit wird die jeweilige Situation eines biologischen Organismus, der ja konkret handeln muß, im Hinblick auf die relevante Kontextinformation in ihrem für das biologische System bedeutungsvollen Bewertungsaspekt quantifizierend beschrieben. Weiter zeigt C.F. von Weizsäcker in dem Kapitel „Zur Biologie des Subjekts", daß biologische Systeme sich generell in einem Kontinuum zwischen der Erfahrung von „Erstmaligkeit" und denjenigen der „Bestätigung" bewegen. Eine biologische Wirklichkeit, in der nur neue Erfahrung, also nur „Erstmaligkeit" auftritt, macht das System orientierungslos und damit handlungsunfähig. Eine Informationsstruktur hingegen, in der es nur „Bestätigung" gibt – d.h. in der insofern keine Relevanz auftritt, als sich alle Prozesse in immer der selben Weise ständig wiederholen – läßt den Bedeutungsgehalt der Information gegen Null gehen. Biologisch, und damit pragmatisch „bedeutungsvoll" ist somit nur solche Information, die zwischen „Erstmaligkeit" und bestätigender Wiederholung angesiedelt ist.

Diese grundlegenden Einsichten in die Verfaßtheit biologischer Systeme bezüglich der Wechselwirkung zwischen Kontextualität und Bedeutung sollen im folgenden auf neurobiologische Mechanismen bei der Entstehung von Semantik in Verbindung mit Gefühlszuständen untersucht werden. Dies erfolgt unter der Perspektive der bereits von S. Freud konzipierten, mit dem Fortschreiten der kognitiven Wissenschaften aber immer drängender werdenden Frage nach dem Zusammenhang zwischen den durch Hermeneutik erschließbaren semantischen Aspekten mentalen Geschehens und den zugehörigen neurobiologischen Äquivalenten. Interessanterweise erweist sich aus heutiger Sicht jener frühe, spekulative, von ihm selbst nicht veröffentlichte Versuch Sigmund Freuds als geniale Prophetie (1895, „Entwurf einer Psychologie", vgl. auch die Darstellung in Spitzer 1996 und Gay 1989, S. 94–97). Zu einer Zeit, als die Theorie des Neurons noch nicht allgemein etabliert war, postulierte er eine elektrisch unterschiedliche Verknüpfung einzelner Nervenzellen innerhalb eines neuronalen Verbandes und versuchte damit, bestimmte psychische Phänomene wie Aufmerksamkeit und Abwehr auf eine biologische Basis zu stellen. Was zwischenzeitlich nicht selten als mechanistische Simplifikation verspottet wurde, enthält jedoch visionär den Kern jener Theorie, die sich 90 Jahre später – mit Hilfe komplexer mathematischer Modelle und leistungsfähiger Computer – als äußerst anregend für die Kognitions- und Neurowissenschaften wie gegenwärtig auch für Psychiatrie und Psychoanalyse bewähren sollte: die Theorie neuronaler Netzwerke.

Ein besonderer Aspekt der vorliegenden Untersuchung liegt darin, daß die Frage gestellt wird, inwieweit neurobiologische Mechanismen der „internen Bewertung" realitätsangemessenere Modelle dann liefern, wenn interne Wertebilanzen nicht nur im Hinblick auf aktuale Bewertungs- und Copingstrategien gezogen werden, sondern eben auch gerade auf diejenigen Bewertungskonstituenten, die in der aktualen Situation aus der Wertebilanz eliminiert wurden (Konzeptualisierung von „Abspaltung", „Verleugnung" und „Verdrängung" etc.). Eine gewisse wertebilanzmäßige Vereinheitlichung verschiedener mentaler Sphären im Subjekt – auf deren Notwendigkeit Sigmund Freud bereits hinwies, indem er von der „unüberwindlichen Tendenz zur Vereinheitlichung des Seelenlebens" sprach (Freud 1921) – ist für das in Raum und Zeit lokalisierte biologische System als Einzelwesen deshalb notwendig, weil es im Sinne des Konzepts der „pragmatischen Information" darum geht, mit Hilfe der im Zentralnervensystem etablierten „Signifikanzdetektoren" sinnvolle, d.h. im Sinne der Evolutionsbiologie das Überleben des Systems erfolgreich machende Strategien zu stabilisieren. Vom Standpunkt des Konstruktivismus heraus lassen sich im diesen Sinne Emotionen verstehen als wertebilanzmäßig relevante Konstrukte des neurobiologischen „Selbst", wobei deren interne Verrechnung für die Flexibilität und situationsangemessene Reagibilität des Systems ausschlaggebend ist. Neueste neurobiologische Untersuchungen (Übersicht bei Moscovitch 1995) zeigen nun am Beispiel der Gedächtnisbildung, daß neurobiologische Konstituenten der internen Bewertung dann überlegen implementiert sind, wenn sie auch „latente" – bzw. im Sinne der Theorie des Unbewußten nicht manifeste – Anteile der internen Wertebilanz miteinbeziehen.

2 Psychoanalytische Konzepte für die Entwicklung von „Bewertungsprozessen"

2.1 Parallelen zwischen objektbeziehungstheoretischen und neurobiologischen Konstrukten

Die Bausteine der emotionalen Erfahrung setzen sich unter objektbeziehungstheoretischem Aspekt aus drei Bestandteilen zusammen: 1. Objektrepräsentanzen, 2. Selbstrepräsentanzen, 3. Repräsentanzen der affektiven Färbung von in der Vergangenheit erlebten Interaktionen. Diese Repräsentanzen werden sortiert nach ihrem affektiven und emotionalen Gehalt. Hieraus bilden sich die Strukturen des Selbst. Neue Erfahrungen werden anhand dieser Strukturen bewertet. In diesem Sinne ergibt sich eine auffällige Parallele zwischen neueren psychoanalytischen Konzepten der Selbst- und Entwicklungspsychologie und den Konstrukten der Neurobiologie im Hinblick auf die interne Bewertung von neuen Erfahrungen im Vergleich zu dem bisher erlebten Vertrauten.

Die kritische Argumentation der vorliegenden Arbeit bewegt sich auf zwei Stufen. Zunächst wird in enger Anlehnung an die objektbeziehungstheoretische Terminologie auf immanente Widersprüche der psychoanalytischen Entwicklungspsychologie hingewiesen, neurobiologische Konzepte erscheinen bereits am Rand. Dieser Abschnitt soll dem Brückenschlag dienen zwischen zwei – in großen Teilen noch immer – „mythischen Welten" (zu Recht glossierte kürzlich Leuschner (1997) voreilige neurobiologische Spekulationen als „Neuromythologie"). Danach referieren Abschnitt 4 und 5 einige neurobiologische Korrelate der sich entwickelnden Subjektivität und weisen auf mögliche Lösungen von Widersprüchen hin, die beiden Welten von Nutzen sein könnten. Abschließend wird ein integrativer Ansatz vorgeschlagen.

2.2 Internalisierungsprozesse als Bausteine der Ich-Entwicklung

Ein in den letzten zwei Jahrzehnten weit verbreitetes Modell zur Persönlichkeitsentwicklung folgt der Grundannahme, daß die Persönlichkeit, und damit die Basis der Subjektivität, ein Suprasystem bildet, das auf den Subsystemen internalisierter Objektbeziehungen aufbaut (Kernberg 1981, S. 84). Diese nach wie vor plausible Grundannahme unterstreicht die fundamentale klinische Bedeutung der real abgelaufenen Interaktionen zwischen Säugling und Kleinkind mit den Pflegepersonen. Erlebte Erfahrungen führen demnach zu Strukturen, die weitere

Erfahrungen entscheidend beeinflussen, im Sinne eines evolvierenden, zu einem Teil selbstreferentiellen Systems. Im Rahmen der vorliegenden Arbeit soll kritisch beleuchtet werden, ob und in welchem Ausmaß weitere Postulate dieses entwicklungspsychologischen Modells haltbar sind. Dies entspricht dem von Kernberg (1981, S. 84–88, auch S. 60ff.) umrissenen, für die zukünftige Forschung relevanten integrativen Ansatz, der einen Brückenschlag zwischen neurobiologischen, z.B. neurophysiologischen und neuroendokrinen, kognitiven und psychoanalytischen Ergebnissen versucht.

In diesem Zusammenhang schlug Kernberg vor (1981, S. 88), S. Freuds Begriff der Triebe könne „die sich ergebende Hierarchie der fundamentalen (größtenteils unbewußten) psychischen Zustände wiedergeben, die sich aus partiellen, diskontinuierlichen ‚Instinkt'-Komponenten (wie frühen spezifischen Wahrnehmungen, Affektzuständen und angeborenen Verhaltensmustern) herleiten und die in der elementaren ‚Umgebung' der Mutter-Kind-Beziehung ‚freigesetzt' werden". Im weiteren beschreibt er die Prinzipien der Erfahrungsorganisation, wobei den Affekten eine entscheidende Rolle zukommt: „Lustvolle und unlustvolle Affekte sind die hauptsächlichen Motivations- und Triebsysteme, welche die intrapsychische Erfahrung organisieren" (1981, S. 107). In einer neueren Arbeit (Kernberg 1997, S. 103) werden die Affekte als Bausteine der Triebe verstanden.

Im folgenden stehen die Internalisierungsprozesse im Mittelpunkt, d.h. das Problem der Wahrnehmung, Speicherung und späteren Wiederanwendung von erlebten Objektbeziehungen. Über die Entwicklungsebenen von Introjektionen und Identifizierungen bis hin zur Ich-Identität erfolgt nach dieser Theorie die Ausbildung der Persönlichkeitsorganisation

Introjektionen werden als früheste, „primitivste" und fundamentale Ebene unter den Internalisierungsprozessen definiert. Interaktionserfahrungen des Kindes werden demzufolge gespeichert in einem Bündel von – mindestens – folgenden drei Gedächtnisspuren: 1. einem Objektbild; 2. einem Selbstbild in Interaktion mit dem Objekt; 3. der „affektiven Färbung", d.h. von affektiv-emotionalen Prozessen, die für das Objekt- wie für das Selbstbild erlebend wahrgenommen werden. Die affektive Färbung kommt unter dem Einfluß der Triebrepräsentanz zustande, die vom Kind zum Interaktionszeitpunkt erfahren wird. Dieser emotionale Aspekt ist, als sog. „aktive Valenz", ein wesentlicher Aspekt der Introjektion; einbezogen in die Verarbeitung sind Wahrnehmung und Gedächtnis als „Apparate primärer Autonomie".

Zu den Prozessen der Identifizierung und Identitätsbildung wird angenommen: Introjektionen ähnlicher Valenz tendieren zur Fusion. Daraus bilden sich umfassendere Strukturen, wobei eine zunehmende Differenzierung von Objekt- und Selbstanteilen zur Bildung von „Ich-Kernen" beiträgt. Dies ermöglicht eine stärker differenzierte, komplexere und konstantere interne Abbildung von Selbst und Objekten innerhalb stabiler werdender Ich-Grenzen. Die Identifizierung setzt das Erreichen eines entsprechenden kognitiven Entwicklungsniveaus voraus und stellt eine „Form der Introjektion auf höchster Ebene" dar. Wesentlich hierbei ist, daß das Kind bei seinen Interaktionen den Aspekt der Rolle im Sinne einer anerkannten sozialen Funktion erfaßt hat. Auf dieser Stufe wird die Mutter, wenn sie z.B. das Kind anzieht, nicht nur als ein mit ihm interagierendes „Objekt" erfahren, sondern das Kind kann auch die „sozial akzeptierte Mutterrolle (für Kleidung sorgen, beschützen, belehren)" erkennen (Kernberg 1981, S. 27). Die Ich-Identität schließlich kann definiert werden als Suprasystem der vorgenannten Stufen, aber qualitativ deutlich von diesen unterschieden; sie ist charakteristisch für die Struktur des Ich und Resultat synthetischer Funktionen während der Ichentwicklung und umfaßt „die Organisation der Welt der Objektbeziehungen im weitesten Sinne auf der höchsten Ebene" (S. 31). Darin bilden sich – offenbar in Fortsetzung der drei Komponenten der Introjektion – folgende drei Elemente ab (S. 28–29): 1. bei konsolidierten Ichstrukturen das „Gefühl der Kontinuität des Selbst", wobei das Selbst als Organisation der gespeicherten Selbstbildkomponenten aus Introjektionen und Identifizierungen verstanden wird; 2. ein konsistentes Konzept der „Welt der Objekte", diese aufgefaßt als Gesamt der aus Interaktionen und eigenem Verhalten erfahrenen Objektbild-Komponenten; 3. die Anerkennung dieser im Individuum etablierten Konsistenz in seinen Interaktionen durch die mitmenschliche Umgebung, was erfahren wird als „Bestätigung". Die Ich-Identität repräsentiert zudem jenen Teil des Ichs, dem die „Triebderivate bewußt sind ... und der [sie] kontrolliert".

Von entscheidender Bedeutung ist in diesem Zusammenhang, daß im Individuum bereits mit der Introjektion eine Kopplung zwischen „äußerer Wahrnehmung" und „inneren Affektzuständen" vollzogen wird, was bedeutet, daß eine Verknüpfung hergestellt wird zwischen Abbildern „äußerer" Stimuli (Objekten) und der gefühlshaften Antwort darauf.

2.3 Zwei Grundannahmen: Spaltung und „undifferenzierte Matrix" (Symbiose) als normales Entwicklungsstadium der Persönlichkeitsentwicklung

Von zentraler Bedeutung in der bisherigen Objektbeziehungstheorie sind jene Annahmen, die zur internen Organisation der abgelaufenen Introjektionen entwickelt wurden.

2.3.1 Spaltungsprozesse

Implizit wird generell eine angeborene Disposition zur subjektiven Erfahrung in der Dimension von Lust und Unlust angenommen. Kernbergs Theorie schließt sich in diesem Punkt prinzipiell Überlegungen Freuds an, die aus einer spannungsvollen Polarität zwischen Lust und Unlust die Entstehung eines „gereinigten (purifizierten) Lustichs" postulieren (Freud 1911, 1915). Der Begriff der „Spaltung" tritt als „zentraler Mechanismus" innerhalb der Objektbeziehungstheorie auf (Kernberg 1981, S. 21, gleiche Quelle auch im folgenden). Kernberg konstatiert, ebenso wie die Schule von M. Klein, den Prozeß der Spaltung als natürlich und notwendig auftretenden Faktor in der Entwicklung. Spaltung wird danach als „der wesentliche Mechanismus für die Abwehrorganisation des Ichs" interpretiert (S. 21), d.h. kurzgefaßt als ein erster primitiver Organisationsprozeß begriffen, der Introjektionen mit ähnlicher affektiver Valenz in „gut" und „böse" einteilt. Im einzelnen sollen danach Introjektionen mit positiver Valenz, die im Zusammenhang mit libidinöser Triebbefriedigung gesehen werden, zur „Verschmelzung" neigen und jene Strukturen bilden, die „etwas vage, aber vielsagend" als das „gute innere Objekt" bezeichnet werden. Umgekehrt sollen Introjektionen mit negativer Valenz, die mit aggressiven Triebderivaten in Verbindung gebracht werden, zu „bösen inneren Objekten" fusionieren (S. 26). „Positive" vs. „negative" Affektzustände sollen somit Wahrnehmungskonstellationen erzeugen, die eine vollkommen unterschiedliche Qualität aufweisen, „wobei sich die äußeren Umstände in beiden Fällen nicht allzusehr voneinander zu unterscheiden brauchen" (S. 32). Derartige Prozesse müßten der Theorie zufolge in den ersten Lebensmonaten bei jedem Säugling ablaufen.

Als Konsequenzen folgen demnach: „Bemutternde" ebenso wie andere Objekte werden, abhängig vom affektiven Kontext der Interaktion, einmal als „gut", zu anderen Zeitpunkten hingegen als „böse" erfahren. Zunächst sollen diese Introjektionen unverarbeitet, unintegriert und getrennt gespeichert werden. Spaltung kann dann eine Neu-Sortierung der Introjektionen bewirken, so daß die gleichen Interaktionsobjekte unter entgegengesetzten affektiven Kategorien firmieren; dies im Sinne einer abwechselnd „guten" vs. „bösen" Mutter, wobei bei deren Erleben ebenso wie beim Erinnern der jeweils andere Zustand nicht mehr präsent ist. Der analoge Prozeß widerfährt auch den jeweiligen Selbstbildern innerhalb der einzelnen Introjektionen, die ebenfalls im weiteren Verlauf zu komplexeren Strukturen fusionieren und schließlich zu voneinander getrennten, durchaus widersprüchlichen Anteilen führen können. Das Getrennthalten von Introjektionen unterschiedlicher Valenzen soll danach einfach deshalb erfolgen, „weil sie getrennt auftreten und weil das Ich unfähig ist, Introjektionen zu integrieren, die nicht von gleichen Valenzen aktiviert sind" (S. 32). Zusammengefaßt werden durch Spaltung alle drei Bestandteile von Introjektionen – Affektzustände des Ich, Objekt- und Selbstbilder – aktiv voneinander getrennt gehalten. In diesem Sinn können Introjektionen zu Abwehrzwecken dienen; d.h. „wenn überwältigende Angst auftritt", werden negative Introjektionen „ausgestoßen" und als „Nicht-Ich" betrachtet („gereinigtes Lust-Ich"), was anfänglich den Aufbau des Ich fördern soll. Diese Konstellation kann als wahrscheinlich erster erreichter Ich-Zustand betrachtet werden (S. 33).

Umgekehrt führt „exzessive pathologische Spaltung" ... „zur Spaltung des Ichs als Organisation" (S. 36). Diese Schlußfolgerungen eröffnen somit – zunächst weitreichend erscheinende – Verständnismöglichkeiten für psychopathologische Prozesse, etwa zu dissoziativen Zuständen und psychotischen Prozessen. Erst im weiteren Verlauf der Ich-Reifung werden Spaltungsprozesse durch „reifere" Abwehrformen ersetzt, wobei die Verdrängung den Platz der Spaltung einnimmt (S. 21).

Auch in neuester Zeit hält Kernberg (1997, S. 106) offenbar am Prinzip einer frühen Spaltung fest, nun zumindest unter dem Einfluß von von extremer Affektaktivierung („Spitzenaffekterfahrungen"): dabei benennt er fusionierte, undifferenzierte oder verdichtete „total gute" Selbst- und Objektrepräsentanzen, die separat von gleichgearteten „total bösen" aufgebaut werden und die als die „frühesten intrapsychischen Strukturen" der symbiotischen Stufe der Entwicklung auftreten sollen.

2.3.2 Undifferenzierte Matrix mit fehlender Selbst/Objekt-Trennung („Symbiose")

Daneben spielte die Theorie der undifferenzierten Interaktionsmatrix eine lange Zeit kaum kritisierte Rolle. Ihr zufolge sollte dem Säugling anfangs keine Unterscheidung zwischen Selbst und Objekten, d.h. auch zwischen sich und der Mutter, möglich sein (Verschmelzungserleben in der „Symbiose", Mahler et al. 1975). Modifiziert findet sich diese Sicht auch in der akademischen Psychologie, in der u.a. Piaget von anfänglich fragmentierten Selbst- und Objektwahrnehmungen, innerhalb der Entwicklung getrennter sensorischer Schemata, ausgeht, die erst später zu einer kontinuierlichen Wahrnehmungseinheit zusammengefügt werden (z.B. Piaget 1937).

Auch in der Objektbeziehungstheorie sollen anfänglich Selbst- bzw. Objektbilder innerhalb der Introjektionen nicht klar voneinander getrennt gespeichert („differenziert") werden können: „Die Annahme, daß innere und äußere Realität vom Beginn des Lebens an differenziert werden könnten, wird durch unser Modell deutlich zurückgewiesen" (Kernberg 1981, S. 36). Anfangs herrscht danach eine „undifferenzierte Matrix" vor, in der sich ein symbiotisches Kontinuum zwischen Kind und Außenwelt – vor allem zur Mutter – etablieren soll, ohne daß der Säugling Grenzzonen wahrnehmen könne. Pointiert formuliert dies Kernberg: „Nochmals, das Kind kann noch nicht zwischen Elementen wie lustvollen Körperempfindungen, der Wahrnehmung von Licht und der Wahrnehmung der Mutterbrust unterscheiden" (1981, S. 93). Dies wird auch zum Verständnis klinischer Zustandsbilder herangezogen, etwa zum gut bekannten Verschmelzungserleben von frühgestörten bzw. auch stark regredierten Patienten mit dem Therapeuten. Auffälligerweise sind diese Postulate, die innerhalb der Theorie äußerst schlüssig wirken, über lange Zeit nicht empirisch – und mit neuentwickelten Methoden – überprüft worden.

3 Kritik zweier Postulate: Frühkindliche Spaltungsprozesse und undifferenzierte Matrix

3.1 Die Fusionierung von Introjektionen nach der affektiven Valenz (Lust vs. Unlust) widerspricht Gesetzen der sensorischen Reizverarbeitung

Die Verschmelzung von Introjektionen wird als genuiner Bestandteil der Ich-Entwicklung angenommen, der zur „Differenzierung von Selbst und Objekt und zur Festlegung der Ichgrenzen" (Kernberg 1981, S. 26) erst beiträgt. Dies müßte bedeuten, daß jede Interaktionserfahrung im Prozeß der Introjektionsbildung einer bestimmten affektiven, mentalen Kategorie zugeordnet würde, was eine primitive Grobkategorisierung nach „Lust" vs. „Unlust" bzw. nach „gut" vs. „böse" bewirkt. Dabei wird implizit dem sich entwickelnden Gehirn des Säuglings die Notwendigkeit und Fähigkeit unterstellt, alle Interaktionserfahrungen den beiden Kategorien „gut" vs. „böse" zuordnen zu können. – Aus mehreren Gründen erscheint dies unplausibel:

(1) Im gesamten Sensorium gibt es einerseits zwar Schwellenwerte für Wahrnehmungen aus der äußeren Welt und dem eigenen Körper, oberhalb der Schwelle aber folgen Empfindungen einer mathematisch definierbaren Funktion der Intensitätszunahme, wie sie in psychophysikalischen Experimenten dargestellt werden konnten, beispielsweise in den Gesetzen zur Lautstärke- und Helligkeitsempfindung, wie sie von Fechner (1860) gefunden wurden. Derartige psychophysische Funktionen entstammen basalen neuroanatomisch-neurophysiologischen Mechanismen und sind bereits beim Foetus und Neugeborenen vorhanden. Demnach werden sensorische Reize zwischen Schwellenwert und Schmerzgrenze entlang einer kontinuierlich verlaufenden „Kennlinie" wahrgenommen und gespeichert. Generell werden alle sensorischen Daten niemals in Form von nur zwei oder drei Stufen wahrgenommen und verarbeitet, sondern graduell abgestuft, um möglichst viele relevante Einzelheiten der Außenwelt zu erfassen. Beispielsweise folgt aus solchen Gesetzmäßigkeiten für das visuelle System der überlebenswichtige Vorteil, daß dem Betrachter bekannte Objekte nicht nur dann identifiziert werden können, wenn sie vollständig sichtbar sind, sondern auch, wenn sie durch andere Objekte zum Teil verdeckt werden (Überblick bei Ellis u. Young 1988, p. 28)

(2) Auch in der Empfindung basaler affektiver Reaktionen gibt es nicht einfach „Lust" vs. „Unlust", sondern affektive Reaktionen und deren neurobiologische Korrelate – d.h. Veränderungen neuronaler, neurochemischer und endokriner Prozesse – folgen innerhalb der systembedingten Arbeitsgrenzen ebenfalls einer kontinuierlichen Funktion. Lediglich deren Anfangs- und Endpunkt entsprechen klar den Kategorien „Lust" bzw. „Unlust". Es gibt allerdings keinen plausiblen Grund zu der Annahme, daß sich die Verarbeitung affektiver Stimuli von der Verarbeitung sensorischer Reize grundlegend unterscheiden soll und daß die affektiven Komponenten von Erfahrung bei ihrer Wahrnehmung und Speicherung automatisch lediglich zwei Grobkategorien zugeordnet werden müßten. Folgt man konsequent dem Schema der Objektbeziehungstheorie, so müßte man sich einer der folgenden zwei Annahmen anschließen: Entweder wird angenommen, daß z.B. „weniger gute" bzw. „weniger lustvolle" Valenzen bei der weiteren Verarbeitung noch bis zu einem Grenzwert „verstärkt" bzw. „aufgeladen" werden, damit sie bei zukünftigen Prozessen sämtlich der Kategorie „gut" bzw. „lustvoll" in gleichem Maß entsprechen – eine Annahme, die neurobiologisch kaum belegbar ist, da sie dem Prinzip der für das Überleben bestmöglichen Abbildungsgüte von sensorischen Daten widerspricht. Oder es muß zugestanden werden, daß innerhalb der Kategorien „Gut"/„Lust" vs. „Böse"/„Unlust" für einzelne Introjektionen auch zu Beginn der Ich-Bildung eine Abstufung wahrgenommen wird – was dem Modell Kernbergs widerspricht, nach dem ja die Ichbildung auf dieser Dichotomie basiert. Darüber hinaus haben sensorische und emotionale Stimuli unterschiedliche Intensitäten und differente zeitliche Muster, was für ihr Erleben außerordentlich bedeutsam ist – man denke an die subjektiv unterschiedliche Erlebnisqualität von „rasch anschwellenden und alles beherrschenden" Gefühlen wie Ärger oder Freude vs. sich langsam einstellenden unterschwelligen Gefühlszuständen. Aus unserer Sicht besteht vielmehr Grund zur Hypothese, daß auch affektive Qualitäten, analog zu den sensorischen, differenziert abgestuft wahrgenommen und so abgespeichert werden, wie sie zum Zeitpunkt der Interaktion erlebt wurden, d.h. auch unter dem Einfluß limbischer und hypothalamischer Systeme, deren Inputs als Entsprechung von „Triebrepräsentanzen" gelten können. Die Daten aus der empirischen Säuglingsbeobachtung unterstützen tatsächlich diese Annahme (Lichtenberg 1983, 1990, 1991, Stern 1986, Dornes 1993a, 1997). Unter der Steuerung lediglich dichotomer Kategorien (Gut vs. Böse) liefe das System Gefahr, jene für den Erwerb von Kompetenz in der menschlichen Interaktion sehr wichtigen „emotionalen Färbungen" in allen „Schattierungen" nicht wahrnehmen zu können, da ein primitives zweiseitiges Raster diese nicht erfassen kann. Der spätere Abruf aus dem Gedächtnis kann die erinnerte wahrgenommene Emotion aus dem Kontext der aktuellen Affektlage zwar beeinflussen, aber auch in dieser Situation spricht nichts dafür, daß der Speicherabruf die affektive Information nur in eine von zwei Kategorien unterteilt.

(3) Es spricht sehr viel mehr dafür, daß auch bei der Erzeugung interner Kategorien zwei basal bedeutsame Prozesse der Psychophysiologie eine Rolle spielen: „Summation" und „Mittelwertbildung". Dies hätte eine differenziert abgestufte Speicherung von sensorischen und auch affektiven Stimuli zur Folge, somit würden die Grundlagen von Mustererkennung, d.h. auch die affektiven Komponenten von Introjektionen, den gleichen neuronalen Bearbeitungsmechanismen unterzogen wie deren sensorische Komponente. Insofern Informationen sich bei wiederholter Darbietung innerhalb eines bestimmten „Fensters" mit bestimmter „Datenweite" (range) bewegen, können sie einer spezifischen, semantischen oder affektiven, Kategorie zugeordnet werden. Falls die durchschnittliche „Datenweite" durch eklatante Abweichungen von Stimuli durchbrochen wird, kann entweder noch eine Anpassung der Kategorie erfolgen, oder der Stimulus wird einer anderen bzw. neugebildeten Kategorie zugeordnet. Für neuronale Netze kann gezeigt werden, daß wiederholte Reizdarbietungen zu einem „Lernen" führt, wonach auf Reize zunehmend gezielter und differenzierter reagiert wird (Spitzer 1996). Je eindeutiger der Reiz beurteilbar ist, umso „sicherer" erfolgt dann die Reaktion. Dieser Vorgang konnte inzwischen auch am Menschen experimentell belegt werden. Wir geben nur ein Beispiel: Bei Probanden, die graduell verzerrte oder in ihren Konturen fragmentierte geometrische Figuren beurteilen und der am besten passenden geometrischen Kategorie zuordnen sollten, ließ sich zeigen, daß, je nachdem, ob die Zuordnung subjektiv relativ „einfach" oder „ambivalent" erfolgte, deutliche Unterschiede in den abgeleiteten hirnelektrischen Potentialen auftraten. Reize, die eindeutig einem „internen Konzept" entsprechen – und vermutlich subjektiv den Eindruck von Entscheidungssicherheit und „angenehmem Affekt" hervorrufen –, werden schneller beantwortet und sind begleitet von einer gleichartigen Aktivierung größerer Neuronengruppen als nicht eindeutig zuordnungsbare Stimuli. Die ereigniskorrelierten Potentiale reflektieren somit klar und objektivierbar eine graduelle Abstufung in der sonst nur subjektiv erlebten Sicherheit der Formbeurteilung (Tuulmets et al. 1998). Auf die Beurteilbarkeit von Beziehungen übertragen, würde dies in anderen Termini bedeuten: Je besser vorhersagbar und nachvollziehbar der Interaktionspartner sich verhält, umso eindeutiger erfolgt die interne Beurteilung und umso stabiler wird die innere „Repräsentanz".

Resümee: Man kann daher vorschlagen, auch den Vorgang der „Introjektion" unter dem Aspekt neurobiologischer Plausibilität zu betrachten, insbesondere deren affektive Komponente als Resultat einer differenzierten, graduell abgestuften Wahrnehmung und Verarbeitung. Daraus folgt: Ein Kind sortiert und bewertet die Erfahrungen mit seiner Mutter nicht anhand „gut" und „böse", sondern es bildet einen „Mittelwert" aus seinen gemachten Erfahrungen. Vor dessen „Hintergrund" (Lichtenberg 1990) werden weitere Interaktionen und, im Einzelfall, besonders krasse Abweichungen, „bemessen", d.h. in ihrer Bedeutung erfaßt. Kurz: Auch Affekte werden von Anfang an differenziert und graduell abgestuft verarbeitet und nicht primär in eine Dichotomie von Lust/Unlust sortiert. Primär entsteht in der Affektverarbeitung ein Kontinuum, kein Gegensatzpaar.

3.2 Das Problem der internen Bewertungsinstanz

Es ergibt sich zudem die Frage nach jener Bewertungsinstanz, die solche Zuordnungen trifft. Eine Ichentwicklung hat zu dem Zeitpunkt, in dem die ersten Verschmelzungen der Introjektionen postuliert werden, ja noch nicht stattgefunden. Im Kernbergschen Modell wird jene Struktur oder Instanz, die affektive Valenzen wertend kategorisieren könnte, im Bereich hypothalamischer und limbischer Strukturen, d.h. im Bereich des „affektiven Gedächtnisses“ gesehen. Kernberg (1997, S. 107) erwähnt nun „dienkephale Zentren“, die das Erleben aversiver oder belohnender Wahrnehmungsqualitäten vermitteln und zum Zeitpunkt der Geburt ausgereift sein sollen; damit werde die Annahme einer frühen Fähigkeit zum Erleben von Lust und Unlust gestützt. Eine Bewertung nach Lust vs. Unlust aber stellt das System vor die Aufgabe, einen beliebigen Punkt der kontinuierlichen „affektiven Kennlinie“ auf die Endbereiche der Verarbeitungsskala zu beziehen. Irgendwo muß somit eine „Grenzziehung“ erfolgen – was alles andere als einfach ist. Ein grundlegendes „informationsökonomisches“ Prinzip, das für die Datenverarbeitung innerhalb von neuronalen Netzen gefunden wurde, spricht gegen die Annahme einer wertenden Zuordnung schon während der ersten Verarbeitungsschritte von Wahrnehmungen (Kosslyn u. Koenig 1992, p. 442), was für Introjektionen sicher ebenso zutrifft. Danach sind neuronale Netze erstens ausgezeichnet dafür prädestiniert, sehr komplexe Informationsstrukturen detailliert zu speichern. Sie speichern somit auch komplexe Konstellationen diverser Erfahrungskomponenten aus vorangegangen Problemsituationen oder Interaktionen – also deren sensorische, emotionale und übrige kognitive Strukturen. Abgelegt in den Speicher werden dabei, und das ist für die Theorie einer wertenden Zuordnung bedeutsam, keinesfalls „kategoriale Labels“, sondern differenzierte Zustandsbeschreibungen z.B. auch der Affektlage. Pointiert formuliert: Neuronale Netze erfassen und speichern die Umwelt „sehr realistisch“. Zweitens erweisen sich neuronale Netze im Gegensatz zu ihrer phänomenalen Speicherfähigkeit sehr viel weniger effektiv, wenn es um kategoriale Prozesse geht – z.B. um den seriellen Prozeß bei Entscheidungsfindungen und um die Zusammenstellung einer Kette von Zwischenbewertungen; dies geschieht erst im Rahmen nachfolgender und komplexerer Verarbeitung. Drittens stellt unter diesem Aspekt die Zuordnung einer „aktiven Valenz“ zu den Grobkategorien „Lust“ und „Unlust“ keinesfalls ein von der Gehirnorganisation bevorzugtes, weil wenig aufwendiges Verarbeitungsmuster dar, wie lange Zeit postuliert wurde, sondern sie ist bereits eine spätere, zudem sehr komplexe Verarbeitungsleistung von einlaufenden Sinnesdaten – unabhängig, ob sie aktuelles Geschehen abbilden oder aus dem Gedächtnis abgerufen werden. Nach Ergebnissen der empirischen Säuglingsforschung (vgl. Lichtenberg 1983) wie aus neurobiologischen Befunden sind die hierfür notwendigen Prozesse der Gedächtnisleistung und Imagination erst nach Ablauf von ca. 18 Monaten etabliert (vgl. Abschn. 5.2 und 6.1). Zusammengefaßt folgt daraus: die Bewertungsprozedur, die zur Spaltung führt, ist zum einen keinesfalls so „primitiv", wie dies aus traditioneller Sicht hingestellt wurde. Zum anderen ist diese Bewertungsinstanz, wie gezeigt werden soll, weder zu dem lange behaupteten Zeitpunkt präsent, noch ist sie physiologisch. Mittlerweile hat Kernberg „die erstaunlich frühen Fähigkeiten des Säuglings zu kognitiver Differenzierung" in seine Überlegungen einbezogen, was er als „indirekte Beweise einer potentiellen affektiven Differenzierung" wertet (Kernberg 1997, S. 107).

3.3 Widersprüche zwischen der angenommenen Fähigkeit zur Integration äußerer und innerer Daten und den hypostasierten intrapsychischen Prozessen

Auf der einen Seite wird postuliert, daß Säuglinge generell nicht in der Lage seien, differente Verhaltensweisen der Mutter innerhalb dieser einen Person zu integrieren. Sogar das Wiedererkennen der Mutter wurde fälschlich auf einen extrem späten, obwohl nicht klar definierten Zeitpunkt von zumindest einigen Monaten verlegt. Andererseits werden selbstverständlich, schon innerhalb der frühesten Entwicklung, ganz erhebliche Integrationsleistungen des Säuglings vorausgesetzt: „So werden zum Beispiel, wenn die (inzwischen erwartete) Mutter nicht kommt, die Wahrnehmung von Dunkelheit und Kälte, von zunehmender Frustration und zunehmendem Schmerz, von zunehmender Intensität und zunehmendem Ausmaß des Schreiens und damit verbundenes motorisches Verhalten in eine einzige Erfahrung unter dem Affekt ‚Wut' integriert" (Kernberg 1981, S. 92–93).

(1) Die Interpretation, der Säugling bringe damit alle Wahrnehmungen in „primitiver Weise" in einer undifferenzierten, lediglich affektiv bestimmten Kategorie unter, weil er zu differenzierteren Leistungen noch nicht fähig ist, wirkt nur unter dem retrospektiven Blickwinkel der Erwachsenenpathologie schlüssig. Unter neurobiologischen Aspekten würde dieser Vorgang hingegen, fände er tatsächlich so statt, einerseits eine äußerst komplexe Datenintegration aus völlig verschiedenen sensorischen Eingangskanälen darstellen, die einen hohen Verarbeitungsaufwand erfordert und dabei lediglich eine sehr niedrige Abbildungsqualität von Außenweltdaten („Objektbild") und Eigenperzeptionsdaten („Selbstbild") erzielt. Andererseits läßt sich bereits aus evolutionsbiologischen Erwägungen für einen Integrationsaufwand mit solchem Resultat keinerlei arterhaltender Vorteil erkennen. Verarbeitungsmuster des reifenden Gehirns, die, bei enormem neuronalen Aufwand, beim Kind lediglich basale Affektkategorien erzeugen könnten, gleichzeitig aber seine Orientierung in der Außenwelt – und

damit den Kontakt zwischen Mutter und Kind – eindeutig benachteiligen würden, hätten den überlebensnotwendigen Prozeß der gegenseitigen Bindung nicht gefördert, sondern zentral gestört. Die gegenseitige Bindung ist aber die Grundlage, auf der das allmähliche Lernen des Kindes im Wechselspiel mit seiner Hirnreifung und somit letztlich die Assimilation kultureller Erfahrung erfolgt. Die interne Erzeugung lediglich grober Affektmuster im Säugling müßte bedeuten, daß im Verlauf der Evolution Verarbeitungsmechanismen selektiert worden wären, die sich in der Realität kontraproduktiv für die Erhaltung der Art auswirken. Eine derartige Annahme widerspricht allen bindungs- und zuwendungsfördernden Signalen, die Säuglinge und kleine Kinder für den Erwachsenen aussenden, ebenso den biologisch etablierten Wahrnehmungs- und Bewertungsprogrammen, die unwillkürlich auf spezifische Schlüsselreize schon auf anatomischer Ebene reagieren („Kindchenschema“ nach K. Lorenz, vgl. Eibl-Eibesfeldt 1995, S. 95). Für hypothetische Mechanismen, die das Erleben in den ersten Lebenswochen auf derartig undifferenzierte „Affektblöcke“ reduzieren, gibt es keinerlei biologische Evidenz. Stern (1986/1992, S. 349) bemerkte hierzu treffend: „[Säuglinge] müssen [...] das Spektrum der Affekt-Dimension erst als kontinuierliche Gradienten wahrgenommen und erlebt haben [...]. Durch willkürlich bestimmte Schwellen würden die psychoanalytischen Theoretiker das infantile Erleben der Affektwelt nur zerstückeln.“ Die Befundlage der direkten Beobachtung stützt diese Annahme ebenfalls nicht; stattdessen belegt sie bekanntlich eine erheblich größere Wahrnehmungs- und Interaktionskompetenz des Neugeborenen und Säuglings als jahrzehntelang angenommen (Übersichten bei Dornes 1993a, 1997).

(2) Nachdem das Modell dem Säugling somit, offenbar unfreiwillig, eine große Integrationsleistung attestiert hat, wird gleichzeitig darauf beharrt, daß „der Säugling noch nicht Selbst und Nicht-Selbst unterscheiden kann“, was eine sehr viel niedrigere Verarbeitungskapazität implizieren würde. Andererseits soll er im selben Zeitraum oder bald darauf sogar in der Lage sein, negative Introjektionen („böse innere Objekte“) auf die Außenwelt zu projizieren, was die Spaltung verstärkt. Den offensichtlichen Widerspruch, der aus der Frage folgt, wie etwas „nach außen“ projiziert werden kann, wenn es das „Außen“ wegen der „undifferenzierten Matrix“ noch gar nicht geben soll, wird durch die Vertreter von früher Spaltung und Symbiose nicht geklärt. Gänzlich unberührt bleibt die Frage, wie der Vorgang der Projektion in diesem Alter stattfinden soll. Projektion setzt ein etabliertes System von interner Abbildung (Introjektion) und Phantasie (Imagination) voraus, wobei die Komponente der Imagination einen äußerst komplexen Prozeß darstellt. Die Annahme, es könne bereits in einem Alter projiziert werden, in dem selbst die viel einfachere Wiedererkennungsleistung geleugnet wird (Kernbergs ursprüngliches Modell verlegte fälschlich das Wiedererkennen der Mutter erst in die Zeit nach 6 bis 8 Monaten, vgl. Kernberg 1981, S. 64 und 66), blieb ein lange Zeit kaum kritisierter Widerspruch. Neurobiologische

Befunde belegen demgegenüber, daß Säuglinge zunächst – und früh – Wiedererkennungsleistungen etablieren, aber erst sehr viel später zu komplexen Operationen wie Imagination befähigt sind (Posner u. Raichle 1996, Farah 1995).

3.4 Spaltung als komplexer Bewältigungsversuch (Coping) unter Einfluß inkompatibler/traumatischer Reize

Spaltung ist nach Abschn. 3.2 zusammengefaßt bereits ein komplexer Prozeß, der keinesfalls so elementar und „primitiv“ ist, wie überwiegend beschrieben. – Man kann darüber hinaus postulieren, daß ein Prozeß, bei dem mit einem identischen Objekt abwechselnd „gute“ vs. „böse“ Valenzen assoziiert und gespeichert werden, die dann „getrennt gehalten“ werden müssen (Spaltung), keineswegs als normaler physiologischer Vorgang im Verlauf der Identitätsbildung anzusehen ist, wie dies von M. Klein (1952) und Kernberg (z.B. auch 1988) vertreten wird. Ob dieser Prozeß der „aktiven Trennung“ von gespeicherten Interaktionen überhaupt während des ersten Lebensjahres stattfinden kann, ist aus neurobiologischen Überlegungen höchst zweifelhaft. Die hierfür notwendigen neuronalen Funktionen sind in diesem Alter noch nicht etabliert, insbesondere aufgrund des noch geringen Arbeitsspeichers beim Säugling (Abschn. 5.2). Wir behaupten umgekehrt, ebenso wie z.B. Lichtenberg (1990, 1991), daß Spaltung – insbesonders eine früh auftretende – einen Bewältigungsversuch („Coping“) auf dem Hintergrund pathologischer Interaktionen mit stark kontradiktorischen Reizen darstellt und ein Indiz dafür ist, daß die Fähigkeit zur Integration einlaufender Sinnesdaten beim Kind überschritten wurde. Beim Säugling bedeutet dies, daß Reize aus der Umwelt derart widersprüchlich und inkohärent sind, d.h. ein und dasselbe Objekt derart differente und widersprüchliche affektive Reaktionen auslöst, daß diese Erfahrungen nicht mehr in den Rahmen einer einzigen „Mittelwertbildung“ zu integrieren sind, somit nicht mehr in den Rahmen eines kohärenten Bedeutungsmusters passen. Stattdessen muß eine zweite Kategorie gebildet werden. Die Aufspaltung von Erfahrungsdaten läuft jedoch dem gesamten Entwicklungsprinzip des Gehirns zuwider, das auf die Integration äußerer und innerer Daten abzielt, und zwar zum Aufbau semantischer Netze, anhand derer neue Ereignisse fortlaufend bewertet werden.

Spaltung, also die Auftrennung von Repräsentanzen z.B. der engsten Beziehungspersonen („gute Mutter“ vs. „böse Mutter“) als normalen – physiologischen – Entwicklungsschritt im Rahmen der Individuation zu bewerten, wie es mehrere psychoanalytische Modelle tun, ist unter diesem Aspekt nicht mehr haltbar. Dieser Widerspruch läßt sich nur lösen, wenn Spaltung bereits als Abwehrversuch, d.h. als Bewältigungsmechanismus, im Rahmen einer pathologischen Interaktion interpretiert wird. Später in der Entwicklung auftretende Prozesse der „Spaltung“ wurden konsequenterweise von Stern (1986/1992, S. 351f.) als komplexe Prozesse charakterisiert und als „Integration in eine Kategorisierung höherer Ordnung“ eingeordnet: „Gut und Böse, wie es uns in den Spaltungen von Borderline-Patienten begegnet, setzt ein Symbolisierungsniveau voraus, das die Fähigkeiten des Säuglings übersteigt.“

Resümee: Nach diesen Überlegungen ist Spaltung ein komplexer Prozeß, der (a) den Aufbau bestimmter Prozesse der Wahrnehmung und Kognition zur Voraussetzung hat, daher (b) erst später in der Entwicklung auftritt, und (c) nur dann, wenn kontradiktorisch-inkompatible und/oder traumatische Reizkonstellationen auftreten. Spaltung ist nach diesem Verständnis, im Gegensatz zu jenem von Kernberg und anderer Autoren, daher kein notwendig im Rahmen der normalen Entwicklung auftretender Vorgang zur Organisation des Ich, sondern ein Abwehr- bzw. Bewältigungsmechanismus im Zusammenhang mit stark widersprüchlichen Reizkonstellationen.

3.5 Zum Problem der Subjekt-Objekt-Trennung beim Säugling

Die Annahme einer anfänglich autistischen Phase und anschließenden Symbiose mit aufgehobenen Grenzen zwischen Säugling und Mutter sowie zur weiteren Umwelt ist empirisch hinreichend widerlegt (vgl. Dornes 1993b). Ein historisches Zitat M. Mahlers (1952) – die solches aber selbstkritisch als empirisch nicht gut belegt einschätzte – mag dies illustrieren: „Das Neugeborene erscheint als ein fast rein biologischer Organismus, der instinktiv auf Reize nicht auf kortikaler, sondern im wesentlichen auf einer Reflex- und Thalamus-Ebene reagiert.“ Dies stimmte auch mit der akademischen Tradition überein. Über Jahrzehnte, bis Anfang der siebziger Jahre, wurde behauptet, daß Säuglinge in den ersten Wochen praktisch nichts sehen könnten und anfangs kein Hören möglich sei (vgl. Posner u. Raichle 1996). Zusammenfassend muß die Annahme einer fehlenden Differenzierungsfähigkeit des Säuglings zwischen Eigen- und Objektperzeption als besonders groteskes Fehlurteil in der psychoanalytischen wie der akademisch-psychologischen Theoriegeschichte abgelegt werden.

4 Neurobiologische Mechanismen der „Bewertung“

Neurobiologische Mechanismen, die mit Fragen nach der neuronalen Verursachung von motivationellem Geschehen zu tun haben, beziehen sich auf limbische Strukturen, deren Relevanz im Hinblick auf sogenannte „Belohnersysteme“ – und auf eine, wie der Biologe Martin Heisenberg (1994) es nennt, Theorie der „Willkürfähigkeit“ (Theorie der Spontaneität biologischer Motivationsstrukturen) – zu untersuchen ist. In diesem Zusammenhang läßt sich zeigen, daß zwei weitgehend voneinander unabhängig operierende Strukturen nachweisbar sind: einmal solche, in denen relativ situationsunabhängige Bewertungen vollzogen werden, wie beispielsweise im mediobasalen Vorderhirn und im präfrontalen Kortex, und andererseits stärker aktual kontextbezogene Bewertungssysteme wie die der hippocampalen Comparatoren und der Mandelkernformationen (Amygdala) in den Temporallappenregionen des menschlichen Zentralnervensystems. In diesem Zusammenhang ergeben sich interessante wechselseitige Beziehungen zwischen Ergebnissen der kognitiven Neurowissenschaft und Kernproblemen der Psychoanalyse.

4.1 Zur Neuropsychologie der Wahrnehmungs/Emotionskopplung: interne Bewertungssysteme

Die dargelegte Kombination zwischen einer Perzeption äußerer Daten und der Wahrnehmung der „internen affektiven Färbung" im Verlauf der Internalisierungsprozesse stimmt überein mit relevanten Ansätzen der gegenwärtigen Kognitionstheorie. In dieser wurden auf Grundlage der von Rössler und Primas formulierten „Endo-Physik" „strukturdynamische Modelle" vorgeschlagen, die als wesentliche Leistung des Individuums die Vermittlung zwischen zwei „Welten" verlangen (vgl. Rössler 1987, Emrich 1994b). Hierbei geht es zunächst um die Verarbeitung von Sinnesdaten aus der äußeren „realen" Welt und um deren Abgleich mit intern gespeicherten Modellen solcher Daten, d.h. Konzeptualisierungen. Dieser Abgleich ist als Elementarvorgang der Wahrnehmung und somit als Bewußtseinsprozeß anzusehen. In der Terminologie der Objektbeziehungstheorie entspricht dieser Prozeß der Wahrnehmung von realen „Objekten" und dem Vergleich mit deren „Repräsentanzen". Aufgrund der Tatsache, daß die äußere Welt (vom Standpunkt der Person „Exo") im Gehirn („Endo") ebenfalls „nur" z.B. als neuronales Korrelat repräsentiert ist, wird auch von zwei „Endo-Welten" gesprochen: „Endo I" für die „Außendinge", „Endo II" hingegen für die innere Welt der Emotionen und Werte, mit denen die Ich-Funktionen bei jedem kognitiven Akt konfrontiert sind und die evolutionsbiologisch dem frühen Säugerhirn bzw. limbischen System (MacLean 1970, Übersicht bei Kupfermann 1991) zugeordnet werden können. Subjektivität erscheint somit als regulierende und abgleichende Schnittstelle – als „Interface" oder treffender: als „Komparator" – zwischen den äußeren Objekten und der inneren Gefühlssphäre; die Leistung besteht daher in der Herstellung einer passenden Zuordnung, beschrieben als „Einrastprozeß", zwischen „Endo I" und „Endo II". Bewußtsein haben heißt danach, ein mit dem Lebensvollzug mitlaufendes intentionales Weltmodell zu haben und dieses mit den einlaufenden Sinnesdaten zu vergleichen. Für das Bewußtwerden und -sein von Gefühlen bedeutet dies, aktuelle Gefühlszustände immer mit möglichen Alternativen des inneren Modells zu vergleichen. Dieser Zustand ist eng verknüpft mit dem Prozeß der „Bewertung", der Entwicklung von „Wertewelten", d.h. auch der Herstellung von „Wertebilanzen" (Emrich 1994b). Die skizzierten Vorgänge spielen in der psychoanalytischen Therapie eine zentrale Rolle und werden im folgenden auf ihre neurobiologischen Korrelate untersucht.

4.2 Kontextbezogene Bewertungssysteme: Hippocampusformation. Explizites Gedächtnis

Nach neuropsychologischen Untersuchungen, die insbesondere von den englischen Psychologen Gray und Rawlins (1986) vorangetrieben wurden, kann die Hippocampusformation als jene Hirnstruktur identifiziert werden, in der kontextbezogene Bewertungen der aktuell ablaufenden Ereignisse vorgenommen werden. Der Hippocampus ist ein evolutionsbiologisch früh aufgetretener Teil des Riechhirns und liegt unter dem Boden beider Seitenventrikel. Stark vereinfacht gesehen stellt er zusammen mit dem Gyrus dentatus, dem Fornix und den beiden Mammillarkörpern eine seitlich des Mittelventrikels ringförmig angelegte Struktur dar, der auch die Verschaltung der neuronalen Impulse folgt. Die Hippocampusformation spielt zusammen mit weiteren eng benachbarten Teilen des limbischen Systems bei Prozessen des „Datenabgleichs" zwischen „innen" und „außen", bei grundlegenden Emotionen wie Angst und bei der Gedächtnisbildung eine zentrale Rolle. Hierbei stand seit langem die auffällige und experimentell gut belegte Verbindung von emotionalen und gedächtnisbildenden Funktionen im Mittelpunkt der Untersuchungen (vgl. Übersichtswerk von Isaacson u. Pribram 1986).

Im Hippocampus erfolgt permanent eine „On-line"-Kontrolle der einlaufenden sensorischen Daten, die anhand von bereits gespeicherten Modellen einer Plausibilitätsprüfung unterzogen werden. Der Hippocampus dient als Zwischenspeicher von begrenzter Kapazität und relativ kurzer Dauer und wurde verglichen mit einer auswischbaren Wandtafel („blackboard"). Die synaptischen Strukturen des Hippocampus sind durch die Eingangsinformation leicht und rasch zu modifizieren, im Gegensatz zur Architektur des Kortex, die nur langsam durch den Dateninput veränderbar ist. Sie zeigen also eine extrem hohe Neuroplastizität und sind als neuronales Netzwerk speziell geeignet zur raschen Abbildung und kurzfristigen Speicherung von Ereignissen, selbst wenn diese nur einmalig auftreten (kurze Übersicht bei Spitzer 1996). Der Hippocampus stellt somit ein intern „mitlaufendes Weltmodell", d.h. einen – kontextrelevant variablen – Datenausschnitt der Gesamterfahrung bereit, anhand dessen die aktuelle Situation und die möglichen Handlungspläne eingeschätzt sowie ggf. neu korrigiert werden können. Beispielsweise sind die hippocampalen Netzwerke für die rasche räumliche Orientierung des Organismus in einer neuen Umgebung unabdingbar. Methodisch ist inzwischen „ein direkter Blick ins Gehirn" während der Ausbildung interner „Repräsentanzen" erreicht. Hierzu gelang es bei Versuchstieren, die nur kurzfristig in neugeöffneten Experimentierboxen herumliefen, lediglich aufgrund ihrer parallel registrierten neuronalen Aktivitätsmuster im

Hippocampus den jeweiligen Aufenthaltsort des Tieres abzuschätzen, und zwar innerhalb weniger Minuten zunehmend genauer, abhängig von seiner Umgebungsexploration (Wilson u. McNaughton 1993). Bei beidseitigem Verlust des Hippocampus erfolgt umgekehrt, wie u.a. durch den langjährig untersuchten Fall des Patienten „H.M." bekannt, keine Speicherung von Ereignissen mehr; die Betroffenen führen ein Leben ohne Erinnerung und explizite Orientierung an den Umgebungsdaten, letztlich ohne Fortschreibung der eigenen Geschichte (Kolb u. Wishaw 1996, S. 301; ausführlich Hilts 1995). Das Lernen von neuen Fakten, Speicherung und Abruf von Ereignissen und Einzeldaten sowie der datenvergleichende Anteil der kontextualen Bewertungsprozedur sind als Funktionen des „expliziten" Gedächtnisses abgegrenzt worden (Übersicht bei Schacter 1996), dieses setzt eine unbeeinträchtigte Leistung des Hippocampus voraus.

Das heute vorhandene Wissen zum Hippocampus läßt sich bereits auf den psychoanalytischen Prozeß anwenden: Beispielsweise beinhaltet das Erlebnis einer plötzlich auftauchenden „Einsicht" zahlreiche der oben genannte Komponenten. Hierfür müssen kontextrelevante Informationen innerhalb einer Untereinheit des Arbeitsspeichers verfügbar gehalten werden. Dies setzt als ersten Schritt den Abruf entsprechender Gedächtniselemente aus dem Langzeitspeicher voraus, also das Zueinanderbringen aktueller und früherer Erlebnisinhalte sowie vorhandener Bewertungsstrukturen (insgesamt „Erfahrungen") innerhalb jener neuronalen Struktur des Arbeitsspeichers, die sehr flexibel abgleichend arbeiten kann: zentral beteiligt daran ist der Hippocampus, zusätzlich auch der Frontalkortex. Das Langzeitgedächtnis ist nach heutiger Kenntnis in spezifischen Kortexstrukturen zu lokalisieren – die sich wahrscheinlich innerhalb eines Individuums jeweils räumlich klar abgrenzen lassen. Die aus dem Langzeitspeicher in den Hippocampus abgerufenen („herauskopierten") Inhalte umfassen dabei Daten der Außenwelt ebenso wie die parallel verarbeiteten und abgelegten Daten der „Innenwelt", d.h. zugehörige limbische emotionale Reaktionsmuster. Als zweiter Schritt erfolgt – im Kontext des analytischen Beziehungsgefüges und der aktuellen Deutungsstruktur – ein Datenabgleich für diese Informationen, z.B. ein Vergleich von aktuellen mit früheren Reaktions- bzw. Verhaltensmustern. Der gesamte Vorgang der Datenbearbeitung durch Abgleich mit internen oder – wie im Fall des Analytikers zunächst noch – externen Interpretationsmodellen ist notwendig an die Funktion des Hippocampus gebunden. Der Prozeß der „Einsicht" entspricht dabei dem oben skizzierten „Einrastprozeß" und ruft selbstverständlich wieder eine eigene „Gedächtnisspur" hervor, mit kognitiven und emotionalen Inhalten.

4.3 Situationsunabhängige Bewertungssysteme: mediobasales Vorderhirn, Frontalkortex. Implizites Gedächtnis

Das „implizite" Lernen wurde als Auswirkung eines offenbar zweiten Gedächtnistyps gefunden. Bezüglich bestimmter Fähigkeiten, etwa im psychomotorischen Bereich und für das Wiedererkennen, ließ sich eine vom Hippocampus eindeutig unabhängige Funktion nachweisen. So konnten Patienten mit schwerster Amnesie aufgrund hippocampaler Schädigung dennoch spezifische recht komplizierte Fertigkeiten durch gezielte Wiederholungen erwerben (Schacter 1996). Zusammengefaßt besteht Evidenz für die Lokalisierung des impliziten Gedächtnisses in kortikalen Strukturen, wobei es sich vorwiegend um vorsprachliche symbolische – z.B. visuelle – Operationen und um sensomotorische Programme handelt. Für die psychoanalytische Entwicklungspsychologie von großer Relevanz ist hier die Einbeziehung nicht bewußter Prozesse: implizite Gedächtnisfunktionen spielen bei Phänomenen eine Rolle, die durch frühere Erfahrungen beeinflußt werden, an die aber keine bewußte Erinnerung besteht und die auch nicht durch intendierte Anstrengung abgerufen werden können (Schacter 1995, S. 815). Als Beispiel aus dem Normalbereich sei die Schwierigkeit beim Erlernen eines Musikinstrumentes genannt: Nur die stetige Wiederholung von Bewegungsabläufen führt zum Lernen in jenen Kortexteilen, die die Bewegung steuern. Das Lernen, also die Änderung von Synapsenstärken, findet nur sehr langsam statt. Im Gegensatz zu früheren Annahmen besteht jedoch über das gesamte Leben hinweg die Fähigkeit zur Neuroplastizität, d.h. das Gehirn ändert sich tatsächlich strukturell als Effekt der Informationsverarbeitung. Erfahrung, ein psychisches Phänomen, führt also zu neuronalen Änderungen – einem materiellen Phänomen – in Folge davon zu geänderter Informationsverarbeitung (Übersicht bei Bailey u. Kandel 1995, Spitzer 1996). Diese Zusammenhänge sind für die Psychoanalyse äußerst faszinierend.

Eine zentrale Funktion für die Steuerung und Planung von Handlungen sowie für die Bewertung einer Situation hat das Frontalhirn. Die Bewertung erfolgt situationsunabhängig, d.h. auch anhand lange vorher gemachter Erfahrungen, selbst wenn die Bewertungsgrundlage nicht bewußt ist (Moscovitch 1995, Schacter 1996). Im Frontalhirn wird – als vermutlich gemeinsame Grundlage dieser Funktionen – das sog. Arbeitsgedächtnis lokalisiert; dieses ist bei Säuglingen und Kindern wegen der noch nicht ausgereiften Myelinisierung des Frontalkortex noch sehr begrenzt, was sehr bedeutsame Konsequenzen für die analytische Entwicklungspsychologie, Pädagogik und Kindertherapie hat (Einführung bei Spitzer 1996, mehrere Kapitel in Gazzaniga 1995). Daneben übt der Frontalkortex eine Filterfunktion aus und dient der Elimination irrelevanter Information, erhöht somit die selektive Aufmerksamkeit (Shimamura 1995).

4.4 Die Bedeutung der Mandelkernregion (Amygdala) für die Wahrnehmungs-/Emotionskopplung

Die oben skizzierte hippocampale Comparatorfunktion steht in einer engen Beziehung zur Funktion der im temporalen Kortex gelegenen Mandelkerne. Insbesondere die amerikanischen Autoren Aggleton und Mishkin (1986, zur Emotion der Furcht vgl. auch LeDoux 1995) konnten zeigen, daß eine wesentliche Funktion der Mandelkerne darin besteht, von den kortikalen Assoziationsstrukturen der verschiedenen Wahrnehmungssysteme aus eine „Eingangspforten-", eine „gate"-Funktion auszuüben. Die Amygdala modulieren somit die emotionalen Reaktionen auf sensorische Stimuli der verschiedenen Qualitäten. Bei Störungen dieser Funktion kann es zu abrupten Emotionsänderungen kommen bis hin zum Amoklauf etc. Veränderungen der neuropsychologischen Aktivität dieses „gate" scheinen für affektive Störungen wie die manisch-depressive Erkrankung von zentraler Bedeutung zu sein; denn epileptologische Untersuchungen, insbesondere von Post in den USA, zeigen, daß beim kindling im Bereich der Mandelkerne (d.h. bei repetitiven unterschwelligen Reizen, die nach einiger Zeit zu epileptischen Entladungen führen) durch bestimmte Antikonvulsiva, insbesondere Carbamazepin und Valproat, das Erregungsphänomen gehemmt werden kann. Dies erklärt, wieso diese Substanzen bei Manie und Depression therapeutisch wirksam sind.

Von besonderer Bedeutung für die psychobiologische Auswirkung früher Erfahrungen sind Verbindungen, die das streßassoziierte Glucocorticoidsystem und das körpereigene Opioidsystem mit den Mandelkernen eingehen. In den einzelnen Regionen des Amygdalakomplexes sind alle für die Neurobiologie der Emotionen relevanten Neurotransmitter zu finden, auch jene der Sucht, am besten untersucht für die Angst (Davis 1992). Der amerikanische Neuropharmakologe F.E. Bloom gelangt in einer entsprechenden Übersicht (1995) zur Schlußfolgerung, daß z.B. Konditionierungseffekte, die von angstauslösenden Stimuli ausgehen, schließlich zu krankheitsspezifischen Veränderungen führen können. Dabei lassen sich vier Phasen postulieren (vgl. Bloom 1995, LeDoux 1995, Spitzer 1996): (1) Als Effekt der Konditionierung kommt es über den Mechanismus der sog. Langzeitpotenzierung zu Änderungen der synaptischen Verbindungen, d.h. der sog. Synapsenstärke, in assoziativen Kortexarealen, dies kann als neuronales Korrelat des Langzeitgedächtnisses angesehen werden. (2) Wechselwirkungen zwischen Neokortex, Hippocampus und Amygdala führen bei Wiederholung streßauslösender Stimuli zu Änderungen der genannten „Gate"-Funktion. (3) Der neuronale Output der Amygdala, insbesonders vom Nucleus centralis, führt über Einfluß auf das hypothalamische Hormon Corticotropin Releasing Factor und Opioide der Enkephalingruppe zu Verstellungen der Arbeitspunkte im Hypothalamus-Hypophysen-Nebennieren-System, mit (4) Änderung der peripheren Hormone wie Cortisol, das bei Immunerkrankungen und Depression eine zentrale Rolle spielt, und des endogenen Opioidsystems („Belohnungshormone").

Ein experimentell gut untersuchtes biochemisches Korrelat hiervon ist z.B. die erhöhte Sekretion von Corticotropin Releasing Hormon (CRH) unter spezifischen Streßsituationen, wie sie tierexperimentell am stärksten durch Trennung von Jungtieren von der Mutter erzeugt werden können. Der Eigeneffekt von CRH sowie seine kaskadenartigen Wirkungen auf das Glucocorticoidsystem (u.a. Cortisol) und das endogene Opioidsystem (Endorphine und Enkephaline) führen im Zentralnerven- ebenso wie im Immunsystem zu langfristigen Veränderungen, wie sie besonders beim klinischen Zustandsbild der Depression human- und tierexperimentell belegt werden konnten (Weisse 1992, Übersicht bei Gehde u. Emrich 1996). Beispielsweise konnten von Hörsten et al. (1993) einen dauerhaft negativen, parallel auftretenden Effekt auf Immunfunktion wie auf das spätere, vom emotionalen Zustand abhängige Neugier- und Explorationsverhalten nachweisen, wenn junge Ratten während spezifischer Entwicklungsphasen auch nur kurzfristig von der Mutter getrennt wurden. Es ist davon auszugehen, daß frühe Trennungserfahrungen und andere traumatische Erlebnisse zu strukturellen Störungen zumindest im Bereich von Hippocampus und Amygdala führen (Übersicht bei Joseph 1996, Kap. 16).

5 Neurobiologische Korrelate subjekt- und bedeutungsbildender Prozesse

5.1 Perzeptions- und Integrationsleistungen beim Säugling belegen eine klare Selbst/Objekt-Differenzierung

In den letzten 25 Jahren widerlegte eine Fülle von experimentellen Ergebnissen die traditionelle Sicht des Säuglings als undifferenziertes, passives, hilflosabhängiges, seinen Trieben und den rudimentären Wahrnehmungsleistungen ausgeliefertes Wesen (Überblick bei Dornes 1993a, b, Dornes 1997). Nach inzwischen nicht mehr haltbarer Lehrmeinung bestand die frühe Säuglingszeit, überspitzt formuliert, aus einem Wechsel zwischen Verwirrung, autistischer Desorientiertheit, Spaltung und Verschmelzungserleben. Demgegenüber ergibt sich heute eine eindeutige Evidenz für die Tatsache, daß der Säugling von Geburt an sowohl klare Grenzen zwischen sich und der Umwelt wahrnimmt wie für die in der Hirnstruktur angelegte Fähigkeit zur Datenintegration, und zwar nach dem Prinzip der höchsten Auftretenswahrscheinlichkeit. Wir ergänzen die ausführliche Darstellung von Dornes lediglich um einige stichwortartige Punkte.

Belege für eine Selbst-Objekt-Differenzierung von Geburt an zeigen sich unzweifelhaft an zwei Punkten: (a) Die Proprioperzeption (Stern) bei Bewegungen und Lautäußerungen unterscheidet sich bei aktivem vs. passivem Erleben. Das im Gehirn repräsentierte neuronale Muster aus den sensorischen Eingangskanälen differiert selbstverständlich ganz erheblich, je nachdem ob das Kind sich selbst schreien vs. eine andere Kinderstimme hört oder ob die Mutter ein Bein bewegt bzw. es selbst aktiv strampelt. (b) Das Muster des sensorischen Input ist bereits intrauterin deutlich verschieden bei Selbst- vs. Objektexploration. Eine Eigenstimulation (Daumenlutschen des Foetus) evoziert gänzlich andere Muster im Vergleich zu einer „Umgebungs-Exploration“ (Abtasten der Uteruswand). Die neuronalen Netze des Ungeborenen haben über Monate Zeit zur Ausbildung und Speicherung dieser sensorischen Differenzen. Dieser Punkt wurde unseres Wissens in der bisherigen Diskussion wenig beachtet.

Synthese von externen Stimuli im Kontext einer erfahrungskongruenten und kohärenten Wahrnehmung: Stellvertretend seien nur zwei experimentelle Befunde genannt, die die Annahme einer Kohärenz in der Wahrnehmung stützen. (a) Spelke et al. (1995) boten 3 Monate alten Säuglingen auf dem Bildschirm ein Hand-Symbol dar, das ein auf dem Grund stehendes Objekt ergreift und nach oben hebt: erwartet wird vom Säugling die Kohärenz des Objekts. Falls dies beim Hochheben auseinanderfällt, erfolgt „Staunen“, gemessen an längerer Hinblickzeit; diese belegt das Kohärenzprinzip für Objekte. (b) Stimme und Gesicht der Mutter werden in der gleichen Raumgegend erwartet, eine experimentell induzierte Abweichung führt bei 1 Monat alten Säuglingen zu Irritation (Aronson u. Rosenbloom 1971).

Evolutionsbiologie. Die Annahme von anfangs nicht wahrnehmbaren Grenzen zwischen Selbst und Umwelt ist auch evolutionsbiologisch nicht plausibel: Für das Primatenkind ist es stets überlebensnotwendig, den Kontakt zur Mutter zu halten (Bindung herzustellen), d.h. es muß differenzieren können, ob der Körperkontakt (Festkrallen am Fell) hergestellt ist oder nicht (Fremdperzeption) und ob es sich selbst auch aktiv ausreichend festhält oder nicht (Eigenperzeption). Eine Ausstattung, die darauf nicht vorbereitet, wäre in der Evolution entscheidend benachteiligt worden. Die Wahrnehmung von Grenzen ist somit arterhaltend. Einen sehr instruktiven Überblick zur menschlichen Verhaltensbiologie gibt Eibl-Eibesfeldt (1995, insbesonders Kap. 4.3 und 7).

Zusammengefaßt bestehen erdrückende Beweise für die sensorische Differenzierung zwischen Selbst und Anderen von Anfang an, sehr fraglich ist allerdings, ob diese Tatsache im ersten Lebensjahr symbolisch abgebildet werden kann; Lichtenberg (1983) bezweifelt dies beispielsweise.

5.2 Überlegungen zu vorsprachlichen Phantasieprozessen und zur „Umcodierung von Erfahrung" aus neurobiologischer Sicht

Der Zeitpunkt, zu dem die Fähigkeit zur Imagination auftritt, ist für die psychoanalytische Entwicklungspsychologie von erheblicher Bedeutung (vgl. Dornes 1994). Zweifellos kann ein Säugling Objekte wie die „Mutter" oder einen „Hut" bereits mit wenigen Wochen bis Monaten getrennt identifizieren im Sinne einer Wiedererkennungsleistung, und hat, bis auf anfängliches Staunen, auch keine Schwierigkeiten, beide zusammen zu erkennen (wenn die Mutter den Hut aufsetzt). Im Gegensatz zur Annahme einer anfänglichen Welt der Teilobjekte zieht die Wahrnehmung „Mutter mit Hut" aber keine zusätzliche „Mutter-Repräsentanz" nach sich, die erst später in eine stabile Objektrepräsentanz integriert werden müßte. Das Vermögen zur identifizierenden Wiedererkennung nennt Lichtenberg (1983, Kap. 7) „Abbildungsfähigkeit", diese dient als „Mittel zur Reaktion auf einen Wahrnehmungsgegenstand" und wird unterschieden von der Fähigkeit zur symbolischen Repräsentation (Imagination). Nach heute weithin akzeptierter Auffassung sind vor einem Alter von anderthalb Jahren keine symbolischen Operationen im Sinne der Imagination möglich. Dies bedeutet, daß mit Personen und Objekten bei deren Abwesenheit im internen Vorstellungsbereich noch keine kognitiven Operationen durchgeführt werden können. Die visuelle Vorstellungsleistung, die z.B. eine bislang noch nie gesehene Kombination oder Veränderung von Objekten bei deren Abwesenheit umfaßt – „Meine Mutter hat einen riesigen roten Hut schräg auf dem Kopf" – ist demzufolge eine kognitive Operation, die einem Kind vor 18 Monaten nicht gelingen kann.

Eine ausführliche Diskussion würde den Rahmen sprengen; wir skizzieren jedoch einige wichtige Punkte zur Frage der Imagination beim Säugling. Eine Übersicht von Farah (1995) zeigt, daß die mentale visuelle Vorstellung von Objekten die identischen neuronalen Strukturen verwendet wie bei deren Perzeption. So waren während der Imagination eines Objektes die gleichen Areale des visuellen Kortex aktiv wie während der Darbietung des Objektes, zudem zeigten Areale des nicht-visuellen Kortex keine größere Aktivität (Farah 1995, S. 972). Die Imagination von Objekten und zusätzlich deren Manipulation im Vorstellungsraum setzt jedoch einen relativ großen Arbeitsspeicher voraus. Der Arbeitsspeicher („working memory") wird im frontalen Kortex sowie z.T. den hippocampalen Strukturen lokalisiert. Dieser frontale Arbeitsspeicher ist bei Säuglingen noch recht gering, ebenso zeigt die neuronale Architektur des Hippocampus noch einen niedrigen Reifungsgrad. Das Halten von großen Datenmengen, als Voraussetzung für Imaginationsleistungen, ist darin nicht möglich, wohl aber Leistungen wie Wiedererkennen präsentierter Objekte, was eine sehr viel geringere Verarbeitungskapazität erfordert und auch an Funktionen des impliziten Gedächtnisses gebunden ist. Mentale Operationen, die einem Erwachsenen gut gelingen (bspw. die Vorstellung eines Würfels, der langsam im Raum rotiert), kann ein Säugling noch nicht leisten. Erst mit dem weiteren Aufbau der kortikalen Strukturen, insbesonders der Myelinisierung des Frontalkortex und der weiteren Reifung des Hippocampus, wird der Arbeitsspeicher erweitert, zum Abschluß und damit zur Vervollständigung des expliziten Gedächtnisses kommt diese Entwicklung erst im späteren Schulalter.

Phantasieprozesse im Sinne der neuen Verknüpfung von bisher nicht erlebten Inhalten oder deren mentaler Manipulation sind nach diesen – z.T. noch nicht experimentell prüfbaren – Überlegungen nicht vor dem Aufbau eines größeren Arbeitsspeichers möglich. Möglicherweise sind sie an ein bereits stabileres explizites Gedächtnissystem gebunden, das in der Entwicklung erst später auftritt.

Dieser geringe Arbeitsspeicher bei Säuglingen ist nicht als Nachteil aufzufassen, sondern bildet sogar die Voraussetzung für den allmählichen Erwerb komplexer symbolischer Operationen (Spitzer 1996). Neuronale Netze benötigen einerseits einen komplexen Input, um regelhafte Muster extrahieren zu können. Andererseits sollten anfangs einfache, später zunehmend schwierigere Inhalte in stetiger Wiederholung dargeboten werden, um den eingangs von C.F. von Weizsäcker erwähnten optimalen Kompromiß zwischen Neuheit und Vertrautheit der Information zu finden. Ein effektives Lernen der Netzwerke kann nur bei begrenzten Datenmengen erfolgen (da sonst Interferenzeffekte auftreten und ein chaotischer Output erfolgt), andererseits müssen die Daten weitgehend abgestuft und differenziert dargeboten werden (anhand trivialer, z.B. dichotomer Stimuli kann keine differenzierte Musteranalyse trainiert werden). Nach einem Modell, das von McClelland et al. (1995) vorgeschlagen wurde, wird komplexes Lernen durch die Kombination zweier Strukturen ermöglicht: (a) Im Kortex gelegene neuronale Netze („Karten"), die sehr langsam lernen, werden durch vielfach wiederholte Darbietung von Inhalten trainiert. (b) Die Präsentation des Inhalts erfolgt über den Arbeitsspeicher, hier den Hippocampus mit seiner raschen Abbildung von Ereignissen bei begrenzter Speicherkapazität. Der Hippocampus fungiert demnach als „Trainer des Kortex" (Spitzer 1996, S. 220). Für den Spracherwerb ist dabei der anfangs begrenzte Arbeitsspeicher der Kleinkinder von besonderem Vorteil. Er filtert, bei unverändert sehr komplexem sprachlichen Input aus der Außenwelt, aus der großen Datenmenge zunächst wenig komplexe, aber semantisch einigermaßen korrekte Bedeutungsstrukturen heraus, mit denen die Kleinkinder anfangen symbolisch zu operieren. Die Entwicklung des Arbeitsspeichers erhöht dann sukzessive die Komplexität des Inputs an den Kortex.

Die später erfolgende „Umcodierung der Erinnerung" beim Spracherwerb kann somit als Austausch zwischen impliziten und expliziten Gedächtnisinhalten begriffen werden. Die Aufdeckung der daran beteiligten Mechanismen ist eine der großen Herausforderungen für die kognitiven Neurowissenschaften.

6 Weiterführende Perspektiven und Schlußfolgerungen

6.1 Vorschläge für ein integratives Modell der Entwicklung von Subjektivität und zur gedächtnisüberarbeitenden Funktion des Traumes

Es wurden verschiedene experimentell voneinander abgrenzbare Gedächtnisarten postuliert (Schacter 1996), diese werden in unterschiedlichen Hirnarealen generiert. Unterschieden werden zwei Hauptkategorien: Implizites (= unbewußtes) und explizites (= bewußtes) Gedächtnis. Die Unterschiede in den Beschreibungen zwischen den beiden Gedächtnisarten (Kolb und Wishaw 1996) legen folgende zusammenfassende Arbeitshypothesen nahe, die größerenteils empirisch gut belegt bzw. experimentell zu falsifizieren sind:

1. Die Wiederholung bestimmter Interaktionsmuster führt zu Änderungen in der Reizverarbeitung damit befaßter neuronaler Netze; dessen strukturelles Korrelat liegt in den kontextabhängigen Änderungen synaptischer Verknüpfungen (Bailey u. Kandel 1995). Aufbau, Änderung und Überarbeitung von Gedächtnisinhalten bewirken somit Änderungen der synaptischen Strukturen und umgekehrt. Die Änderung der „Synapsengewichte“ innerhalb neuronaler Netze ist das neurophysiologische Korrelat beim Aufbau neuer Bedeutungsstrukturen und ist prinzipiell geklärt bis in molekulare Zusammenhänge. Im Gegensatz zu früheren Auffassungen ist das Gehirn bis ins hohe Alter fähig zur plastischen Anpassung neuronaler Strukturen („fine tuning“) an Änderungen der externen Stimuli.

2. Das implizite Gedächtnis ist an „langsam lernende“ Netzwerke im Kortex gebunden, besonders im Temporallappen, später auch im Frontalkortex. Nur eine genügend oft wiederholte Reizdarbietung und Handlungsantwort führt zu Veränderungen. Beispiele sind das Erlernen komplexer Fähigkeiten für psychomotorische Abläufe, etwa das Tanzen oder Gitarrenspielen.

3. Neuronales Substrat für die Bewertungsfunktion: Teile der Temporallappen mit Hippocampus, Amygdala (insbesonders für emotional gefärbte Gedächtnisprozesse) und entorhinalem sowie limbischem Kortex als „Teil-Arbeitsspeicher“ besonders für die *situationsabhängige* Bewertung; spezifische Kortexareale (Temporallappen und Frontalkortex) für die *situationsunabhängige* Kontextanalyse; im Entwicklungsverlauf Frontalkortex als wachsender Arbeitsspeicher.

4. Die Strukturen der Arbeitsspeichereinheit sind im Alter unter 18 Monaten noch nicht genügend ausgereift.

5. In diesem Lebensalter können zwar Gedächtnisinhalte („Repräsentanzen“) gebildet werden, die Handlungen, sensomotorische Schemata und affektive Ausdrucksgehalte speichern, aber es können noch keine Symbole gebildet werden,

die solche Inhalte repräsentieren. Es werden vermutlich ganze „Szenen" gespeichert, wobei in Analogie zu einer Multimedia-Maschine sämtliche zum Zeitpunkt der Szene im Gehirn vorhandenen sensorischen und emotionalen Reiz-Konstellationen, d.h. sowohl Stimulus- als auch Response-Muster, in die Daten miteinfließen („implizites Gedächtnis").

6. Dies bedeutet: Das Wiedererkennen von spezifischen Objekten geht schneller, es funktionieren sog. „Priming"-Prozesse, d.h. es erfolgen Reaktionen auf Hinweisreize (Schacter 1996); es gibt z.B. auch eine entsprechend gebahnte Reaktion auf emotionale und affektive Konstellationen, wenn diese genügend oft dargeboten werden. Die Reaktionen des Kindes erfolgen durchaus nach Abgleich der eintreffenden Stimuli mit Gedächtnisinhalten, aber dieser Abgleich findet im Sinne eines prozeduralen, nicht bewußt bzw. explizit abrufbaren Gedächtnisses statt. Eine symbolische Operation innerhalb des Phantasiesystems ist noch nicht möglich.

7. Daraus folgt für die psychoanalytische Entwicklungspsychologie, daß Phantasien und „ausgereifte" Projektionen für den Zeitraum vor ca. 18 Monaten mit Sicherheit nicht möglich sind. Für die Zeit danach kann plausibel angenommen werden, daß die Entwicklung der Imaginationsfähigkeit eng mit dem Aufbau des Arbeitsspeichers verknüpft ist. Dessen Entwicklungsgeschwindigkeit korreliert gut mit der Ausbildung der Sprachkompetenz. Theorien zur sehr frühen Ausbildung der Phantasiefunktion, etwa bei Melanie Klein, die z.B. mörderische Impulse oder ödipale Phantasien mit Koituswünschen schon für kleine Kinder von 15 bis 24 Monaten behauptet (1932/1973, S. 19), sind hingegen ohne neurobiologische Grundlage.

8. Für die ersten anderthalb Jahre gibt es kaum jemals Erinnerungen, falls doch, unterscheidet sich deren Qualität von jener der später ausgebildeten Gedächtnisfunktionen. Eine neurobiologische Erklärung für die weitgehende Kindheitsamnesie kann in der anfangs ausschließlich vorhandenen Funktion der impliziten Gedächtnisleistung gesehen werden, für die ein bewußter Abruf über symbolische Operationen nicht – oder nur indirekt über geeignetere, mit dem entsprechenden Symbol assoziierte Reize – möglich ist.

9. Für Abrufe aus dem *impliziten* Gedächtnis läßt sich eine aufsteigende Reihenfolge bilden: Sprache als abstraktestes Symbolsystem ist in geringerem Ausmaß geeignet zum Abruf von Inhalten – oder genauer und metaphorisch: „Neuabspielen von gespeicherten Szenen" – als visuelle Reize oder Klänge. Diese evozieren Erinnerungen weniger leicht als motorische Reizmuster, etwa bestimmte Bewegungsabläufe. Den direktesten, sogar im Schlaf möglichen Zugang zu affektiven Gehalten und damit assoziierten Elementen scheinen Gerüche und vermutlich auch Geschmacksreize zu haben.

10. Das notwendige Funktionsniveau zum Aufbau des expliziten Gedächtnisses ist erst mit ca. 18 Monaten erreicht. Das explizite Gedächtnis benützt zusätzliche Hirnstrukturen und setzt einen komplexeren neuronalen Vernetzungsgrad voraus als das implizite.

11. Die Traumfunktion wird im allgemeinen als Gedächtniskonsolidierung gesehen (vgl. auch Gehde u. Emrich 1996): (a) Unter Ausschluß des erheblichen Verarbeitungsaufwandes für die Motorik werden neuronale Ressourcen freigesetzt. Auch die psychoanalytische Technik (Liegen) reduziert den hohen Verarbeitungsaufwand für die Steuerung der Motorik. (b) REM-on vs. REM-off Strukturen im Hirnstamm generieren ein stochastisches Stimulusmuster. c) Vorhandene, noch nicht konsolidierte Gedächtnisinhalte („Tagesreste") werden dadurch abgerufen, gelangen in den Arbeitsspeicher und werden vor allem im Hippocampus gehalten. Von dort werden die Inhalte – in mehrfacher Wiederholung sowie modifiziert – an den Kortex gesendet. (d) Im Kortex werden für bedeutungsvolle Inhalte Änderungen innerhalb der neuronalen Karten gebildet, es wird gelernt („Ausbau des expliziten Gedächtnisses"). (e) Diese Zusammenhänge erklären den extrem hohen Anteil an Traumschlaf bei Säuglingen. Im Tiermodell werden passend hierzu exakt jene neugebildeten neuronalen Assoziationen im Hippocampus während des Schlafs aktiviert, die aus Lernvorgängen der vorangehenden Wachphase stammen (Wilson u. McNaughton 1994).

12. Das Berichten über die Träume oder Erlebnisse führt zur Versprachlichung, über daraus folgende Gedächtnisänderungen letztlich zur „Umcodierung der Erfahrung", damit verbunden kann auch eine affektive Distanzierung sein.

13. Aus den vorgenannten Punkten ergeben sich direkte Implikationen für die therapeutische Technik, besonders zum Erinnern, den Umgang mit der Abwehr und Maßnahmen zum Erreichen einer „optimalen Regression". (Seit Beginn der Psychoanalyse ist bekannt, daß affektfreies Erinnern oder Deuten ohne emotionale Reaktion keinen zureichenden Effekt hat.) Da unter Angst die Bildung neuer Assoziationen deutlich eingeschränkt ist, ergibt sich die Forderung, Konfrontationen auf das Mindestmaß einzuschränken, um das allgemeine arousal auf einem förderlichen Niveau zu halten.

14. Der therapeutische Prozeß führt zu Änderungen über die Veränderung von Bedeutung: So können die identischen Konfliktkonstellationen vom gleichen Individuum, d.h. im Verlauf der Rück-Besinnung auf bestimmte „Verzweigungsknoten" im „Zeitbaum" (Cramer 1993), nach und nach neu bewertet werden. D.h. sie werden vor dem Hintergrund der auftauchenden Bedeutungsstrukturen eine andere Logik, eine andere Gewichtung bekommen als bisher.

15. Schließlich gibt es genügend Evidenz für die Annahme, daß der psychoanalytische Dialog zu Änderungen in den synaptischen Strukturen der beteiligten neuronalen „Karten" führt, d.h. zu einer „neuen Verdrahtung" der in der Therapie gemachten Erfahrungen. Damit verbunden sind auch Änderungen in den beteiligten Neurotransmitter-Mustern sowie in den peripheren Parametern wie systemisch wirksamen Hormonen und einigen Neurohormonen, die in das Immunsystem eingreifen (Ergebnisse der Psychoneuroimmunologie, Übersicht in Ader et al. 1991). Im Gegensatz zu rein kognitiven Verfahren ist es die Domäne der Psychoanalyse, eine enge Verknüpfung zwischen der „emotionalen Färbung", Affekten und kognitiven Inhalten herzustellen. Die psychoanalytische Methode arbeitet also fortlaufend im reziproken Wechselspiel zwischen Kognition und Emotion, so daß neu auftretende Bedeutungsgehalte stets im emotionalen Kontext bewertet und auch neu gespeichert werden können. Zusammengefaßt führt der gelingende psychoanalytische Dialog letztlich zu Änderungen in der neuronalen Architektur und damit zu dauerhaften Änderungen in der zukünftigen Verarbeitung von Interaktionen beim Analysanden. Die Behauptung, daß „bloßes Reden" zu keinen dauerhaften Änderungen führen könne, ist aus neurobiologischer Sicht somit hinfällig.

6.2 Neurobiologie des psychoanalytischen Dialogs: Die Herstellung neuer Bewertungs- und Bedeutungs-Strukturen

Jeder Patient durchläuft im Rahmen des therapeutischen Diskurses typischerweise eine Sequenz von Erinnerungen, daraus folgenden Assoziationen und hierauf bezogenen, unterschiedlich weit reichenden Deutungen, was im Fall des Gelingens eine Neubewertung des Abgelaufenen wie auch eine veränderte Bewertung neuer Lebensereignisse bewirkt. Die zu vermutenden neurobiologischen Korrelate der allmählich sich ausbildenden Neubewertung – von bisher als traumatisch bzw. nicht lösbar erlebten Situationen – illustrieren abschließend am Beispiel des depressiven Erlebens die in dieser Arbeit dargelegten Zusammenhänge.

Die Reaktion eines depressiven Patienten auf Abweichungen von den erwarteten Zuständen, etwa im Rahmen seiner Alltagsbewältigung, kann zum einen eine psychophysiologische Aktivierung („Alarmreaktion") mit den bekannten neuroendokrinen Änderungen, Angst und daraufhin eingeleitete Copingstrategien hervorrufen. Hierbei ist das Ausmaß der Alarmreaktion und der erlebten Angst eng an den Zustand von zumindest zwei Rezeptortypen gekoppelt, die vorwiegend im limbischen System, besonders dicht in der Hippocampusformation, gefunden wurden und durch Benzodiazepine (z.B. Diazepam, GABA-Rezeptorkomplex) oder durch den Haschischbestandteil Tetrahydrocannabinol (THC, endogene Cannabinoidrezeptoren) besetzt werden. Eine ausreichend dichte Sättigung der Rezeptoren durch diese exogenen Liganden reduziert erheblich die Angst und – vor allem bei höherer Dosierung, dann eher unerwünscht – die Gedächtnisleistung. Im Fall von THC konnte zusätzlich eine deutliche Schwächung der Entscheidungsfindung bei der Vermittlung zwischen internen Konzepten und einlaufenden Sinnesdaten („Zensorleistung") für komplexe visuelle Wahrnehmungen demonstriert werden (Emrich 1991). Es gibt inzwischen aber auch ausreichende Befunde für die Annahme körpereigener Moleküle, die als endogene Liganden an diese Rezeptortypen binden und im Normalfall zu einem homöostatischen Optimum im „arousal" führen, d.h. sowohl übermäßige Angst, was einer Überreaktion entspricht, ebenso wie eine Unterreaktion auf Umweltreize verhindern. Daher ist es unter neurobiologischem Aspekt gerechtfertigt, bei gelingender Therapie eine „Umschaltung" neuroendokriner Aktivitäten anzunehmen, wenn auch die beteiligten Mechanismen weiter geklärt werden müssen. Ein wichtiger Nebeneffekt von Psychoanalyse und Psychotherapie ist aber – neurobiologisch formuliert – in der Wiederherstellung dieses postulierten Gleichgewichts zu sehen. Weiterhin besteht heute ausreichend experimentelle Evidenz dafür, daß emotionale und kognitive Prozesse parallel Veränderungen auf (a) molekularer Ebene auslösen, z.B. Änderungen in der Synthese von Transmitterstoffen und Rezeptoren im ZNS sowie (b) Neueinstellungen der Synapsenstärke in neuronalen Netzwerken z.B. in Arealen des assoziativen Kortex, was Ausgangspunkt für ein wichtiges therapeutisches Ziel ist: die Neubewertung der erlebten Vergangenheit.

Zum anderen provoziert das ausgelöste „arousal" Verhaltensänderungen in drei Richtungen, die implizit seit Beginn des psychoanalytischen Verfahrens essentielle Bestandteile des therapeutischen Dialogs sind. Eine Richtung ist die Veränderung zukünftiger Optionen des Systems („So etwas passiert mir nicht noch einmal!"), die andere besteht in der Überarbeitung des internen Wirklichkeitsmodells, im Sinne einer „korrigierenden emotionalen Erfahrung". Beide Prozesse, die zur Verhinderung störender Alarmreaktionen in einer möglichst freundlichen und angstfreien Atmosphäre erfolgen sollten, führen durch stetige Wiederholung zu Änderungen in den semantischen Strukturen – d.h. zu den skizzierten Änderungen von Synapsengewichten in den „Repräsentanzkarten" der zuständigen Kortexareale – und wirken direkt auf die hippocampalen Comparatorstrukturen ein, was bedeutet, daß die realitätsprüfende bzw. „zensurierende Systemleistung" der Ich-Funktionen erhöht wird. Zum Teil kann damit auch bereits auf Stufe der Perzeption die Menge des Sinnesdaten-Materials durch Ausblenden irrelevanter Information reduziert werden, d.h. über eine Verstärkung der – bei Depression und verschiedenen Persönlichkeitsstörungen meist erheblich eingeschränkten – selektiven Aufmerksamkeit. Über eine Besserung der Konzentration und Aufmerksamkeit während der Therapie berichten zahlreiche Patienten. Dies wäre für die Psychotherapieforschung ein auch experimentalmethodisch gut zugänglicher therapeutischer Effekt, z.B. über ereigniskorrelierte Potentiale im EEG. Darüber hinaus erfolgt drittens in der Therapie eine „aktive Überarbeitung des Gedächtnissystems", wozu als Leistung auch das Vergessen gehört.

Die individuelle lebensgeschichtliche Entwicklung des Einzelnen läßt sich im Rahmen dieser Theorie als evolvierendes psychobiologisches System betrachten, das der Dynamik komplexer Systeme folgt, die bei den aufeinanderfolgenden Verzweigungen zu nicht vorhersagbaren Systemzuständen führen (Cramer 1993). Frühe Traumen, die später häufig „vergessen" sind, erweisen sich so als Einflußfaktoren, welche die Menge an Zustandsmöglichkeiten, besonders in einer vulnerablen Phase der Entwicklung, fortlaufend begrenzen können.

Das generell beobachtete Prinzip depressiver Erkrankungen – die Unfähigkeit des Systems, aversive Stimuli zu vermeiden, d.h. sie beenden, kontrollieren oder ihnen entfliehen zu können, wie es Seligman's Modell der „erlernten Hilflosigkeit" (1983) in den Vordergrund gestellt hat – macht es plausibel, die Dysfunktionalität eines Systems anzunehmen, das normalerweise nach einer Reihe aversiver Reize die Umschaltung zu Vermeidungs- und Bewältigungsaktivitäten bewirkt.

Die Suche nach den neurobiologischen Strukturen und Transmittersubstanzen, die an diesen Prozessen beteiligt sind, verläuft in der gegenwärtigen „Dekade des Gehirns" zunehmend erfolgreich. Nach Mumford (1991) bestehen auch zwischen Thalamus und Kortex Feedback-Schleifen. Darin stellt der Thalamus als intelligenter Zwischenspeicher („active blackboard") eine aktive Repräsentation bereits vorverarbeiteter Daten aus dem Kortex her und schickt diesem das Material, in einem interaktiven Austausch, zurück für weitere Verarbeitungsschritte innerhalb kortikaler Assoziationsfelder. Die hierbei generierten Resultate können neuropsychologisch als „Konzeptualisierung" beschrieben werden, d.h. dem System werden Hypothesen über Wahrnehmungsgehalte und Richtung der ablaufenden Veränderungen zur Verfügung gestellt. Hippocampale und kortikale Strukturen enthalten wie erwähnt in diesem Prozeß die bisherigen Erlebnisse („stored regularities"), sehr verkürzt kann man sie auch als Bibliothek der individuellen Problemlöseprogramme verstehen. Entscheidend für die Neuropsychologie der Depression sind nun solche Systeme, die einerseits die Konzeptualisierungsleistung steigern, somit letztlich dem Individuum neue Handlungspläne anbieten können, andererseits eine Umschaltung auf die aktive Bearbeitung aversiver Reize ermöglichen. Die Verbesserung der Konzeptualisierung wird nach derzeitiger Erkenntnis vor allem von den aktivierenden, von Mittelhirn und Hirnstamm aufsteigenden Fasern der Raphe dorsalis (serotonerg) erzielt, die auf thalamische Zentren und kortikale Areale einwirken (Baumgarten 1991), parallel auch vom Locus coeruleus (noradrenerg). Depression bedeutet in diesem Sinne also das Ausgeliefertsein an die bisherigen „hippocampalen Weltbilder". Die Überwindung der Depression besteht dann diesen gegenüber im Flexibelwerden der Konzeptualisierung. Die Umschaltung auf Copingprozesse erfolgt offenbar über den lateralen Hypothalamus, der über seine Verbindung zu dopaminergen Arealen in der ventralen Haubenregion als Vermittler von Selbstbelohnungsimpulsen („Lustzentrum") gilt; bei aversiven Stimuli wird er vor allem vom dorsalen Raphesystem aus inhibiert, was die Generierung von Lustempfindungen blockiert und stattdessen eine Abwende- und Rückzugsmotorik auslöst mit dem Ziel, die entstandene Unlustempfindung zu beenden („Coping"). Die neurochemische Steuerung durch Serotonin bzw. Noradrenalin in den aufsteigenden divergenten Fasersystemen erscheint während der depressiven Verfassung defizitär, ebenso die Aktivierung endogener Opioide, die im gesunden Zustand mit der Umschaltung auf Copingmechanismen einhergeht.

Einem möglichen Mißverständnis muß hier vorgebeugt werden. Die Kenntnis neurobiologischer Mechanismen der Depression und anderer psychischer Störungen ermöglicht zwar als ein Ziel pharmakologische Interventionen. Es kann aber nicht um ein Entweder-Oder gehen (etwa im Sinne „Prozac statt Psychotherapie!"), denn eine überwiegend auf Medikamente reduzierte Behandlung würde eine andere Tatsache fundamental vernachlässigen: Jede depressive Erkrankung hat ihre individuelle und spezifische Entstehungsgeschichte, d.h. sie hat semantische Strukturen ausgebildet, deren physiologisches Korrelat in bedeutungsspeichernden neuronalen Netzen des Kortex liegt. Diese depressionsspezifischen Bedeutungs-"Karten" (Spitzer 1996, Kap. 5) werden nicht durch geänderte Neurotransmitterkonzentrationen aufgehoben. Sie bestehen weiter und müssen durch neue Bewertung und Erfahrung überarbeitet werden, wozu manchmal die Medikation zwar nützlich sein, diese Prozesse aber keinesfalls ersetzen kann. Der Einsatz von Pharmaka allein ist keine Therapie, sondern schafft günstigenfalls die Voraussetzung für eine psychotherapeutische Behandlung, die, soll sie dauerhaft sein, auf die individuellen Bewertungsstrukturen zielen muß.

Im Fall der gelingenden therapeutischen Beziehung kommt es daher umgekehrt, auch im Sinne eines permanenten „internen Dialogs" zwischen Emotion und Kognition im „Selbst" des Analysanden, über die veränderte Konzeptualisierungsleistung und Überarbeitung der „hippocampalen Weltbilder" (anders formuliert, über die Neubewertung der Objekt- und Selbstbilder) zur Befreiung aus den eigenen gefühlshaft bestimmten Bedeutungsstrukturen, die mit Änderungen auf neurobiologischer Ebene einhergeht. Aus der „trapped emotion" und dem übermächtigen Hereinragen der vergangenen Biographie in jeden gegenwärtigen Kontext – was in der Depression von einer verminderten Fähigkeit zum „Vergessen" begleitet wird und damit, unter der unentrinnbaren „Herrschaft der Zeit" (Emrich 1994a), bis zur imaginativ ausgelösten Ablehnung zukünftiger Handlungsalternativen führt – geht der Weg günstigstenfalls bis zur Änderung der psychobiologischen Struktur. Als Domäne der Psychoanalyse, in der die „Psychopathologie des Alltagslebens" (S. Freud) stets von Belang war, erscheint in diesem Zusammenhang eine Suche, die sich auf die dem Individuum damals nicht zugänglichen oder nicht gewählten Optionen in den „Verzweigungsbäumen" der vergangenen Möglichkeiten richtet, mit dem Ziel, diese Optionen als Handlungsalternativen zu erkennen – und vielleicht durch neue Bewertung zu bewältigen. Versteht man Subjektivität als Etablierung eines gefühlshaften Kontextes, dann arbeitet der psychoanalytische Dialog die interaktionsspezifischen Kontexte heraus und bearbeitet diese dann therapeutisch. Pointiert formuliert bedeutet dies eine allmähliche „Überarbeitung" der „limbischen Programme", mit denen das Selbst emotional und bewertend auf „kortikale Eingaben" und darüber vermittelt auch auf Umweltreize reagiert. In diesem Kontext erhält Freuds Vision und seine – ursprünglich durchaus optimistische – Fortsetzung der Aufklärung („Wo Es war, soll Ich werden") ebenfalls neue Bedeutung.

Daß Pharmako- wie Psychotherapie dabei letztlich auf dieselben Strukturen, d.h. auf molekularer Ebene, „identisch" einwirken – mittels „exogener" bzw. „endogener" Liganden – erscheint als plausible Annahme. Dabei bedeutet eine Kausalität im Sinne des alten Streites zwischen „Psychologismus" und „Biologismus" keinen Fortschritt; hingegen wird erneut deutlich, daß nur der systemtheoretische Erklärungsansatz einer funktionalen Wechselwirkung dem Phänomen der Parallelität von psychischem Zustand und neurochemischer Aktivität gerecht werden kann.

Schlußfolgerungen. Für die Psychoanalyse ergeben sich aus der Neurobiologie und den hier vertretenen Auffassungen drei wichtige Konsequenzen: (1) Nach einer Erklärung der Wirkung von Psychotherapie auf naturwissenschaftlicher Basis hat bereits Freud gesucht. In den nächsten Jahren werden neurobiologische Mechanismen, über die Prozesse in der psychoanalytischen Beziehung dauerhaft verändernd auf die Person wirken, rasch weiterer und direkter Untersuchung zugänglich werden (vgl. Posner u. Raichle 1996, Spitzer 1996). (2) Empirische Ergebnisse der Säuglingsforschung können mit jenen der kognitiven Neurowissenschaften zusammengeführt werden. Dies hat erhebliche Auswirkungen auf die psychoanalytische Entwicklungspsychologie, die sich den Nachbardisziplinen annähern und wiederum als heuristisches Verfahren Impulse an Beobachter wie Behandler liefern kann. Die Erarbeitung gesicherter Entwicklungstheorien wird der Verständigung über Fachgrenzen und vor allem den Patienten nützen. (3) Unterschiedliche psychotherapeutische Verfahren stoßen auf eine gemeinsame Beschränkung: Die Änderung neuronaler Strukturen geschieht zwar tatsächlich, in Sprüngen und Phasen, und auch im fortgeschrittenen Lebensalter – insgesamt aber langsam. Änderung braucht Zeit. Daß ein „Durcharbeiten" nicht in wenigen Sitzungen abgeschlossen werden kann, ist unmittelbar aus der – auch am Computer simulierbaren – Systemdynamik neuronaler Netze abzuleiten. Die Behauptung, eine „effektive" Psychotherapie („Von der Konfession zur Profession") benötige nur wenige Stunden, um selbst langjährig verankerte Verarbeitungsmechanismen abzuändern (vgl. hierzu auch Grawe et al. 1994), entspricht zwar berufsständischen und gesundheitspolitischen Hoffnungen. Sie wird durch die Neurobiologie, insbesondere die Theorie neuronaler Netze, aber nicht unterstützt. Das affektive System erscheint demgegenüber wie eine „mythisch-archaische Macht, als Unhinterfragbarkeit dominierend, [die] im psychomentalen Raum zu stehen scheint und offenbar massiv in den kognitiven Raum hineinstreut, während die umgekehrte Wirkung wahrscheinlich relativ schwach ist“ (Emrich 1990, S. 140). Die hier skizzierten neurobiologischen Zusammenhänge bestätigen daher die genuine Bedeutung und Notwendigkeit der Psychoanalyse: Sie hat stets die wechselseitigen Welten von Emotion und Kognition betont, sie hat die Tragweite unbewußter Prozesse von Anfang an erkannt und beides in das Zentrum der therapeutischen Arbeit gestellt. Diese beiden Anteile, die erst heute den Neurowissenschaften zugänglich werden – die Kopplung zwischen Emotion und Kognition sowie der Nachweis unbewußter Gedächtnis- und Lernprozesse – wurden von anderen Therapieverfahren entweder in ihrer Bedeutung unterschätzt, vernachlässigt oder einseitig betont.

B. Einige Bemerkungen zu theoretischen Grundannahmen der Kleinianer – eine fröhliche Polemik

Die österreichisch-britische Psychoanalytikerin Melanie Klein (1882–1960) wird als Mitbegründerin der modernen Objektbeziehungstheorie angesehen und gilt vielen Analytikern auch wegen ihrer originellen Beiträge zur Kinderanalyse nach wie vor als bahnbrechende Theoretikerin. In den letzten Jahren scheint die Fraktion der Kleinianer bzw. „Contemporary Kleinians" in Deutschland anzuwachsen. Dabei gibt es einige Grundannahmen der kleinianischen Theorie, die *eklatant* gegen gesichertes neurobiologisches Wissen verstoßen. Dennoch werden sie ungerührt – mit z.T. schwer erträglicher Arroganz – weiter vertreten, auf Kongressen, Symposien und in Veröffentlichungen. Selbst Otto Kernberg, ein scharfsinniger Mann, scheint im Zugwind der allgemeinen Psychoanalysekritik den Schulterschluß enger zu suchen.

Ich mache mich mit den folgenden Bemerkungen vermutlich als respektloser Kritiker unbeliebt. Wahrscheinlich disqualifizieren sie denjenigen, der sie vorbringt, in der Auffassung überzeugter Kleinianer endgültig als seriösen Kritiker. Dennoch ist auf inhaltliche Diskussion zu hoffen, denn alle Einwände sind trotz der gelockerten Diktion wohlüberlegt. Respekt ist angebracht gegenüber Menschen, insbesondere Patienten, nicht aber gegenüber Theorien. Vielleicht können es ja gerade Kleinianer verstehen, daß man Theorien auch als Spielmaterial auffassen kann. Mich fordert das kleinianische, in sich tautologisch geschlossene Aussagengeflecht seit langem heraus. Frei nach Arno Schmidts Kommentar zu den üblichen Klagen von Lyrikern über die „Verformelung der Welt" („Eine Logarithmentafel auf dem Schreibtisch hat noch keinem Schriftsteller geschadet!") wäre manchen Kleinianern – prä und post – mehr solide Kenntnis der Neurowissenschaften zu wünschen. Beispielhaft gehe ich auf sechs Punkte ein, die zum größeren Teil im voranstehenden Abschnitt A (von E. Gehde und H.M. Emrich) in wissenschaftlich-diplomatischer Diktion behandelt wurden. Die Kenntnis dieser Arbeit wird also vorausgesetzt, die folgende Kritik verantworte ich jedoch selbstverständlich allein. Eine ausführliche Auseinandersetzung mit der Gedankenwelt Melanie Kleins und ihrer Nachfolger würde den Rahmen dieser Arbeit sprengen; die angesprochenen Punkte sind jedoch aufschlußreich genug. Als Anhänger der wissenschaftlichen Methodik huldige ich der These, daß eine Theorie auch dann nicht wahrer wird, wenn zentrale Grundannahmen falsch sind und wiederholt werden.

Im folgenden beziehe ich mich auf Robert Hinshelwoods „Wörterbuch der kleinianischen Psychoanalyse", jeweils mit Seitenangabe zitiert nach der deutschen Ausgabe von 1993 als „H-‹Seitenzahl›„. Hinshelwood, ein sicher ausreichend zuverlässiger Gewährsmann und Gralshüter der Kleinianer, hat es über sich gebracht, in enormer Akribie deren Gedankenverhau in übersichtliche Portionen zu packen. Dies ist sehr verdienstvoll, denn es erleichtert die Kritik.

1 Frühe Phantasien, insbesondere Säuglingsphantasien, praktisch schon von Geburt an

Gleich in der Einleitung warnt Hinshelwood den Leser (H-XXI): „Die Unzugänglichkeit des kleinianischen Denkens (...) liegt zum großen Teil darin begründet, daß diese Erfahrungen bewußtseinsfern und dem verbalen Denken weitgehend entzogen sind und es einfach schwierig ist, sie so zu vermitteln, daß sie außerhalb der spezifischen Analytiker-Patient-Beziehung verifizierbar wären".

Das läßt schon mal aufhorchen und die Vorsicht rapide wachsen. Und auch Melanie Klein (1946/1983, S. 141, Anm. 11, zit. nach H-XXI) bereitet vor: „Die Beschreibung dieser primitiven Vorgänge ist sehr erschwert, weil diese Phantasien zu einer Zeit entstehen, da der Säugling noch nicht in Worten zu denken begonnen hat." – Jetzt brennen die Warnlampen rot und die Spannung steigt: *Wie mag sie das alles herausbekommen haben?* Was wissen die Kleinianer alles vom vorsprachlichen Säugling? Haben sie geheime Transponder, und die übrigen Schulen sind schlicht ahnungslos?? Haben sie besondere Patienten, die ihre ersten Tage und Wochen erinnern, in einer „spezifischen Analytiker-Patient-Beziehung", die andere Analytiker nicht herstellen können?? Was habe ich nur in meiner Lehranalyse verpaßt? – Im Ernst: Schon solche Einfälle demaskieren den Fragesteller ja sicher *sehr* vor den Eingeweihten. Dennoch müssen Fragen nach des Kaisers Kleidern erlaubt sein – gerade bei Experten, die als *Kindertherapeuten* angetreten sind ...

Nun also zu den „Säuglingsphantasien"! Zunächst wird von einem „angeborene[n] Wissen um Brustwarze und Mund" gesprochen (H-41) – was immer das bedeuten mag, vgl. dazu unten Punkt (2) und (5). Zum Saugverhalten des Neugeborenen wird konstatiert, daß es „auf den frühen neuronalen Verbindungen in seinem kleinen Nervensystem basiert" (H-42). Sodann wird gefragt, ob das Neugeborene dies in der Weise erlebt, daß „sich der biologische und psychologische Vorgang in einem einzigen Ereignis" vereinen (H-43); für Neurowissenschaftler eine zumindest wunderliche Diktion. Im nächsten Satz wird Susan Isaacs zitiert, die „während der intellektuellen Gefechte in den kontroversen Diskussionen" die Einsichten der kleinianischen Praktiker „mit wissenschaftlicher Klarheit" vertreten habe (H-462): Isaacs beschreibt demzufolge – und dies ist, wie an vielen anderen Stellen auch, der „Beweis"! – den Saugvorgang als „einheitliche, undifferenzierte Erfahrung des Saugens und Phantasierens".

Isaacs Beschreibung wird in Wahrheit von den Daten genauso wenig gestützt wie Sigmund Freuds „halluzinatorische Wunscherfüllung" beim Säugling. Saugerfahrungen und Phantasievorgänge betreffen eben *vollkommen* unterschiedliche neuronale Prozesse: das eine ist, neben den motorischen Steuerungsaufgaben, ein relativ einfacher Input mit sowohl sensorischen (Mundschleimhaut) wie propriozeptiven Anteilen (beteiligte Wangen-, Mundboden-, Zungen- und Schlundmuskulatur). Das Phantasieren hingegen ist eine hochkomplexe, aktive mentale Leistung unter Koordinierung mehrerer Bereiche der Assoziationscortices und eines ausreichend großen Arbeitsgedächtnisses. Im nächsten Absatz (H-43) mutiert Isaacs Beschreibung schon zur erwiesenen Tatsache; es *gibt* natürlich Säuglingsphantasien. Und dann ist kein Halten mehr, wenn ein vor Hunger schreiendes Baby in die Matrize der Theorie gerät: „(...) das Baby selbst aber erlebt es als wachsende Bedrohung durch einen immer feindlicher gesonnenen Verfolger, der seinen kleinen Bauch erfolgreich attackiert und den Schmerz immer größer werden läßt. (...) Inhalt der Wut ist die Überzeugung, daß sich etwas in seinem Bauch befindet, das ihm übel will und es zu beschädigen und zu vernichten sucht. Diese angsterfüllten Phantasien kommen der direkten Manifestation des Todestriebs, der als auf ein Objekt abgelenkt erlebt wird, am nächsten."

Hier wird also behauptet – präziser: es wird als basaler Theoriebestandteil deklariert – daß ein Neugeborenes interne Körpersignale nicht einfach als solche, sondern als etwas Fremdes, als Verfolger erlebt (im nächsten Schritt fordern die Theoretiker selbstverständlich – im Umstülpen von innen nach außen und zurück sind sie sagenhaft kunstfertig –, daß es ihn nach außen projizieren und als externen Verfolger erleben wird). Dies ist wieder ein Resultat der nach wie vor unbelehrbar und fälschlich behaupteten Unfähigkeit des Säuglings, zwischen Subjekt und Objekt differenzieren zu können. Natürlich gibt es aber bereits beim Neugeborenen sensorische Cortexareale, die z.B. Schmerzeingänge aus den inneren Organen bearbeiten, und deren Netzwerke ebenfalls seit Monaten Zeit hatten, sich auf Eingänge dieser Art einzustellen (der Fetus trinkt und verarbeitet bereits das Fruchtwasser, siehe die Mekoniumbildung). Interne Reize sind also weder völlig ungewöhnlich noch neu, noch benötigt der Säugling hierzu Konstrukte wie „feindlich gesonnene Verfolger" oder gar den „Todestrieb". (Dessen Konzeptualisierung in Freuds Metapsychologie war meiner Überzeugung nach ebenso überflüssig wie irreführend und kann höchstens noch als Metapher Bestand haben). Einem wenige Tage bis Wochen alten Säugling gestehen die kleinianischen Theoretiker bis hin zu Kernberg durchweg nur „primitive" (= kleinianische Lieblingsvokabel) Mechanismen aller Art zu. Zur Erinnerung: Kernberg attestierte ihm peinlicherweise ein *Wiedererkennen* der Mutter nach *acht* Monaten! *Phantasieren* konnte *sein* Säugling aber fraglos schon in der Erstlingswindel! Da ist es im übrigen schon ein *immanenter* Widerspruch, von einer „Überzeugung" des Babys zu reden: dies könnte nur funktionieren im Sinne einer *Überlegung*, die es anstellen können müßte, und zwar über ein inneres verfolgendes Objekt, dem dann auch noch eine bestimmte Intention anhaftet, nämlich das Baby vernichten zu wollen. Daß dies in Wirklichkeit nicht so funktioniert, ficht die Theoretiker aber wenig an. – Mit einem Wort: Ein Säugling ist zu mentalen Operationen dieser Art überhaupt nicht in der Lage, wie im Artikel und den dort genannten Referenzwerken ausgeführt. Es handelt sich um pure Zuschreibungen der Kleinianer an den Säugling. Diese sind in ihrer Ignoranz und manipulativen Willkür angesichts der Fülle anderslautender Daten für kritische Beobachter nicht mehr nachvollziehbar.

2 Unbewußte Phantasien, „inhärentes Wissen" und Symbolisierungsfähigkeit

H-41: Es wird behauptet, Babies entwickelten – offenbar regelmäßig während der Stillphase – unbewußte Phantasien wie das „In-Stücke-Reißen" der mütterlichen Brust (vgl. hierzu noch Punkt (3)). Kritikern, die argumentierten, solche Phantasien könnten sich nicht vor der Erlangung bewußten Wissens entwickeln, daß ein Zerreißen eines Menschen seine Tötung bedeuten, begegnen die Kleinianer wie folgt. Ein solches „Wissen [sei] den körperlichen Impulsen als Trägern des Triebs, dem Triebziel, also der Erregung des Organs, d.h. in diesem Fall des Mundes, *inhärent.*" Und H-486 wiederholt nochmals: „Da Symbole dem Erleben der Körperteile inhärent sind, stellen Symbolbildungen eine angeborene Fähigkeit des menschlichen Säuglings dar, über die er von Geburt an verfügt."

Damit wird allen Ernstes folgendes behauptet: Das Vorhandensein eines Triebimpulses, wie er nach gesichertem Wissen im Bereich der hypothalamischen und limbischen Strukturen zu verorten ist, trage *per se* eine kognitive Bedeutung in sich. Das Beharren auf dem Begriff „inhärent" ist aber nichts weiter als ein klug und wissend klingender verbaler Trick. In Wahrheit entbehrt die Behauptung jeder wissenschaftlichen Basis. „Wissen" kann *per definitionem* – sofern nicht schon wieder eine Bedeutungsverschiebung unternommen wird – nur cortical lokalisiert werden, und dies entweder als implizite oder explizite Gedächtnisstruktur i.S. einer „neuronalen Karte". Dies müßte dann bedeuten, daß jedem Triebimpuls eine corticale Bedeutungsstruktur zugeordnet ist, und zwar zumindest weitgehend per genetischer Codierung, also angeboren. Diese Annahme ergibt nebenbei – der Ordnung halber! – auch einen erneuten *immanenten Widerspruch*. Denn *wenn* es ein *„inhärentes"* Wissen tatsächlich gäbe, so könnte das hungrige Baby auch seinen Hunger als letztlich harmlos einordnen und müßte nicht zu den o.g. abstrusen Konstruktionen Zuflucht nehmen! Eine angeborene Bedeutungsfunktion für Triebimpulse zu postulieren, ist zwar berechtigt; sie existiert aber nicht. Wissen über Triebimpulse und die Fähigkeit zur Symbolbildung werden erst viel später im Entwicklungsverlauf ausgebildet.

H-42: Hunger werde vom Säugling somit als ein ihm übelwollendes Objekt im Bauch gedeutet. Das Gefühl des Gestilltwerdens durch die Mutter erlebe er jedoch nicht als Objekt Mutter, sondern identifiziere die Mutter bzw. die Milch ebenfalls als Objekt in seinem Bauch, wobei dieses Objekt nun gute Absichten habe und ihm angenehme Empfindungen vermitteln wolle. Das Sättigungsgefühl nach dem Stillen trage zu „seiner wonnevollen Phantasie bei, ein wunderbares, gütiges Objekt in seinem Bauch zu beherbergen."

Kommentar: Solche theoretischen Basteleien und Konstruktionen bereiten in der Tat nur noch Bauchschmerzen, wenn nicht übles Aufstoßen. Zum einen wird wieder – man erkennt das Prinzip – aus dem Erlebnis des Gestilltwerdens etwas *gemacht,* ohne auf die viel näherliegenden Vorgänge zu kommen, etwa neben der Nahrungsaufnahme eine – in Tat und Wahrheit vorhandene – *Beziehungsaufnahme* zwischen Säugling und stillender Mutter. Die Mutter nicht als solche wahrzunehmen, sondern als Objekt im Bauch, ist eine Leistung, auf die das Gehirn von Säugetieren niemals käme: Denn wäre es wirklich so, müßte die Mutter – nehmen wir die Kleinianer wörtlich! – beim nächsten Hungeranfall im eigenen Bauch gesucht werden. Dies ist nicht nur evolutionsbiologisch unsinnig, sondern auch die Abbildungsgüte des neugeborenen Gehirns ist weit höher, als die Theoretiker ihm zugestehen wollen. Im Säuglingshirn muß es zuerst – im Sinne der Arterhaltung – um den Aufbau von zuverlässiger Bindung zwischen Mutter und Kind gehen. Hierfür ist es unbedingt nötig und tatsächlich der Fall, wie gleichfalls belegt an zahlreichen Wirbeltierarten, daß so rasch wie möglich eine erstklassige Wiedererkennensleistung der Mutter erzielt werden muß. Bekanntlich schaffen das Säuglinge.

Hiermit sei es nochmals ins Ohr trompetet: Säuglinge können mitnichten „angeboren" Symbole bilden. Sie haben also nach dem Stillen auch *keinesfalls* die *Phantasie* eines „wunderbaren, gütigen Objekts" im Bauch – eben weil sie aufgrund ihrer neuronalen Ausstattung noch nicht fähig sind zur Symbolbildung. Schon gar nicht können sie die ihnen unbeirrbar unterstellten komplexen Phantasien ausbilden. Stattdessen werden sie nach unserem heutigen Wissen tatsächlich ein Sättigungsgefühl mit nachlassender Spannung und abnehmendem Stress erleben, zudem – vor allem wenn ihre Mutter keinen Theoretikern folgt! – ein Gefühl des Gehaltenseins. Außerdem erforschen Säuglinge in der Phase der Ruhe intensiv mit den Augen das Gesicht der Mutter und bilden darüber, über *implizite* Gedächtnisprozesse, allmählich eine klare corticale Repräsentation dieses Gesichts. Diese dient der Wiedererkennung, aber *noch nicht der Imagination.* Kurz: Gestillte Säuglinge bilden keine Vorstellung über ein wie auch immer geartetes inneres Objekt im Bauch, die Abbildung der Mutter als bloßes internes Objekt ist in dieser Form falsch und irreführend. *Säuglinge haben keine Phantasien.*

Resümee: Die willkürliche Manipulation der Interaktionsprozesse von Säuglingen in der kleinianischen Theorie, also die Bildung falscher Prämissen mittels Reduktion des Geschehens auf den Aufbau interner Objekte, dient vor allem dem Aufbau der Objekttheorie. Der logische Trick besteht dann darin, daß etwas später diese willkürlich erschaffenen Prämissen permanent als Tatsachen hingestellt werden. Kostprobe zu weiteren logischen Kapriolen, die ich unkommentiert lasse (H-487): „Auf der infantilen Ebene ist das Objekt körperlich nicht präsent;

der Säugling und seine Welt sind emotionale Objekte – d.h. Loci, denen eine primitive emotionale Bedeutung verliehen wird".

3 Zur Aggression

Bei diesem düster-drögen Kernbereich handelt es sich um das kleinianische *homeland*, aus dem heraus sogar der Erfinder des Todestriebs als inkonsequent bezichtigt werden kann. Melanie Klein sieht demnach (H-320) nicht nur Aggression als Trieb und somit unvermeidbar an, sondern geht noch darüber hinaus und schreibt der *Destruktivität* sogar eine konstituierende Rolle für die Entwicklung der Libido zu. Letztlich übersetzt also: Die Entwicklung des menschlichen Bedürfnisses nach Bindung, Zuwendung, Sexualität bis hin zur Liebe sei angewiesen auf die zuvor – in intensiven Phantasien bereits im Säuglingsalter – stattgefundene Zerstückelung des mütterlichen Körpers. Der Säugling hat den Kleinianern zufolge demnach den Wunsch (H-691), „(...) in den Körper der Mutter einzudringen und den Organen und Objekten, die er dort findet, schreckliche Dinge anzutun (...)", z.T. weil er manches aus dem Körper der Mutter selbst rauben wolle.

Bei aller Abstrusität sind die kleinianischen Denkmodelle nun eigentlich so einfach strukturiert wie die Lego-Welt, analog zu paranoiden Systemen von Psychotikern, die immer „aufgehen". So wird selbstredend (H-717) das Zahnwachstum für den ohnehin geplagten Säugling ein „Werkzeug des oralen Sadismus", und in passiver Form phantasiert er die eigenen Zähne als Verfolger im eigenen Mund, die nun wieder ihn beißen. In diesem paranoiden Universum werden dann auch die Eltern extrem zu fürchten sein (H-691, auch im folgenden), da sie den Säugling – seiner Befürchtung nach (!) wegen seiner kannibalistischen Phantasien und Zerstückelungsversuche – zur *Vergeltung* für *seine* Aggression bestrafen wollen. Absurder Höhepunkt und kennzeichnend für die (soll man sie wirklich noch so nennen?!?) Theorie ist schließlich die schreckerregende „Vereinigte-Eltern-Figur", von deren in der Phantasie aneinander gefesselten Genitalien schon Säuglinge einen „ewigen Koitus" annehmen sollen, bis hin zur Phantasie, der väterliche Penis finde sich – quasi als Dauerparker? – nicht nur ständig in der mütterlichen Scheide, sondern, noch schlimmer, auch tief versteckt in Mutters Körper, aus dem es ihn auch zu rauben gilt. Daß diese „vereinigten Eltern überaus grausame und gefürchtete und auch verinnerlichte Angreifer sind" (Klein [1929] 1985, S. 45, nach H-692) bzw. daß ihre „Zähne, Nägel, Genitalien, Exkremente usw. [...] in der Phantasie zu gefährlichen Waffen [werden], mit denen sie sich im Sexualakt – dem Wunsche des Kindes entsprechend – gegenseitig quälen und zerstören" (Klein [1932] 1987, S. 245f., nach H-692), glaubt man nach solcher Gehirnwäsche allmählich aufs Wort.

Nach dieser mythischen Zuschreibung wäre der Säugling einerseits extrem phantasiebegabt und in der Lage, aggressiv-zerstörerische bis sadistische Phantasiesequenzen höchst komplexer Art zu entwickeln. Im Bereich der Aggression schreiben ihm die Theoretiker somit enorme Kompetenz zu. Andererseits soll er aber nicht fähig sein, affektive Signale anderer Art einigermaßen zutreffend zu verarbeiten, d.h. er verhielte sich bei zärtlichen und erotisch-sexuellen Anteilen im Vergleich zu aggressiven geradezu tölpelhaft. Auf dem Auge für liebevolle Sexualität ist der kleinianische Säugling fast blind, für Aggressionen hingegen ein ausgemachter Experte; nebenher ein weiterer nicht begründeter immanenter Widerspruch. Es geht in diesem Universum also ständig um innere und äußere Verfolger, und glaubt man der Theorie, so müßte jedes Kleinkind weltweit in kontinuierlicher Angst vor Mord und Totschlag, vor zerstörenden Genitalien etc. aufwachsen, wobei die zerstörerische Aggression in diesen Phantasien jeweils aktiv und passiv erlebt wird. Nach den Kleinianern würde ein wenige Tage bis Monate altes Baby somit destruktive und sadistische Impulse und Phantasien enthalten, wie sie nur einem Groß-KZ im Sinne Dantes, Hieronymus Boschs und realen Qälern von den Nationalsozialisten und Stalinisten bis hin zu Pol Pot und Milosević entnommen sein könnten. Es steht zu befürchten (und ich vermute es sehr), daß von derartigen Theoremen natürlich auch die Existenz solcher Taten mit ebendiesen (Säuglings)phantasien begründet wird.

Der Verhaltensforscher Irenäus Eibl-Eibesfeldt, dem man eine Unterschätzung oder gar Vernachlässigung der Aggression sicher nicht nachsagen wird, hat in zahlreichen Kulturen aggressives Verhalten von kleinen Kindern dokumentiert, daneben aber auch sehr viel bindungsförderndes und ausgeprägtes soziales Verhalten. Unschätzbar wertvoll dürfte sein umfangreiches Filmmaterial aus mittlerweile bedrohten oder untergehenden steinzeitlich lebenden Gruppen sein, nicht zuletzt weil es aus späterer Sicht vielleicht sogar neue Interpretationen erlauben kann (Eibl-Eibesfeldt 1995, insbesondere Kap. 5). Er hält (a.a.O., S. 776) die Zuschreibung von Impulsen wie „anal-sadistisch“ an kleine Kinder für „eine fürwahr groteske Nomenklatur“ und faßt kritisch zusammen (S. 775): „Auch Vorstellungen wie jene, daß das Kind zunächst seiner Mutter gegenüber kannibalistische Impulse empfinde, daß es ferner die Mutter erst als Nahrungsquelle lieben lerne und erst über diese Futterdressur eine Bindung herstelle, gehören ins Reich der Phantasie.“ Zwar ist es richtig, daß die Kleinianer die Bedeutung der menschlichen Aggression besonders untersucht und betont haben. Dies geschieht aber in einem Ausmaß – und unter permanenter Anwendung ihrer falschen Prämisse von Säuglingsphantasien – das nur noch als abwegig, bizarr, grotesk zu bezeichnen ist und in seinen rückbezüglichen Schleifen an jene psychotischen Welten erinnert, die sie meinen, besonders gut erklären zu können.

4 Leib-Seele-Problematik

(H-486/487): „Die Entwicklung des menschlichen Säuglings führt ihn allmählich aus einer Welt der körperlichen Befriedigung in eine Welt der Symbole und der symbolischen Befriedigung." – (H-47): „Das philosophische Problem, wie eine biologische Entität sich von einer Welt körperlicher Gratifikationen und Bedürfnisse in eine Welt symbolischer Gratifikationen und Bedeutungen verwandelt, bleibt ungelöst."

So ungelöst ist es mitnichten. Hätten die Kleinianer Ergebnisse der Neurowissenschaften in den letzten zwei Jahrzehnten auch nur ansatzweise zur Kenntnis genommen, würden sie verstehen, warum der Neurobiologe Eric Kandel den Medizin-Nobelpreis erhielt. Dessen Lebenswerk hat wichtige Elemente davon aufgeklärt, z.B. die Veränderungen neuronaler Verbindungen während des Lernens, etwa an Synapsen und Dendriten. Auch die Ergebnisse der Psychoneuroimmunologie, die die Immunologen zwang, aus der geschlossenen Welt ihrer Antikörpermoleküle herauszuschauen, haben in den letzten Jahren langgehegte Träume der Psychosomatik erfüllt. Allerdings war dies mühsamer und bescheidener als eine Welterklärung, in der alles schon gewußt wird. Die Ignorierung der Säuglingsforschung wie offensichtlich weiter Bereiche der Neurobiologie erinnert mich jedenfalls ungut: Auch in anderen geschlossenen Denksystemen, z.B. dem dialektischen Materialismus, hielt man es ja lange nicht für nötig, sich mit moderner Biologie und Genetik zu befassen – da man genau *wußte*, daß sich erworbene Eigenschaften vererben ...

5 Annahmen Bions zur Psychose und zum Denken

Wilfred Bion (1897–1979) gilt als kognitiver Überflieger der Post- bzw. „kontemporären" Kleinianer, dessen bloße Erwähnung bedeutungsvolles Kopfwiegen auslöst. Da er als Mediziner Gelegenheit hatte, sich über das zu seinen Lebzeiten rapide gewachsene Wissen zu unterrichten, kann er – im Gegensatz zur neurobiologisch völlig ahnungslosen, akademisch unausgebildeten Melanie Klein – nicht mit Unkenntnis entschuldigt werden. Ein neurophysiologisch geschulter Psychiater wird sich von Bions „Entdeckungen" zur Schizophrenie allerdings überhaupt nicht beeindrucken lassen. Dennoch ließen sich ja seine Beschreibungen als Phänomenologie nutzen, und Bions Ideen wie „Containing" oder „missing links" empfinde ich – *als eigene Heuristik anregenden metaphorischen Denksport* – durchaus nützlich beim klinischen Denken. Gänzlich unbefriedigend aber sind die von ihm gegebenen „Erklärungen". Ungeniert gebe ich zwei Zitate und versuche sie ernst zu nehmen. Sehr wohl: sie *sind* aus dem Zusammenhang gerissen! Aber wären sie im erkenntniskritischen Sinn überprüf-, d.h. falsifizierbar, bestünden sie solche Tests!

5.1 Thesen Bions zur Schizophrenie und Psychose

H-340: Hinshelwood referiert Bions These, daß „der Schizophrene" „seine Objekte entweder spaltet oder in sie hinein- und wieder aus ihnen herausgeht" (Bion 1954, S. 24). Zum gestörten Denken faßt er Bion wie folgt zusammen (H-340): „Die Gewaltsamkeit und Omnipotenz, mit der der Schizophrene in ein äußeres Objekt einzudringen versucht, ist die Ursache für seine Denkstörungen."

Ich bezweifle nebenbei, daß ein empathischer, begleitender Beobachter in der psychiatrischen Notaufnahme, der Angst und Leiden eines eben psychotisch gewordenen Menschen erfährt, die Stirn hätte zur kühlen Erbarmungslosigkeit des letzten Statements. Nun war Bion als gelernter Panzerfahrer des ersten Weltkriegs zwar stolz darauf, „unter Feuer denken" zu können, dennoch haben sich seine Beobachtungen als falsch erwiesen – übrigens ebenso wie eine große Zahl anderer Konzepte aus der Psychiatrie. Die Denkstörungen in der (akuten) Schizophrenie sind nach heute gut gesicherter neurobiologischer Erkenntnis erstens eng an die extrem beeinträchtige Fähigkeit gekoppelt, zwischen relevanten und irrelevanten Stimuli unterscheiden zu können, d.h. die selektive Aufmerksamkeit ist in schwerster Form gestört. Die Umwelt kann daher nur mit angstauslösender Unsicherheit im Gehirn repräsentiert werden, und es sind vor allem die darauf bezogenen Regulationsversuche, die sekundäre Symptome auslösen wie Halluzinationen. Zweitens wird nach dem recht plausiblen Drei-Komponenten-Modell (z.B. Emrich 1990) eine gesteigerte Konzeptualisierungsleistung angenommen, so daß zur Interpretation für einlaufende Sinnesdaten in vermehrtem Ausmaß interne Bedeutungskonzepte bereitgestellt werden. Es kommt in der Psychose also zu einer traumartigen Überflutung des Bewußtseins mit intern gebildeten Auswerteprogrammen. Hierzu wird u.a. eine Beeinträchtigung des Hippocampus im Zuge des extremen Streß diskutiert, der die vom ersten genannten Punkt ausgelöste Angst begleitet. Drittens ist eine „Zensorschwäche" im Sinne verminderter Ichfunktionen anzunehmen, die den Abgleich zwischen externen Stimuli und inneren Konzepten – im Sinne eines „Interpreters" – nicht mehr ausreichend stabil leisten können. Zum letzten Punkt gibt es überzeugende Hinweise, daß die Amygdala eine hierfür entscheidende Rolle spielt. Und schließlich – wollen wir fair sein – stimmt auch die *Phänomenologie* Bions in dieser Form nicht: Wenn es schon um Objekte und Eindringen gehen soll, dann erleben Psychotiker vorwiegend die *Umwelt* als bedrohlich – aber nicht etwa als Folge einer Projektion, sondern aufgrund ihrer gestörten Wahrnehmung ja völlig zu Recht! Die Interpretation, es sei der Schizophrene, der in nach außen projizierter Aggression die Umwelt zerstückelt oder in Objekte eindringt, geht also an der Wirklichkeit vorbei. *Hinweis:* Wenn *doch* Phänomene auftreten, in denen das – insbesondere in perversen Szenen – phantasierte „Hinein- und Herauskriechen" in und aus bedeutungsvollen Objekten erfolgt, zu denen oft eine omnipotente Haltung phantasiert werden muß, dann ist das nicht die Ursache, sondern die *Folge* der Störung.

Resümee: Die Wirklichkeit zerfällt für psychotische Menschen aufgrund ihrer Wahrnehmungsstörung, dies löst extreme Angst aus, und es sind die folgenden Regulationsversuche, die die sekundären psychotischen Symptome hervorrufen.

5.2 Thesen Bions zum Denken. Alpha-Funktion und Prä-Konzeptionen. Angeborenes Wissen (auch nach Melanie Klein).

Bion: „Es erscheint zweckmäßig, eine Alpha-Funktion anzunehmen, welche die Sinneseindrücke in Alpha-Elemente umwandelt und somit die Psyche mit Material für Traumgedanken versorgt und zugleich mit der Fähigkeit, aufzuwachen oder einzuschlafen, bewußt oder unbewußt zu sein." (Bion 1962/1990, S. 231, zit. nach H-321)

Hier wird von Bion also selbstbewußt der Versuch einer neuen Wahrnehmungs-, Kognitions- und Traumtheorie unternommen. Das sei jedem zugestanden; die Wissenschaft lebt von Ideen und Konkurrenz und es macht neugierig. Bereits in diesem, von Hinshelwood wie eine Reliquie präsentierten Kernsatz geht es aber zu wie mit Kraut und Rüben. Was denn nun? Betrifft die „Alpha-Funktion" die bekannte Encodierung der einfließenden Sinnesdaten in die diskontinuierlichen „digitalen" Nervensignale? Geht es um die vorübergehende Einspeicherung in das Arbeitsgedächtnis, aus dem heraus durch die gedächtnisüberarbeitende Funktion des Traums später das cortical lokalisierte Langzeitgedächtnis konsolidiert wird? Sind die aktivierenden Wachheitssysteme gemeint, wie sie offenbar in einem komplexen System des Stammhirns, im aufsteigenden retikulären System (formatio reticularis), realisiert sind? Oder geht es umgekehrt um einschlaffördernde Mechanismen? Umfaßt die Alpha-Funktion kognitive Prozesse, die bewußt ablaufen müssen vs. Prozesse, die unbewußt bleiben? Oder wird (nach H-660) einfach *alles* „mit Hilfe der Alpha-Funktion" aus den „rohen Sinnesdaten" Verarbeitete schließlich zu „Traumgedanken"?

All das sind neurobiologisch äußerst differente Prozeduren. Sie finden in unterschiedlichen Hirnbereichen statt, sie haben völlig verschiedene Aufgaben für den Organismus. All das in solche Begriffe wie Alpha- vs. Beta-Elemente hineinzuwerfen, ohne daß irgendein Bezug zu den dahinterstehenden Prozessen genommen wird, erklärt rein gar nichts, sondern zeigt die Haltlosigkeit des Ansatzes. Gänzlich unsinnig, ja schlicht dreist-ärgerlich, wird dann die schon in den „Inhärenzen" auftauchende Behauptung Bions im Kielwasser von Melanie Klein (H-363), es gebe „Prä-Konzeptionen" im Gehirn, und zwar im Sinne *angeborenen Wissens*, einer „angeborenen Erwartung der Beziehung zwischen Mund und Brustwarze sowie zwischen Penis und Vagina (...)"

Dies ist nun schlichter, purer Unsinn. Nehmen wir die These aber für einen Augenblick ernst (wir sind gründlich, und ich bitte, Stirnrunzeln und Gelächter zeitweilig einzustellen).

Erstens: Wäre Bions These wahr, dann müßte sie im folgenden Gedankenexperiment, mit modernen Mitteln der Neurowissenschaft, nachzuweisen sein – wobei die ethische Frage der experimentellen Belastung, die sich mir real zuerst stellen würde, im Gedankenexperiment nicht zu klären sein soll. Nehmen wir also einen in „nicht allzu ferner Zukunft" vielleicht realisierbaren, idealen Neuroscanner an, wie ihn der Neurologe und Neuropsychologe Antonio Damasio in seinem Buch „Ich fühle, also bin ich" (Damasio 1999, S. 365ff.) beschreibt (nebenbei: Leute wie er *halten* sich an wissenschaftliche Methoden und bieten jedem die Gelegenheit, seine Ergebnisse zu testen). Dieser Scanner böte ohne Beeinträchtigung oder irgendeinen Schmerz für den Probanden die Möglichkeit, in „nie dagewesener Tiefenschärfe" alle neuronalen Funktionen im Submillimeterbereich zu erfassen. D.h. der Neuroscanner könnte in dreidimensionalem Gehirnmapping z.B. alle oberhalb eines wählbaren Mittelwertes beobachtbaren neuronalen Aktivitäten erfassen und somit all jene Bereiche kartieren, die einen spezifischen Wahrnehmungsvorgang begleiten – er wäre der erfüllte Traum der Kognitionspsychologen. Recht teuer, aufwendig und weniger auflösend und komfortabel funktioniert das Verfahren im Prinzip bereits heute mit Hilfe der funktionellen Magnetresonanztomographie (fMRT). Es wäre dann nicht mehr sonderlich schwer, Bions Thesen *eindeutig und endgültig* zu klären: nämlich ob sich, anhand einer mit bekannten experimentalpsychologischen Methoden ausgefeilten Präsentation visueller Stimuli, *tatsächlich* ein „Wissen" über eine angeborene Beziehung nachweisen läßt. Z.B. müßte sich für eine Bestätigung von Bions These in entsprechenden Cortexarealen stets dann eine gegenüber neutralen oder unbekannten Stimuluspaaren veränderte Aktivität nachweisen lassen, wenn es sich um Stimuluspaare handelt, zwischen deren Elementen eine von Bion postulierte Beziehung bestünde. Dieses Paradigma wäre übrigens ein sehr milder Test für die These vom *Wissen*, da es dabei anteilig nur um Wiedererkennen geht. Wohlgemerkt geht es bei solchen Experimenten aber *nicht* um die Erfassung des *Erlebens* im Sinne der *Erfahrung eines anderen*, ein Vorgang, der sich, wie Damasio betont, wahrscheinlich niemals mit wissenschaftlichen Methoden erfassen lassen wird. – Ein ernstgemeinter und kostenloser Vorschlag an kleinianische Theoretiker (solle mir doch keiner sagen, ich nehme sie nicht beim Wort!): Bereits mit den jetzt, *heute* vorhandenen Mitteln der experimentellen Kognitionsforschung ließe sich anhand von etablierten Verhaltensparametern bei Säuglingen (wie Dauer des Hinschauens auf Stimuli, die davon begleitete Saugfrequenz und -intensität u.a.) für einige Punkte relativ sicher klären, ob solche Zusammenhänge bestehen oder nicht. Dazu müßte man sich allerdings in den Begriffen festlegen und sich in die Niederungen von viel experimenteller

Arbeit begeben, deren Ergebnis auch kritischen Replikationen geöffnet werden muß.

Zweitens: Ich wette den Preis von zwanzig Supervisionen bei John Steiner incl. persönlicher Wallfahrt mit Kranzniederlegung an Kleins und Bions Grab, daß sich solche Zusammenhänge – wie angeborenes *Wissen* zu Mund-Brustwarze- oder Penis-Vagina-Beziehung – bei Neugeborenen und kleinen Säuglingen *nicht finden werden.* Und zwar, weil es sie in dieser behaupteten Form nicht gibt. Zwar gibt es bei allen Säugetieren, natürlich auch bei uns Primaten, bestimmte neuronale Strukturen, die eine Suchbewegung nach Nahrung sowie Saugverhalten bei entsprechendem Kontakt auslösen, bzw. auch „Leer"-Saugen bei fehlendem. Das ist aber etwas gänzlich anderes als die von Bion und Klein behaupteten unbewußten „Wissenszustände", die ja in irgendeiner Weise genetisch codiert sein müßten. Es kann heute ausgeschlossen werden, daß es eine genetisch codierte „linguistische Bibliothek" gibt, in der die Grundregeln der Sprache nach Chomsky vererbt werden (vgl. hierzu Paul Churchland 1995, S. 158ff., dessen Darstellung der Möglichkeiten für neurowissenschaftliche Forschung allerdings nach Meinung von Experten wie Gerhard Roth gelegentlich zu optimistisch ausfällt; dem ist zuzustimmen). Ebensowenig gibt es vererbtes „Körperwissen". Und zwar zum einen, weil die genetische Festlegung von Wissen die Codierung einer derart enormen Zahl von neuronalen Parametern wie dendritischen und axonalen Verknüpfungen sowie deren Synapsenstärken bedeuten würde, daß es die Möglichkeiten der DNA weit überschreitet (Spitzer 1996, S. 38). Zum anderen wäre es auch ein äußerst unökonomisches Prinzip, weil derartiges Wissen – über den Körper ebenso wie die Herausbildung scheinbarer sprachlicher Regelwerke – von den neuronalen Netzwerken viel leichter, präziser und an die spezifischen Bedingungen angepaßt in Interaktion mit Körper und Umwelt erworben werden kann. Drittens ist es für ein wenige Tage altes Baby überhaupt nicht notwendig, *Wissen* über Brustwarze und Mund zu haben (das kann allmählich interaktiv erworben werden), völlig irrelevant wäre zu diesem Zeitpunkt ein *Wissen* über Penis und Vagina. Angeborenes Wissen, auch im Sinne von Präkonzeptionen, wäre evolutionsbiologisch und neurobiologisch weder notwendig noch von arterhaltendem Vorteil. Eine solche Annahme ist schon von daher Murks.

„Wissen" bedeutet nach Melanie Klein selbstverständlich auch die Fähigkeit zur *Phantasie*, und sie läßt sich da auch überhaupt nicht lumpen, sondern legt sogar nach: (H-324) „Sogar ganz kleine Kinder, die anscheinend nichts über die Geburt wissen, haben ein sehr ausgeprägtes *unbewußtes* Wissen über das Heranwachsen der Kinder im Mutterleib" (M. Klein 1927/1985, S. 25–26). Fast scholastisch geschickt bauen die kleinianischen Theoretiker übrigens profanen Prüfungen der soeben vorgeschlagenen Art schon vor, nebenbei unter verschwommenem Beharren auf den angeblich so eingeschränkten Wahrnehmungsleistungen des Säuglings: (H-325) „Kleinianer haben dieses angeborene Wissen über Objekte (...) als eine Art des Wissens beschrieben, das sich grundlegend von dem des Erwachsenen unterscheidet. Der Säugling kann sich die Entfernungssinne, Hör- und Gesichtssinn, noch nicht in vollem Umfang zunutze machen [falsch: beide evolvieren rasch und sind nach spätestens vier Wochen nahezu vollständig, vgl. Posner u. Raichle 1996, EG], und folglich ist sein Wissen auf sein durch die Haut umgrenztes Inneres beschränkt [sic!], auf das Gefühl einer von einem Objekt getrennten Identität."

Wir finden im letzten Zitat erneut *immanente Widersprüche:* Wie kann der Säugling dann Wissen, das doch auf sein „Inneres beschränkt" sein soll, vom anderen Geschlecht haben? Der kleinianische Säugling soll ja Penis und Vagina „kennen". Er müßte also mit jener oben diskutierten hypothetischen, zumindest impliziten, recht umfänglichen Bibliothek in seinen neuronalen Karten geboren werden. Nehmen wir also fälschlich an, es gäbe das. Wie steht dieses Wissen z.B. über die Geburt, das doch bei Kleinkindern so präzise sein soll, dann aber in Verbindung zu der Behauptung Kleins über typische Mädchenphantasien, die dauernd einen Penis im Bauch der Mutter vermuten sollen – zwecks „ununterbrochenem, ewigem Koitus" im Sinne der „Vereinigte-Eltern-Figur"? Es tauchen also zahlreiche Widersprüche auf. Im übrigen erscheinen Penissuche und „Vereinigte-Eltern-Figur" bei klarem Denken nur noch als törichte Lachnummer: So erschreckt zumindest in anderen Kulturen der elterliche Koitus die Kinder keineswegs, und auch in unserer Kultur ist der davon evtl. ausgehende Schrecken doch eindeutig abhängig vom Kontext des Wissens und der familiären Beziehung. Die Auffassung des bedeutenden Kleinianers Donald Meltzer erscheint dann nur noch skurril (1973, referiert von Hinshelwood-481): „[...] der entscheidende Aspekt der Persönlichkeit ist die Beziehung des Individuums zu dem in seinem Innern kopulierenden Elternpaar."

Die haltlose Annahme von „Prä-Konzeptionen" ist auch nicht dadurch zu retten, daß dieser Begriff einer „Variablen in der mathematischen Logik oder einer Unbekannten in der Mathematik" (H-363) entsprechen soll. Auch hier erscheinen wieder pseudowissenschaftliche Metaphern. Weder werden – soweit meine Suche bei Hinshelwood reicht – solche Behauptungen jemals kritisch geprüft, noch wird auch nur annähernd diskutiert, in welcher Form dies plausibel und in Abstimmung zu wissenschaftlichen Nachbardisziplinen realisiert sein soll. Dieser Ansatz muß also selbst gutwilligste Prüfer auf der ganzen Linie enttäuschen.

Mit einem Wort: Bions Ideen zum Denken haben für einen seriösen Beitrag zur modernen Kognitionswissenschaft keine Basis. Es ist ein esoterisches Spiel mit Metaphern, insgesamt ein konfuses Denken, eine Ansammlung von Verbaltricks zu hurtig durcheinandergerührten Hirnfunktionen. Vor dem Hintergrund des empirischen Wissens über das Gehirn ist dieser Ansatz ohne Erkenntniswert. Er befindet sich als raunendes, die Gemeinschaft der Eingeweihten stützendes Wortgeklingel auf dem Denkniveau der hippokratischen Viersäftelehre oder des Paracelsus.

6 Zur therapeutischen Technik

Zum Streit zwischen Anna Freud und Melanie Klein, in dem damals ja tüchtig geholzt wurde, kommentiert Hinshelwood: (H-29) „Unbarmherzig zeigt sie Anna Freuds inkonsequenten Umgang mit der negativen Übertragung auf" und zitiert die Meisterin herself (Klein [1927] 1981, S. 206): „Soweit ich aus ihrem [Anna Freuds, EG] Buch ersehen kann, (...) versucht sie mit allen Mitteln eine positive Übertragung herzustellen, um die für ihre Arbeit als notwendig erachtete Bedingung zu erfüllen, das Kind an ihre Person zu binden. (...) Wir verfügen [aber] noch über eine weitere ausgezeichnete und wohlerprobte Waffe, die wir in analoger Form auch bei Erwachsenenanalysen verwenden (...). Ich meine damit, diese positive Übertragung zu *deuten.*" Klein warf Anna Freud dann schließlich vor, keinen Ödipuskomplex jemals therapeutisch bearbeitet zu haben und daher keine Psychoanalyse zu betreiben – was einer Exkommunikation gleichkam. Man sieht, im Austeilen verhält sich die vorliegende Polemik durchaus standesgemäß ...

Zur Einleitungsphase einer Therapie behauptete Klein (H-29f., auch im folgenden), es sei nicht nötig, „den Kindern zu schmeicheln oder sie zu überreden, da sie den Nutzen der Analyse mit der ersten Deutung (unbewußt) verstehen". Das unbewußte Gefühl des Patienten, verstanden zu werden, werde ihn motivieren. Die Deutung feindseliger Gefühle (d.h. auch die Deutung der negativen Übertragung), jeweils sofort in der Phase der Entstehung, „führte zu ganz erstaunlichen Ergebnissen, die das Kind befähigten, sich dem Analytiker unmittelbar zuzuwenden." Offenbar gänzlich verpönt waren für Klein nicht konsequent deutend vorgehende Versuche, mit dem Ziel, zunächst eine vertrauensvolle Beziehung zum Kind herzustellen. Dies sei nicht notwendig und wurde bezeichnet als „pädagogische Maßnahme" oder als Versuch, „dem Patienten eine positive Haltung abzuschmeicheln". Auch den von Anna Freud vermuteten „Konflikt zwischen Analyse und Elternhaus" gibt es Klein zufolge nicht. Theoretisch begründete Klein dies damit, soweit ich es verstehe und nach meiner abstrahierenden Formulierung, daß im Prinzip sämtliche Außenkonflikte des Kindes, auch solche mit den Eltern, als unaufhörliche Externalisierung seiner – konflikthaften – inneren Objekte zu verstehen seien. Wenn diese inneren Objekte vom Analytiker gedeutet und vom Kind verstanden würden, so reduzierten sich die Konflikte auch in anderen Bereichen.

Kommentar. Letzteres klingt recht plausibel – aber entscheidend sind wieder jene „Objekte", mit denen sich dann aufgrund der Vorannahmen der ganze Wust der Theorie verkoppelt. Zunächst fällt eine verräterische Metaphorik bei Klein auf: Deutungen, zumal noch solche, die eine gerade entstehende *positive* Übertragung, somit eine sich ausbildende Bindung des Kindes an den Analytiker betreffen, werden als *„wohlerprobte Waffe"* bezeichnet. Implizit scheint darin bereits Kleins pathologische Überzeugung aus ihren Grundannahmen enthalten, bei einer positiven Übertragung könne es nicht mit richtiger Analyse zugehen, da die Aggression als *Voraussetzung* zur Libido – i.e.S. also zur Aufnahme einer Bindung – nicht gedeutet wurde.

Was aber sollen Kinder – bzw. erwachsene Patienten – eigentlich davon halten, wenn *sofort im Entstehen* erste positive Gefühle und Assoziationen zum Analytiker gedeutet werden, und dann womöglich noch als Abwehr von verborgenen destruktiven Impulsen? Hätten sie bei solchem Vorgehen wirklich das „unbewußte Gefühl", verstanden zu werden? Hier ist anzunehmen, daß die Patienten stattdessen massiv verunsichert werden. Nach den Ergebnissen der Affekt- und Emotionsforschung (vgl. die Übersicht bei Krause 1998, Band 2, Kap. 1; Lichtenberg et al. 1992) ist die Motivation nach Bindung unabhängig zu sehen vom Bedürfnis, aversiv zu reagieren. Selbst *wenn* aggressive Inhalte sogar sehr bedeutsam für die Problematik des Patienten wären, gäbe es dennoch parallel dazu bei ihm bindungs-, d.h. vertrauensaufbauende Strebungen. Eine ist bereits, daß er überhaupt kommt und sich Hilfe sucht. Diesen Vorgang nun sofort zu deuten und dadurch auf die vorhandene aggressive Problematik zu fokussieren – um dem Patienten keine „positive Haltung abzuschmeicheln"? –, führt in der Tat „zu ganz erstaunlichen Ergebnissen": es erzeugt erheblichen Streß. Die frühe Deutung aggressiver Anteile in *statu nascendi* mag solange gutgehen, wie der Patient sich tatsächlich verstanden erlebt. Umgekehrt kann aber eine als Konfrontation erlebte Situation für den Patienten extrem belastend sein – etwa nachdem man mit der „Waffe der Deutung durch die Abwehr hindurchstach" und ihn durch Beschämung verletzt: man sieht, die aggressive Konnotation drängt sich rasch und vorbewußt auf. Es gibt aber viele therapeutische Situationen, in denen es zunächst darauf ankommt, einem Kind oder Erwachsenen wieder das Gefühl von Sicherheit und Verläßlichkeit zu geben. Dies bedeutet meiner Überzeugung nach auch, sich eindeutig an die Seite des hilfesuchenden Patienten zu stellen und ihn in seiner Suche nach Verstehen klar zu unterstützen. Die analytische Neutralität sollte gegenüber den konflikthaften Instanzen innerhalb des Patienten gelten, ebenso gegenüber weiten Anteilen seiner Auseinandersetzung mit Forderungen der Realität, sie bezieht sich aber nicht auf die Person des Patienten im Sinne einer Neutralität oder gar einer Gleichgültigkeit gegenüber seinem persönlichen Ergehen (diesen Hinweis verdanke ich Léon Wurmser, persönliche Mitteilung 2002).

Worauf ich hinauswill und im letzten Abschnitt C dieser Arbeit noch ausführe, ist folgende Idee: Gleichgültig, welcher Theorie ein Analytiker auch anhängen mag – *er wird darauf achten müssen, daß die Streßaktivierung, das arousal des Patienten, auf einem für die Analyse förderlichen Niveau bleibt* (vgl. den Punkt 13 im zusammenfassenden Abschn. 6.1 des Artikels). Wenn das arousal ein oberes Maß überschreitet, wird auch ein Deuten von aggressiven Anteilen keinesfalls mehr weiterführen, wie man im Extremfall von psychiatrischen Notaufnahmen oder häufig im Umgang mit Borderlinepatienten feststellen kann. Den Gedanken, daß Deutungen, ob sie nun aggressive oder andere Anteile betreffen, als alleiniges Werkzeug und in jeder Situation ausreichen, halte ich daher für eine Illusion. Im Gegenteil, ein Festhalten an Deutungen kann in bestimmten hochaffektiven Situationen sogar kontraproduktiv sein, die Patienten erheblich belasten und zu allem anderen führen, keinesfalls automatisch zu mehr Verstehen, schon gar nicht zum Gefühl des Verstandenwerdens. Die Annahme lautet, daß überschwelliger Streß die analytische Arbeit nicht fördert, sondern Assoziieren unmöglich macht und jedes emotional besetzte Lernen verhindern kann. Und dazu kann es – in bestimmten Situationen – notwendig werden, zunächst wieder eine förderliche Arbeitssituation herzustellen. Dieser Vorgang kann später selbstverständlich wieder deutend gemeinsam untersucht werden.

Die Gegenthese zur angeblichen „Unnötigkeit" von vertrauensbildenden Maßnahmen – d.h. entgegen Kleins Behauptung *können sie* eine eher positive und weniger spannungsgeprägte Arbeitsstimmung aufbauen oder wiederherstellen, ohne dem Patienten zu schmeicheln – wird auch von anderen Analytikern vertreten. Nach meiner Überzeugung ist es keineswegs immer *unanalytisch*, in bestimmten Situationen zunächst eine Reduzierung der Angst vorzunehmen, etwa durch Wiederherstellung der Sicherheit für den Patienten oder – wenn man weiß, was man tut, und dabei nicht die Abstinenz verletzt – durch klare Zeichen der Fürsorge. So etwas hat früher wohl auch – vielleicht darin ihrem Vater folgend – Anna Freud zum Entsetzen Melanie Kleins vorgenommen. Es ist logisch, leicht und sicher konsequent, derartige Schritte als „pädagogisch" oder als „kapitulierendes Agieren unter Aufgeben der deutenden Haltung" zu diffamieren. Wenn jedoch z.B. – *als später zu deutende Ausnahme vom Setting* – als klar benannte Notfallmaßnahme einem höchst aufgeregten Kind oder auch Erwachsenen ein Saft oder Tee angeboten wird, so kann dies der weiteren Arbeit eine besondere Wendung geben und beim Patienten zu einer überdauernden emotionalen Erfahrung führen.

Als anderes Beispiel erlebte es eine Patientin mit einer Inzestproblematik als besonders hilfreich – was sie allerdings erst viel später mitteilte – und dann weiteres Erinnern fördernd, daß ich nach einem ausgesprochen traumatisch erlebten Einbruch in ihre Wohnung *nicht* „neutral" und unbewegt blieb, sondern mit ihr ohne weiteres Deuten klar und explizit besprach, ob und warum sie wirklich nicht die Kriminalpolizei zwecks Ermittlung einschalten wolle, z.B. gegen einen verdächtigen früheren Geliebten. Erst später wurde deutlich, daß die Patientin diese Situation im nachhinein als Test erlebt hatte: Ohne diesen Schritt hätte ich so gleichgültig gehandelt wie früher die Mutter gegenüber der Inzestsituation. Die Patientin hätte, nach ihren Worten, die analytische Situation und mich als letztlich wenig hilfreich und gleichgültig gegen sich erlebt, dies aber genauso verstanden wie früher: Es sei eben so, mehr könne man nicht erwarten, sie sei doch allein, am besten rede man nicht drüber, und sie hätte es auch nicht von sich angesprochen. Dieser Prozeß mit weiterem Erinnerungsmaterial wurde aber erst möglich, nachdem ich *aktiv* eine klare, Unterstützung und Sicherheit gebende

Stellung bezogen hatte. Wohlgemerkt: Damit sei willkürlichen Regelabweichungen oder gar einem systematischen Agieren keineswegs das Wort geredet! Solche Fallbeispiele sind auch kein Beweis. Es besteht aber die Gefahr, daß ein Beharren auf der Deutung als wichtigstem, aber *ausschließlichem Werkzeug in jeder Situation* das grundsätzliche analytische Dilemma der möglichen Neutralitätsverletzung nicht vermeiden, sondern sogar verstärken kann und schlimmstenfalls zu einer Retraumatisierung des Patienten führt.

Natürlich betrifft dieses Dilemma nicht nur die Kleinianer. Wird mit sehr häufigen konfrontierenden Deutungen gearbeitet, werden Deutungen als „Waffe" verstanden oder unentwegt kontextuelle Deutungen verborgener Beziehungsanteile vorgenommen, dann läßt sich daran denken, daß gerade *diese Technik* beim Patienten zu eben jenen Gefühlen von Verfolgtwerden bzw. „inneren verfolgenden Objekten" führen kann, die nachher als verursachender Bestandteil seiner inneren Welt interpretiert werden.

Meine Befürchtung geht inzwischen weiter. Auch bei „sauberster therapeutischer Technik" werden ihre Grundannahmen die (auch kontemporären) Kleinianer dazu zwingen, daß sie letztlich stets ähnlich trostlos-aggressive Innenwelten ihrer Patienten zutagefördern. Mittels Bestätigung durch „klinische Forschung" schreiben sich diese Prämissen und ihre Theorie dann, vielleicht wie der „ewige Koitus", fort.

Fazit

Wären die Annahmen der kleinianischen Theorie übliche Hypothesen, die i.S. eines offenen Systems tatsächlich einer ernsthaften wissenschaftlichen Diskussion und empirischen Belastung unterzogen werden sollen, wie in jedem anderen Wissenschaftsbereich auch, dann könnte man sie systematisch prüfen und ggf. falsifizieren. Das wäre, selbst für einige bei klarem Denken nur noch scherzhaft behandelbare Ideen, eine durchaus sinnvolle und lohnende Aufgabe, bei der es um Annäherung an praktisch erreichbare Wahrheiten geht. Allerdings hege ich keinerlei Illusionen über die Veränderungsmöglichkeit von Überzeugungen, die im Sinne überwertiger Ideen durch gegenläufige Fakten nicht zu erschüttern sind. Es geht Anhängern dieses – nach meiner Ansicht – auch gefährlichen Unfugs gar nicht mehr um wissenschaftliche Wahrheitsfindung, da diese bereits als gefunden erlebt wird. Ich frage sehr bewußt polemisch: Ist z.B. eine seriöse Auskunft von Kleinianern zur menschlichen Aggression zu erwarten? Dann könnte man auch eine Befragung des Ku-Klux-Clan zur kulturellen Intelligenz von Schwarzen durchführen. Mir scheint inzwischen, als habe eine Bhagwanisierung der Psychoanalyse begonnen, in denen wie in den achtziger Jahren viele sehr scharfsinnige und kreative Menschen Kritik und Verstand mit trotziger Lust aufgeben. Wie auch Hinshelwoods Hofberichterstattung zu Melanie Klein (H-469) entnommen werden kann: „Ihre schwierige und unnachgiebige Persönlichkeit machte sie, in Verbindung mit ihren klinischen Fähigkeiten, die nicht ihresgleichen hatten, zu einer anspruchsvollen Mitarbeiterin, und viele Menschen, die sich ihr anschlossen, rückten später wieder von ihr ab. Nur die begabtesten und stabilsten blieben ihr treu (...)" Schon deshalb wird meine in der Tat „vernichtende" Kritk an der kleinianischen Schule mit ziemlicher Sicherheit dort nichts bewirken, sondern („Die Botschaft sagt mehr über ihn aus als über die kritisierte Theorie!") als Externalisierung eigener aggressiver oder sogar psychotischer Anteile gedeutet werden. Damit kann ich gelassen und heiter leben, zumal Etiketten wie „primitiv" und „psychotisch" in dieser Schule schon fast habituell und eilfertig vergeben werden. Interessanterweise habe ich aber auch sehr viel und sehr Anregendes von einem „kontemporären" Analytiker gelernt, was ich nicht missen möchte und worüber ich ausgesprochen zufrieden und dankbar bin (das *ist* es ja: manche kleinianische Therapeuten sind *trotz* dieser Theorie hervorragend, schreiben es aber nicht ihren Abweichungen davon und der eigenen Person zu, sondern ihrem Denkmodell!).

Sehr treffend bemerkt Rainer Krause (1998, Bd. 2, S. 87) in seiner Einleitung zu entwicklungspsychologischen Modellen: „Die verschiedenen psychoanalytischen Fraktionen haben die Neigung, die im psychoanalytischen Setting gewonnenen Entstehungsnarrative zur Verifikation ihrer Theorien und Vorgehensweisen zu benutzen." In diesem Punkt spielen die Kleinianer sicher in der höchsten Liga. Die permanent wiederholte logische Schleife der kleinianischen Theorie besteht im ersten Schritt im Behaupten von Prämissen, die nicht überprüft bzw. als nicht falsifizierbar konstruiert werden. Im zweiten Schritt wird auf solche Prämissen Bezug genommen im Sinne von Tatsachen, bevor die Schleife auf höheren Ebenen wiederholt wird, in denen dann nach angestrengter klinischer bzw. theoretischer Herleitungsarbeit jeweils die Eingangselemente stolz als Beweis präsentiert werden. Wo z.B. Spaltung, Säuglingsphantasien und inhärentes Wissen, verfolgende innere Objekte, destruktive Aggression und Fragmentierung in die Grundannahmen gelegt werden, sind sie – kaum überraschend („garbage in, garbage out!") – auch in den Analysenberichten zuverlässig zu finden. Die Verwendung selbstbezüglicher Schleifen dient analog – nun berufspolitisch – der gemeinsamen Abwehr anderslautender Vorstellungen. Ich vermute, daß in diesem starren, geschlossenen, z.T. an Wahn grenzenden Weltbild zum einen seine Attraktivität für wissenschaftlich Enttäuschte oder von den empirischen Wissenschaften inzwischen Überholte liegt (Alles wird erklärbar!). Zum anderen ist wohl daraus auch die außerordentlich zähe Verleugnung von Tatsachen zu erklären, die es in Teilen bereits falsifiziert haben und zukünftig noch können. Ob dieses Ideengestrüpp selbst von Lehrstuhlinhabern sonor vertreten und modern aufpoliert wird oder nicht („Melanie Klein heute"): Ich jedenfalls werde mich von einem pseudowissenschaftlichen Wahnsystem dieser Art weder beeindrucken lassen noch mich ihm unterwerfen. Ich kann meine psychoanalytische Identität schon gar nicht in der Preisgabe kritischer und rationaler Methoden finden und hoffe stattdessen unverdrossen auf die Durchsetzung von Tatsachen aus der überprüfbaren Realität. Im übrigen haben inzwischen die Ergebnisse der Grundlagen- und Nachbarwissenschaften für uns so viel Anregendes zu bieten, wozu unser Beitrag gefragt ist, daß man als Psychoanalytiker sich nicht mehr hinter obsoletem Tinnef verstecken muß.

C. Befunde der Streß- und Kognitionsforschung und ihr Erklärungspotential für Veränderungs- und Übertragungsprozesse in der Psychoanalyse

1 Problemstellung

Wie der Bremer Verhaltensphysiologe, Hirnforscher und Philosoph Gerhard Roth (2001) in seinem gerade für Psychoanalytiker außerordentlich instruktiven, höchst anregenden Übersichtswerk „Fühlen, Denken, Handeln – Wie das Gehirn unser Verhalten steuert" ausführt, beteiligte sich auch Sigmund Freud an der damals allfälligen „Hirnmythologie", in der man am Ende des 19. Jahrhunderts (Roth 2001, S. 38, auch im folgenden) „auf dünner empirischer Basis große Konzepte über die kognitiven und psychischen Leistungen des Gehirns" entwarf. Auch Roth kommt zum Schluß, daß Freuds 1896 zusammengefaßte Gedanken im „*Entwurf der Psychologie*" (Freud 1950/1999) „ihm offenbar – völlig zu Unrecht! – lebenslang peinlich" waren. Freud hat sie nie veröffentlicht. Dennoch enthalten sie interessante Ideen (vgl. die Einleitung des Artikels in Abschnitt A). Roth (2001, S. 376) resümiert zur wechselseitigen Beziehung zwischen Psychoanalyse und Neurowissenschaften: „Insgesamt erscheint die Übereinstimmung zwischen der Psychoanalyse Freuds und den neueren Erkenntnissen der Hirnforschung, wie sie hier vorläufig dargestellt wurden, zumindest so weit zu gehen, dass sich ein intensives Gespräch zwischen beiden ‚Lagern' lohnt. Für den talentierten jungen Neurologen und Neurobiologen Freud wäre dies sicher eine wunderbare Sache gewesen."

Die abschließenden Thesen für diese Arbeit lauten:

1. Es gibt sehr enge Beziehungen zwischen dem Übertragungsgeschehen, der Fähigkeit zu analytisch förderlichen Prozessen wie freie Assoziation, den daran beteiligten Affekten und den durch spezifische Situationen im interaktiven Kontext ausgelösten Streß.

2. Es ist Aufgabe und Herausforderung für den Analytiker, im Kontext des Übertragungsgeschehens die aktuell notwendigen Interventionen so zu gestalten, daß ein für den Fortgang des analytischen Prozesses optimales Aktivierungsniveau (= arousal) erreicht und notfalls wiederhergestellt wird. Dabei werden Abweichungen vom *ausschließlichen, d.h. immer vor anderen Möglichkeiten gewählten Vorrang der Deutung* erforderlich.

Im folgenden werden einige neurobiologische Aspekte referiert und auf ihre Anwendbarkeit für die praktische therapeutische Arbeit untersucht. Heute wird z.B. die implizite Forderung, als Psychoanalytiker fast oder ausschließlich innerhalb von Übertragungsprozessen arbeiten zu sollen, von traumaorientiert ausgerichteten Therapeuten in Zweifel gezogen. So stellte Ulrich Sachsse schon vor Jahren, etwa in einem Vortrag am Lehrinstitut für Psychoanalyse und Psychotherapie Hannover im November 2001, die für Analytiker provokative Frage, warum die Bearbeitung von traumatischen Situationen nicht auch außerhalb der Übertragungsprozesse oder sogar unter völligem Verzicht darauf erfolgen könne? Das Arbeiten ausschließlich in der Übertragung stelle demnach eine hohe beiderseitige emotionale Belastung dar, die auch die therapeutische Arbeitsbeziehung dann gefährden kann, wenn die therapeutische Ich-Spaltung nicht mehr gelingt, der Dialog entgleist und der Therapeut gefangen wird in der pathologischen Seite der Übertragung, etwa jener eines verfolgenden Hasses. In diesem Fall würden kleinianische Therapeuten vermutlich zeitnah und fokussiert diesen Haß deuten. Bei traumatisierten Patienten kann dies jedoch i.S. eines circulus vitiosus zu einem weiteren Rückzug führen, in dem der Patient schließlich kaum noch bzw. nicht mehr durch Deutungen erreicht werden kann. Möglicherweise schließen manche Therapeuten diese Möglichkeit dadurch aus, indem sie konstatieren, dann seien die deutenden Interventionen nicht korrekt am Übertragungsgeschehen orientiert gewesen. Umgekehrt aber, so verstehe ich Sachsse, sei eine Arbeit an den belastenden kausalen Faktoren, z.B. an Triggerreizen, die an kausale Auslöser erinnern, auch ganz ohne – bzw. zumindest ohne intensive – Übertragungsprozesse möglich. Auch außerhalb dieser Prozesse könnten traumatische Inhalte bearbeitet werden, indem sie in ihrer Genese gemeinsam verstanden werden, wobei der Therapeut – offenbar – eine begleitende, verstehende, deutende, aber auch stützende Haltung bezieht.

Abgesehen davon, daß man *per definitionem* anhand der unausweichlichen Kommunikation sehr wahrscheinlich *immer* in Übertragungsprozesse gerät, ob man sie nun in die Deutungsarbeit einbezieht oder nicht, könnte sich diese therapeutische Haltung präzisieren und differenzieren lassen. Als Folge davon müßten sich keine einander ausschließenden oder sich gar bekämpfenden Arbeitshaltungen ergeben – z.B. Deutungsarbeit in der Übertragung vs. Traumabearbeitung als nicht in die Übertragung verwickelter Therapeut – sondern es könnte ein Modell entwickelt und gelehrt werden, nach dem man flexibel verfährt, entsprechend den aktuell ihm selbst zugänglichen Funktionsmöglichkeiten des Patienten. Dies bedeutet also eine Ausrichtung der Interventionen anhand des wechselnden, jeweils aktuellen Struktur-Niveaus, das sich je nach Lebenszusammenhang deutlich innerhalb eines einzelnen Patienten unterscheiden kann. (In dieser Richtung haben mich insbesondere die Lehranalytiker Anke Nohke, Monika Mecklenburg und Christoph Lehrmann in vielen Supervisionen bestärkt – wobei ich möglicherweise nicht ganz präzise ihre jeweiligen Intentionen wiedergebe.)

Eine Konstellation, die streckenweise auch in der im kasuistischen Teil geschilderten Analyse auftrat, kann zu einem Behandlungsdilemma führen. Unter besonderen, extremen Umständen, z.B. unter einer Spitzenbelastung durch sich aufschaukelnde Affekte bei traumatisierten Patienten, kann eine klärende Relativierung der aktuellen Situation durch deutende Interventionen kaum noch oder überhaupt nicht mehr möglich sein.

Mit anderen Worten: Wenn es erst durch Affektaufschaukelung zu Belastungssituationen gekommen ist, muß zunächst eine Streßreduktion vorgenommen werden. Vorher können Deutungen ins Leere laufen oder die Schwierigkeiten verschärfen. Diese Formulierung entspricht den Beschreibungen von Rainer Krause und von Merten (1996, zit. nach Krause 1998, Bd. 2, S. 72–76), die eine computergestützte multikanale Analyse von affektiver Mimik, Blickverhalten und Sprechen für die interaktionellen Dyaden zwischen Patienten und Psychotherapeuten entwickelt haben. Anhand einer Untergruppe von schizophrenen Patienten ließ sich zeigen, daß deren Verhalten stark (zu 60 %) vom Verhalten der Gesunden abhängt. Charakteristischerweise zeigen Schizophrene – und für den Bereich der analytischen Psychotherapie könnte man ergänzen: sicher auch Patienten mit einer borderline-nahen Struktur – recht häufig negative Affekte. Erkennt der Therapeut die Dynamik gar nicht, werden bei ihm selbst und dann interaktiv beim Patienten weitere negative Affekte induziert. Erkennt er die Dynamik und entscheidet sich dann für mehr Unterstützung, etwa durch Intensivierung der Beziehung oder durch eine inhaltliche Gesprächsübernahme [Anmerkung: wozu in diesem Fall auch weiteres Deuten gehören würde! E.G.], verstärkt sich ebenfalls die negative Affektbilanz beim Patienten. Besonders interessant war nun: Die einzig erfolgversprechende Strategie, einen beim Patienten wie beim Interaktionspartner sich aufschaukelnden negativen Affekt – wie Wut, Ärger oder Verachtung – interaktiv zu regulieren, besteht darin, daß der Interaktionspartner (Analytiker) zunächst die spezifische Beziehungsstörung erkennt. In diesem Fall kann der Therapeut dann „die Besetzung reduzieren und durch nonverbale Metabotschaften eine Klärung in bezug auf seine Sprache und Affekte herstellen" (a.a.O., S. 74).

Zur weiteren Diskussion sind die Kenntnis psychophysiologischer und neurobiologischer Grundlagen und ihre Bewertung für den Behandlungsprozeß hilfreich.

2 Stress und die Fähigkeit, zu verbalisieren und zu denken, d.h. neue mentale Verbindungen herzustellen

Im folgenden Exkurs versuche ich, die für die psychoanalytische Behandlungstechnik wichtigen Aspekte der Streßforschung zusammenzufassen und folge vor allem Roth (2001, S. 283 ff), Hüther (1996, 1999) und einem eigenen Handbuchartikel zur Neurobiologie von gemeinsamen Regulationsmechanismen für Depression, Streß und Schlaf sowie für mögliche Wirkungsfaktoren von Schlafentzug bei Depression (Gehde u. Emrich 1996). Auf weitere Literaturhinweise verzichte ich hier weitgehend und verweise auf die zitierten Bücher und entsprechende Grundlagenwerke der Psychophysiologie (Übersicht z.B. bei Birbaumer und Schmidt 1999)

Streß. Der Vorgang der Streßaktivierung kann verstanden werden als ein Bündel besonderer Maßnahmen, die das Gehirn trifft, um unter besonderen, alarmierenden Situationen die zusätzlichen Belastungen zu bewältigen, die beim Betroffenen durch Aktionen wie Angriff oder Flucht oder schlimmstenfalls bei fehlenden Bewältigungsmöglichkeiten durch extreme Hilflosigkeit entstehen. Dabei gilt eine umgekehrte U-Funktion: zuwenig Streß ist ebenso schädlich wie zuviel. Eine als negativ erlebte Streßreaktion entsteht vor allem dann, wenn die durch den Streßreiz bedingten Anforderungen als hoch, die eigenen Bewältigungsmöglichkeiten (coping) aber als gering angesehen werden. Somit ist ein entscheidender Faktor auch die Situationsbewertung, also die Bedeutung, die dem Stressor zugemessen wird. Es lassen sich drei Phasen bzw. Intensitätsgrade von Streßreaktionen unterscheiden.

(1) Erste Reaktion (rasch erfolgend). Zunächst erfolgt eine subcorticale Aktivierung von Amygdala und Hypothalamus, dann erst werden corticale Zentren aktiviert. Dabei wirkt die Amygdala auf den Hypothalamus ein, u.a. besteht eine Umschaltstation im Locus coeruleus. Aus diesem wird *Noradrenalin* in enormer Divergenz über weite Hirnareale ausgeschüttet; somit erfolgt eine Wirkung auf Cortex, Amygdala, Hippocampus und Hypothalamus. Der erste Effekt besteht in einer *Erhöhung der Aufmerksamkeit und der Verhaltensbereitschaft*. Parallel wird der Sympathicus aktiviert, was eine direkt über sympathische Nerven vermittelte Ausschüttung von Adrenalin und Noradrenalin aus dem Nebennierenmark bewirkt. Beide Stoffe verstärken im Gehirn den o.g. Effekt. Bei stärkerem Stress zeigt sich auch eine Aktivierung des Parasympathicus (mit Erhöhung der Darm- und Blasentätigkeit).

(2) Zweite Reaktion wenige Minuten später (= initiale Phase). Diese betrifft vor allem eine Erhöhung der Nebennierenrindenhormone (*Glucocorticoide*) mit vielfältigen systemischen Wirkungen. Dies erfolgt erneut vermittelt über die die Amygdala und dann durch die Hypothalamus-Hypophysen-Nebenierenrinden-

Achse (HHNA); der Botenstoff, der diese Kaskade in Gang setzt, ist das Corticotropin-Releasing-Hormon (CRH). CRH-positive Neuronen finden sich im zentralen Kern der Amygdala und des Hypothalamus (Nucleus arcuatus und Nucleus paraventricularis parvocellularis), sie werden wiederum zur Ausschüttung stimuliert durch Noradrenalin aus dem Locus coeruleus und durch Adrenalin und Noradrenalin aus dem Nebennierenmark. CRH fließt über ein hypothalamisches Pfortadersystem zum Hypophysen-Vorderlappen, setzt dort das adrenocorticotrope Hormon (ACTH) frei, das in der Nebennierenrinde zur Ausschüttung der Glucocorticoide führt. Als eine Hauptwirkung der Glucocorticoide ist sicher die *Bereitstellung von Zucker und freien Fettsäuren* als Brennstoff für die motorischen Aktivitäten anzusehen (beides wird im Blut erhöht z.B. durch Cortisol). Daneben zeigen sich auch ungünstige Folgen, wenn keine angemessenen, z.B. motorischen Reaktionen auf den Stressor erfolgen können, wie beim überwiegend sitzenden Menschen der Industriestaaten oft der Fall. In längeren und höheren Dosen haben Glucocorticoide negative Auswirkungen auf das Immunsystem. Besonders interessiert der Effekt von Cortisol auf das Gehirn: es hemmt die Freisetzung von CRH und ACTH (= neg. Feedback) und erhöht die Erregbarkeit. Im Hirn fördert ein *mittlerer Cortisolspiegel* neurotrophe Faktoren und erhöht die Zahl von Gliazellen (= Astrozyten), d.h. es verbessert die neuronalen Funktionsbedingungen und erhöht die Neuroplastizität. Dadurch kommt es u.a. zu einer Verlängerung der Dendriten und Erhöhung der Synapsenzahl (Hüther 1996). *Der Effekt von mittlerem Streß, also im Optimum der umgekehrten U-Funktion, wirkt somit leistungs- und lernfördernd. Zusammenfassend* führt die initiale Phase zur Erhöhung des CRF und zu steigender Streßreaktion.

(3) **Stärkerer Streß**. Damit ist eine nicht mehr ausreichend durch Bewältigungsprozesse zu verarbeitende Situation gemeint. Das Gehirn antwortet mit Antistreßmaßnahmen. Die *Mediatormoleküle des CRH/Glucocorticoid- sowie des endogenen Opioidsystems* sind hierbei chemisch und in ihrer Ausschüttung eng miteinander verkoppelt. Für Analytiker ist wichtig: Beide Molekül-Systeme spielen eine zentrale Rolle bei der Regulation von Streßaktivierung und Streßantwort, Affekt, Emotion, Antrieb und Schlaf und sind zudem in so komplexe Funktionen wie Aufmerksamkeit, Lernen und Gedächtnis involviert. CRH, mit dem davon getriggerten ACTH und den Glucocorticoiden einerseits, und die endogenen Opioide, mit ihren drei aufgrund der Precursormoleküle Proopiomelanocortin, Proenkephalin und Prodynorphin unterscheidbaren Peptidsystemen andererseits, besitzen mehrere enge Verbindungen, von denen die wichtigsten 6 Punkte zur Illustration ihrer engen Wechselwirkungen wenigstens aufgezählt werden (vgl. im folgenden Gehde u. Emrich 1996):

(1) ACTH und beta-Endorphin sind Bestandteile des gemeinsamen hypothalamischen Precursor-Moleküls Proopiomelanocortin (POMC), werden parallel in

den gleichen Zellen des vorderen Hypophysenlappens gebildet und durch CRH freigesetzt. Die tageszeitliche Rhythmik von ACTH und Plasma-beta-Endorphin ist ähnlich, beide sind durch Dexamethason zu supprimieren. CRH, als bisher einziges hierfür bekanntes Neuropeptid, ist einer der wichtigsten Modulatoren für die Freisetzung von Opioiden aller drei „Peptid-Familien" im Bereich von Hypothalamus und weiteren Strukturen. (2) Opioiderge Neurone modulieren umgekehrt die Freisetzung anderer hypothalamischer Releasing Hormone einschließlich von CRH. (3) Cortisol hemmt über eine Rückkopplungsschleife das POMC-System und aktiviert gleichzeitig Proenkephalin A, damit die Bildung der Enkephaline. (4) CRH und Opioide zeigen, gemessen an der Verhaltenssensibilisierung und der Auslösung von epileptiformen Entladungen, von allen Peptiden die stärksten Effekte auf die Amygdala, d.h. den spezifisch affektregulierenden Bereich des limbischen Systems. (5) Die Gabe von CRH ebenso wie die starke Erhöhung endogener Opioide sind mit depressionsspezifischen Verhaltensweisen assoziiert, die sich tierexperimentell z.B. in „Learned helplessness"-Paradigmen zeigen lassen. (6) ACTH, endogene Opioide und der Opiatantagonist Naloxon beeinflussen Prozesse wie selektive Aufmerksamkeit, Lernen und Gedächtnis.

Das unter extremem Streß ausgeschüttete beta-Endorphin bewirkt u.a. eine verminderte Schmerzempfindung und spielt sicher bei Extremerlebnissen wie beim Bergsteigen oder in Nahtod-Situationen eine Rolle. Dem Neuropeptid Y (NPY) kommt eine besondere Bedeutung zu, es wirkt ebenfalls allgemein stressmindernd. So stimuliert NPY die Nahrungsaufnahme, moduliert den circadianen Rhythmus und reguliert diverse Hypothalamus-Hormone einschließlich des CRH. Die Erhöhung von NPY im zentralen Kern der Amygdala verringert die motorische Unruhe und reduziert die Streßreaktion und begleitende Angst ähnlich wie Benzodiazepine (also Tranquilizer vom Valium-Typ).

(4) Noch längere Stressdauer (= späte Phase). Wichtig für die Hirnfunktion ist die Ausschüttung von BDNF (brain-derived neurotrophic factor), dieses Molekül wird benötigt für das Überleben und Funktionieren von Neuronen. *Zusammenfassend* ergibt sich für die späte Phase der Streßreaktion (3 und 4) somit ein Anstieg von NPY und endogenen Opiaten, daneben eine Abnahme von Symptomen der akuten Streßreaktion.

Rückgang der Stressreaktion. Diese erfolgt, wenn die Gefahr vorbei ist, also auch in jenen Fällen, wenn ein Problem bewältigt wurde. In diesem Zusammenhang, besonders für den Effekt von langdauerndem Streß, etwa bei posttraumatischen Belastungsstörungen, zeigt sich eine wichtige Rolle des Hippocampus: Während der Streßantwort kommt es zur Bindung von Cortisol an hippocampale Rezeptoren. Daraufhin hemmt der Hippocampus die CRH-Ausschüttung und damit die Konzentration der Glucocorticoide. Ebenso wirkt der Cortex dämpfend ein („Alles ist gar nicht so schlimm!"), vor allem in den präfrontalen und orbitofrontalen Arealen, die für die situationsunabhängige Bewertung der Stressoren bedeutsam sind (vgl. Abschnitt A dieser Arbeit) .

Gegenreaktion der Amygdala. Nach LeDoux (1998) wirkt die Amygdala *gegen* die corticale Dämpfung. Die Aktivität der Amygdala ist unter Stress stark erhöht und tendiert dazu, das arousal auch erhöht zu halten. Dies weist die moderne Bildgebung gut nach (Drevets et al. 1999). In Streßsituationen dämpfen somit Cortex und Hippocampus (Ruhe bewahren), die Amygdala befördert hingegen das arousal (Aufregung). Fatal ist also die durch Streß nicht zu unterdrückende Aktivität der Amygdala, die im Gegensatz zum präfrontalen Cortex und Hippocampus durch Streß nicht blockiert wird, was das arousal i.S. eines circulus vitiosus aufrechterhält. Dadurch könnten negative Inhalte verstärkt werden. Sie werden auch zunehmend besser gegen Löschung geschützt, und schon gelöschte konditionierte Ängste könnten unter einem vermehrten Amygdala-Einfluß wieder ausbrechen.

Dies wird illustriert durch Paniksituationen, etwa von Kindern, die mit einem Angsttraum aufwachen: man kann sie solange nicht kognitiv beruhigen, bis die Amygdala durch andere Maßnahmen (Herumtragen, Trösten, beruhigendes Zureden, wobei der Klang der Worte wohl wichtiger ist als ihr Inhalt) in ihrer Aktivität wieder „heruntergefahren" ist.

Psychischer Dauerstress, z.B. bei langdauernden Konflikten und nicht zu bewältigenden Belastungen. Die negative Rückkopplung zwischen CRH und Cortisol bricht unter diesen Umständen zusammen. Es kommt zu einer *dauerhaften Schädigung des Nervensystems*: So läßt Dauerstreß Pyramidenzellen im Hippocampus und deren Dendriten schrumpfen (McEwen 1999). Dadurch ergibt sich eine Reduktion von Lern- und Gedächtnisleistungen, also eine streßbedingte Vergeßlichkeit und Minderung der Handlungskompetenz. Die entsprechenden klinischen Befunde wurden u.a. bei Vietnam-Veteranen mit einer posttraumatischen Belastungsstörung (PTSD) gefunden, bei denen auch eine eindeutige Reduktion der Hippocampusmasse nachzuweisen war (vgl. die Übersicht bei van der Kolk et al., S. 232f.). Diese Effekte sind natürlich bedeutsam für die Entwicklung von Kindern unter extremen Erfahrungen von Mißhandlung, sexuellem Mißbrauch und Vernachlässigung und erschweren den psychotherapeutischen Zugang. *Zusammengefaßt:* Die durch Noradrenalin vermittelte Signalübertragung sinkt (d.h. der ursprüngliche Effekt auf Wachheit und Reagibilität geht verloren). Im Gehirn zeigt sich eine Reduktion der neurotrophen Faktoren und Minderung des neuronalen Wachstums (mit Schäden vor allem am hippocampalen System mit Beeinträchtigung spezifischer Gedächtnisleistungen, vgl. Abschnitt A). Daneben können ernsthafte Schädigungen im Immunsystem entstehen, bis hin zur Erhöhung des Risikos, an einem Carcinom zu erkranken (Übersicht bei Ader et al. 1991, Weisse 1992). Bei Männern ist eine Senkung des Testosterons nachzuweisen mit einer Blockade von Sexualtrieb und Lusterleben (daraus folgt also die Hemmung eines weiteren Antistreß-Faktors, zudem ergeben sich sekundäre Konflikte in der Partnerschaft!).

Coping. Zahlreiche Einflußgrößen haben sich als wichtig für die Fähigkeit erwiesen, auf Streß angemessen antworten zu können: So gibt es Hinweise auf genetische Faktoren (deren Rolle ist noch recht unklar); gesichert ist der Einfluß früherer psychischer Störungen (plausibel); besonders bedeutsam ist der bisherige „Umgang mit Stress", also das Training von Coping-Prozeduren. Als entscheidend hat sich die *Bewertung* von Stressoren gezeigt. Dies bedeutet – und ist für Analytiker sicher die interessanteste Nachricht – daß zu großen Anteilen „rein mentale" Faktoren darüber entscheiden, in welchem Ausmaß die o.g. Kaskade von neuro-hormonalen Prozessen in Gang kommt. Für die Bewertung von Stressoren ist es also wesentlich, ob sie z.B. irgendeinen Sinn erfüllen, zudem spielen die eigene Erwartung und Kontrollüberzeugung entscheidende Rollen. Von Menschen ausgehender Streß wird schlimmer empfunden als Naturkatastrophen. Am schlimmsten wirken sich streßhafte, d.h. traumatische Einflüsse aus, wenn sie von nahen Freunden oder Angehörigen ausgehen, z.B. sexueller Mißbrauch und Vergewaltigung in der Familie.

Posttraumatische Belastungsstörung (posttraumatic stress disorder = PTSD). Hierzu seien nur zwei Befunde und eine Hypothese zitiert (nach Roth 2001, S. 289 und van der Kolk et al., 1996, S. 233f.).

(1) Ehlert et al. (1999) berichten für Patienten mit PTSD eine *Herabsetzung der selektiven Aufmerksamkeit*: Bei ihnen ist die Unterscheidung zwischen relevanten und irrelevanten Reizen herabgesetzt (in den ereigniskorrelierten Potentialen des EEG waren die entsprechenden Korrelate deutlich verändert, d.h. die Negativierung nach 200 Millisekunden (N2) verzögert und die Positivierung nach 300 Millisekunden (P3-Amplitude) verringert). *Dies bedeutet, daß langdauernder Streß die wichtigste Basis von Wahrnehmung, Denken und Lernen, nämlich die Entscheidung, ob Reize gleich welcher Art für uns selbst bedeutsam sind oder nicht, in fundamentaler Weise schädigt.*

(2) Shin et al. (1997) führten PET-Studien an – selbstverständlich freiwilligen – Patienten durch, die individuell bedeutsamen Narrativen aus der traumatischen Situation ausgesetzt wurden und sich diese vorstellten. Die Resultate sind beeindruckend: Zunächst fand sich eine erhöhte Aktivität rechtshemisphärisch im Gyrus cinguli und im Amygdala-Bereich (am stärksten für die Insel, die Amygdala selbst, aber auch im vorderen Temporalcortex). Die ebenso erhöhte Aktivität im rechten visuellen Cortex könnte als Entsprechung für die charakteristischen visuellen flashbacks interpretiert werden. Was besonders wichtig für uns Analytiker war: Der linksfrontale Cortex zeigte verringerte Aktivität (was u.a. einer beeinträchtigten Fähigkeit zur Handlungsplanung entspricht), vor allem

aber war die *Broca-Region (links, motorisches Sprachzentrum) komplett ausgeschaltet*. Eine Verbalisierung ist in diesem Zustand also gar nicht möglich! Das Aktivitätsmuster weist somit auf ein hohes arousal hin, wie bei unentrinnbarem Streß. Daneben zeigt die Lateralisation in die rechte Hemisphäre zwar eine intensive, nichtverbale Verarbeitung der Emotion, gleichzeitig aber die fehlende Möglichkeit der verbalen Symbolisierung, damit auch des Denkens und Bewertens. Van der Kolk et al. (a.a.O, S. 234) interpretieren die Befunde dahingehend, daß hoher Streß beim Erleben von Hilflosigkeit die sprachliche Codierung schon rein physiologisch blockiert. Dies entspricht beim Erinnern einem Erleben von panischer Angst, ohne daß zunächst eine Umcodierung in sprachliche Symbole möglich ist.

(3) Der Emotionsforscher LeDoux (1998) stellte folgende Hypothesen auf: (a) Eine emotionale Erinnerung kann ohne Einsatz bewußter (= expliziter) Gedächtnisstrukturen gespeichert werden; (b) ein hoher Grad in der Aktivation von Amygdala und weiteren limbischen Strukturen kann die Generierung von emotionalen Antworten und sensorischen Eindrücken steigern, wobei nur Fragmente von Informationen wahrgenommen und erinnert werden, hingegen findet unter emotionalem Streß eine breit basierte Wahrnehmung von Objekten oder Ereignissen weitaus geringer statt. *Kommentar:* Dies entspricht genau dem fragmentierten Erleben und bruchstückhaften Gedächtnis von traumatisierten Patienten, das wir in der Behandlung oft sehen und illustriert die besonderen Schwierigkeiten in der Bearbeitung von Traumata mittels psychoanalytischer Techniken.

Resümee. Eine *mittelgradige*, nur kurzdauernde Streßaktivierung kann die Hirnleistung etwas erhöhen, dies vor allem für die Aufmerksamkeit und im Bereich der motorischen Aktivität. Abwägendes Denken und vor allem Lernen wird darunter nur gesteigert, wenn Ausmaß und Zeit des arousals eine kritische Schwelle nicht überschreiten. Hingegen bewirkt ein länger anhaltendes hohes arousal (Streßaktivierung) mit Sicherheit eine Beeinträchtigung im Bereich von Wahrnehmen, Fühlen, Denken und Erinnern. Extremer, längerdauernder Streß führt neben organischen Schädigungen für Immunsystem und Sexualfunktionen u.a. zu deutlichen Schäden in der Hirnstruktur, besonders im Hippocampus, und beeinträchtigt Wahrnehmen, Fühlen und Erinnern massiv. Lernen ist unter extremen Streßbedingungen kaum noch möglich. *Für komplexe mentale Leistungen, wie sie während einer Psychoanalyse benötigt werden, ist daher unbedingt zu fordern, daß ein optimaler Aktivierungsgrad erreicht und möglichst gehalten werden sollte.*

3 Bewußtseinsprozesse: Einige Zusammenhänge zwischen Fühlen, Denken und Lernen

Die These eines „triune brain" ist falsch (Roth 1996, S. 197f., gleiche Quelle im folgenden). Es gibt keine internen Kämpfe und Konflikte wie in jenem oft bemühten, plakativen Bild zwischen unserem „neuzeitlichen, rationalen" Neocortex und einem „primitiven Reptilhirn". Insofern ergibt sich auch eine Präzisierung für die Darstellung unter Kap. 4.1 des vorstehenden Artikels (Abschnitt A dieser Arbeit). Nicht nur die stammesgeschichtliche, auch die neuroanatomische Begründung von Papez und MacLean war dabei falsch. Es gibt nämlich massive Verbindungsbahnen zwischen den assoziativen Feldern des Neocortex und dem limbischem System (S. 197). Insgesamt haben sich daher emotionales wie kognitives System stets in Wechselwirkung miteinander entwickelt. Das limbische System bietet somit, wie bereits beschrieben, eine mitlaufende „Verhaltensbewertung", was das Gehirn tut (S. 209), d.h. auch die internen Inhalte aus dem Gedächtnis, wie in der Psychoanalyse, können so einer Neubewertung unterzogen werden. Die emotionale Bewertung („emotionale Färbung") wird hierbei vorwiegend durch die Amygdala geleistet. – Wie die Untersuchungen von Antonio Damasio zeigen, ist bei einer Unterbrechung der Verbindung zwischen handlungsplanenden Bereichen (präfrontal, im ventromedialen Stirnhirn links) und dem limbischen System die Person nicht mehr in der Lage, Probleme zu lösen, eine abstrakte, vernünftige Situationseinschätzung vorzunehmen und aus Fehlern zu lernen – und dies trotz völlig erhaltener Intelligenz und kognitiver Einsicht in die eigenen Schwierigkeiten. Auffällig ist also, daß bei Fortfall von limbischen Bewertungsprozessen alles gleich wichtig werden kann, demnach *ohne Gefühle* Entscheidungen und abstraktes Denken nicht mehr stattfinden können. Wie Damasio (1996) am historischen Fall des frontalhirnverletzten Bahnarbeiters Phineas Gage und an mehreren seiner Patienten dokumentiert, kommt es dabei zu eindrucksvollen psychischen Veränderungen, die für Analytiker sehr aufschlußreich sind. Roth formuliert hierzu eindrücklich: „Gefühle sind somit ‚konzentrierte Erfahrungen'; ohne sie (...) ist vernünftiges Handeln unmöglich. Wer nicht fühlt, kann nicht vernünftig entscheiden und handeln." Kurz: *Denken ohne Verbindung zum Gefühl ist schwer gestört, es zeigt keine Abstraktion, keine Gerichtetheit und kein Lernen aus Fehlern.*

Hintergrundgefühle. Damasio (1999, S. 342ff.) verwendet diesen Begriff für die im Gehirn repräsentierten Zustände der mitlaufenden Ausdruckszustände des Körpers, die sich durch wechselnde Spannungen in glatter und quergestreifter Muskulatur, Steigen und Sinken von Durchblutung und Hormonmustern etc. beschreiben und unterscheiden lassen. Zwischen grundlegenden Emotionen und Hintergrundgefühlen solcher Art besteht ein enger Zusammenhang. Beide spielen sich, um sich „echt anzufühlen", im gesamten Körper ab und ergeben zusammen und bei längerer Dauer das Empfinden von Stimmungen. Das Hintergrundgefühl ist demnach ein „zuverlässiger Index für temporäre Parameter des inneren Organismuszustands" (S. 344). Damasios Begriff der Hintergrundgefühle ähnelt nach seiner eigenen Einschätzung übrigens dem Konzept der „Vitalitätsaffekte" von Daniel Stern.

3.1 Bewertung und Bewußtsein und ihre mögliche neurobiologische Entsprechung

Bewußtsein findet stets dann statt, wenn neue neuronale Netze gebildet werden. Dies geschieht jedes Mal, wenn noch kein Routineverfahren vorhanden ist. Nach Roth(1996, S. 233, Hervorhebung im Original): „Bewußtsein ist das *Eigensignal* des Gehirns für die Bewältigung eines neuen Problems (ob sensorisch, motorisch oder intern-kognitiv) und des Anlegens entsprechender neuer Nervennetze; es ist das *charakteristische Merkmal*, um diese Zustände von anderen unterscheiden zu können." Für die Psychoanalyse bedeutet dies: Bewußtsein findet statt, wenn ein emotionales Lernen erfolgt. Voraussetzung für Lernen ist jedoch ein entspanntes Bewußtsein, d.h. ein optimales arousal. Dazu müssen die Inhalte als bedeutsam bewertet und erlebt werden, die Aufmerksamkeit muß entsprechend gerichtet sein und es müssen natürlich – bewertende, bedeutungsgebende – Gefühle aktiviert sein. Zu diesem Zweck werden die verschiedenen psychischen Module (Verhalten, Wahrnehmung, Bewertung, Gedächtnis, Aufmerksamkeit) unzählige Male zirkulär durchlaufen: So wird das eigene Verhalten in Cortex und den subcorticalen Zentren sowohl gesteuert wie wahrgenommen, eine Bewertung erfolgt anschließend im limbischen System, erst *nach* dieser emotionalen Bewertung findet via Hippocampus und Cortex die Einspeicherung ins Gedächtnis statt, was wiederum die Aufmerksamkeit für ähnliche vs. neue Reize (vermittelt durch die formatio reticularis) erhöht, und dadurch schließlich auf die corticalen Systeme für Wahrnehmung und Verhalten zurückwirkt. Nochmals Roth (1996, S. 289): „Geist und Psyche entstehen im Gehirn nur dann, wenn das Gehirn und sein Organismus in bestimmter Weise mit einer Umwelt interagieren und das Gehirn diese Interaktion bewertet." Bewußtsein ist also immer an Entscheidungen gekoppelt. – Im EEG läßt sich dies objektivieren: Bedeutungsvolle Reize, die der Proband bewußt und aufmerksam beantwortet, werden in den ereigniskorrelierten Potentialen von einer deutlichen P300 reflektiert; im unbewußten, unaufmerksamen Zustand zeigt sich hingegen keine P300, so daß diese ein objektives Maß für einen abgelaufenen Bewußtseins-, d.h. auch Entscheidungsprozeß ist. Interessanterweise unterscheiden sich diese neurophysiologischen Korrelate von Bewußtseinszuständen von Person zu Person und sind nahezu unverwechselbar wie Fingerabdrücke. So war es einem Kollegen von mir nicht selten möglich, eine Versuchsperson lediglich an ihrer P300 zu erkennen. Umgekehrt führt zunehmendes Training eines Prozesses dazu, daß weniger Aufmerksamkeits- und „Bewußtseinsressourcen" benötigt werden; so kann z.B.

Autofahren zu großen Anteilen automatisiert ablaufen und benötigt im erlernten Routinebetrieb die corticalen Felder in sehr viel geringerem bis minimalem Ausmaß als beim Erwerb dieser Fertigkeit. *Hinweis:* Nebenbei wäre zu vermuten, daß auch analytische Fähigkeiten mit zunehmender Übungsdauer automatisiert ablaufen, so daß aufmerksamkeitsgesteuerte Ressourcen zunehmend frei werden für strategieorientierte Überlegungen oder besonders kreative Einfälle – ein Vorgang, der vielleicht analog zu den komplexen Prozessen zu sehen wäre, mit denen Simultandolmetscher scheinbar mühelos und flüssig *online* übersetzen können.

Auf molekularer Ebene gibt es für die Frage, wann Bewußtsein und Lernen stattfinden, eine anregende und kühne Hypothese, die besonders von dem Bremer Neurobiologen Hans Flohr vertreten und von mehreren Gruppen intensiv untersucht wird (Roth 1996, S. 233–241, Spitzer 1996, S. 48ff.). Demnach kann, was für die Psychoanalyse eine immense Tragweite hat und Sigmund Freud mit Sicherheit begeistert hätte, schon an einer *einzelnen Synapse* gezeigt werden, wie Lernen abläuft. (Wir erinnern uns: Die Verbindungsstelle zwischen zwei Nervenzellen besteht aus einem Teil *vor* dem synaptischen Spalt, der *Präsynapse*, diese enthält ihre Neurotransmitter in kleinen, von Lipidmembranen umgebenen Bläschen. Diese synaptischen Vesikel werden bei Eintreffen einer elektrischen Erregung in den synaptischen Spalt entleert, die Transmitter wandern über den kurzen Weg zur nachfolgenden Nervenzelle, der *Postsynapse*, und lösen dort durch Andocken an passende Rezeptoren die Öffnung von Ionenkanälen aus, was nun das Ein- oder Ausströmen von elektrischen Ladungen, also eine elekrische Erregung der Postsynapse und damit die Fortleitung des Signals bewirkt.) Und zwar kommt es prinzipiell, vereinfacht aber korrekt formuliert, immer dann zu einer strukturellen wie neurochemischen Änderung einer Synapse – d.h. zu einer Änderung der Fortleitungsstärke für künftig eintreffende Signale – wenn der postsynaptische Anteil durch *zwei* zeitlich kurz nacheinander eintreffende und über zwei Neuronen vermittelte Reize besonders stark erregt wurde. Somit werden auf neuronaler, snaptischer Ebene durch *Koinzidenzen* – d.h. durch *Information! – materielle Veränderungen* ausgelöst. Die sogenannten Synapsengewichte verstellen sich also dann, wenn neben der üblichen Aktivierung durch Einwirkung auf bestimmte Rezeptoren eine zusätzliche Depolarisation der Postsynapse erfolgt. Dies sind Rezeptoren, die durch Glutamat oder das Molekül N-Methyl-D-Aspartat (= NMDA) aktiviert werden; in diesem Fall wird über second-messenger-Mechanismen Stickoxid (NO) aus der Postsynapse freigesetzt. NO bewirkt sodann eine biochemische Änderung der Präsynapse derart, daß diese die Freisetzung ihrer Neurotransmitter bei künftigen Reizen steigert (Nebenbei: Für Kinder- und Jugendlichen-Analytiker ist interessant, daß Ecstasy besonders intensiv auf diese NMDA-Rezeporen wirkt, und neben drastisch veränderten neuronalen Prozessen einen üblen, direkt chemisch das Hirn schädigenden Effekt hat: vereinfacht gesagt, brennt Ecstasy Löcher in den Cortex).

Dieser von Eric Kandel und anderen Arbeitsgruppen aufgeklärte Mechanismus bedeutet nichts anderes, als daß hiermit *im Prinzip* das Rätsel gelöst wurde, *wie* sich im Gehirn die Verarbeitung von Information in der Änderung von neuronalen Strukturen auswirkt. Wichtig ist für uns nochmals, daß die *Neuroplastizität* weitaus höher ist, als jahrzehntelang angenommen, und daß *Änderungen der synaptischen Verknüpfungen, somit also auch Psychotherapie, bis ins hohe Alter erfolgen können.*

Zusammengefaßt: Eine Koinzidenz auf *neuronaler Ebene* bewirkt eine Veränderung des Synapsengewichts, das – wichtig! – nun längere Zeit bestehen bleibt. Dies ist das Werkzeug, mit dem auch größere Neuronenverbände, die in Form neuronaler Netze für die Verarbeitung spezifischer äußerer oder innerer Reize zuständig sind, Repräsentationen über Ereignisse bilden können. Bilden später andere Netze eine Repräsentation davon, daß zwei oder mehrere Ereignisse (nun auf der sehr komplexen *Makroebene*) koinzidieren – man stelle sich den Stillvorgang für einen Säugling vor oder für den Analysanden die wiederkehrende Reaktion seines Analytikers auf eine bestimmte Narration! – dann werden mit identischen Mitteln, d.h. der Verstellung von Synapsengewichten mittels Aktivierung von NMDA-Rezeptoren, auch solche Repräsentationen zweiter und höherer Ordnung gebildet. Vereinfacht mit der Computer-Analogie ausgedrückt, lassen sich durch die Verstellung von Synapsengewichten in neuronalen Netzwerken alle möglichen Inhalte abbilden, ebenso wie durch die Verteilung von Nullen und Einsen in den Computerspeichern. Diese Repräsentationen können in beliebiger Komplexität und hierarchischer Ordnung sowie in wachsender Menge an repräsentationaler Struktur gebildet werden. Flohrs eingangs erwähnte Hypothese ist nun, daß zum einen „Bewußtsein mit der Aktivität von corticalen NMDA-Synapsen zu tun hat“ (Roth 1996, S. 238f., auch im folgenden), zum anderen nimmt er an, daß das Überschreiten einer kritischen Menge an solchermaßen erzeugten repräsentationalen Strukturen direkt zusammenhängt mit dem Phänomen, daß das „Gehirn nicht nur äußere Objekte und Ereignisse repräsentieren [kann], sondern darüber hinaus seinen eigenen, internen Zustand.“ Und noch pointierter: „Bewußtsein tritt ein, wenn das Gehirn Wissen über seine aktuellen Zustand erzeugt.“ Nach Flohrs Auffassung sind solche **selbstreferentiellen Metarepräsentationen** nichts anderes als das Auftreten von Bewußtsein. Er hält dabei auch die Einbeziehung anderer Synapsentypen als NMDA für möglich. Diese Hypothese ist wie gesagt kühn, aber testbar. Hier sei nur erwähnt, daß es ihr zufolge zu Bewußtseinsstörungen oder Bewußtseinsverlust kommen müßte, wenn man mit spezifischen Molekülen (z.B. Phencyclidin, Ketamin oder Mk 801) die NMDA-Synapsen blockiert. Genau dieser Effekt konnte tatsächlich gezeigt werden (Ketamin und Phencyclidin sind seit langem in der Anästhesie verwendete Stoffe). Allerdings sind die NMDA-Synapsen zwar *„notwendige*, keineswegs aber *hinreichende* Bedingungen für das Entstehen von Geist im Gehirn“ (a.a.O., S. 289).

Möglichkeiten und Grenzen der Neurowissenschaften *oder* die Notwendigkeit von Alltagssprache und Psychoanalyse. Damasio bezeichnet mit seinem Terminus „Vorstellungen“ etwa das, was Sigmund Freud „Imagines“ und die neuere Psychoanalyse „Repräsentanzen“ nennen. Das Wagnis, so etwas wie „Bewußtsein“ oder gar „Geist“ überhaupt in die Neurowissenschaften einzuführen, konnten sich, ohne extreme Kritik fürchten zu müssen – man sieht die Gruppenzwänge überall! – anfangs nur auf ihrem Gebiet führende Forscher leisten. Insofern gibt er einen visionären Ausblick (Damasio 1999, S. 367): „Wir werden mehr und mehr über die Physiologie der Vorstellungstätigkeit in Erfahrung bringen und infolgedessen werden wir die Mechanismen, die Geist und Bewußtsein zu Grunde liegen, immer besser verstehen.“ Und er fährt mit Verweis auf die Grenzen fort: „Nach meiner Auffassung können wir [aber] noch so viele Kenntnisse über die Neurophysiologie der Bildung und Erfahrung von Vorstellungen sammeln, diese Kenntnisse werden niemals die Erfahrung dieser Vorstellungen heraufbeschwören können, auch wenn sie uns eines Tages befriedigender erklären werden, wie wir zur Erfahrung der Vorstellungen kommen.“ Hier also – und nicht nur hier! – kommt wieder die Psychoanalyse zum Zug! Meiner Ansicht nach wird sich dieses oder ein daran angelehntes Vorgehen niemals erübrigen, ganz einfach weil unser Gehirn so und nicht anders strukturiert ist. Damasios Beispiel folgend, in dem er einen Menschen beschreibt, der auf eine wunderschöne sonnige Meeresbucht blickt, während ein Beobachter mit einem heute erst als science fiction denkbaren, doch prinzipiell möglichen Neuroscanner anwesend ist, wage ich eine Prognose. Niemand – es sei denn ein begeisterter Experimentator der ersten Stunde oder ein ausgesprochen bescheuerter, schizoid-humorloser Zwangsneurotiker – wird jemals *routinemäßig im Alltag* auf die Idee kommen, mit seinem Mitmenschen in solcher Situation wie folgt zu kommunizieren: „Aha, ich sehe, spezifische visuelle Neuronengruppen in Area 17, 18 und 19 sowie die Assoziationsfelder x, y, z sind hoch aktiv!“ Wahrscheinlich würde er kurz danach eine aktive Amygdala sehen und der andere würde ihn anraunzen: „Red nicht so blöd – schau Dir lieber diesen herrlichen Sonnenuntergang an!“ Aus diesem Grund ist es auch tröstlich und ausgesprochen wohltuend, daß Menschen wie Hanna und Antonio Damasio soviel Zugewandtheit zu anderen aufbringen und soviel Freude und Interesse an Musik und Kunst haben.

Fazit: Fühlen, Denken, Lernen und Gedächtnis benötigen zum einen Bewußtsein. Bewußtsein ist geknüpft an die Herstellung neuer repräsentationaler Verbindungen, dem stets eine strukturelle wie funktionelle Änderung neuronaler Strukturen entspricht. Ein Aufbau von Bedeutung wird somit immer von einer Verknüpfung neuer neuronaler Verbindungen begleitet. Psychotherapeutische Prozesse führen tatsächlich, wenn sie gelingen, zu veränderten Hirnstrukturen. Im Gegensatz zur jahrhundertelangen Diffamierung der Gefühle als Störer des Denkens sind Gefühle für abstraktes, zielgerichtetes und insbesondere interaktionell bezogenes Denken unverzichtbar. Denken ohne Gefühl ist in schwerstem Ausmaß gestört. Damasio formuliert daher in Abkehr von Descartes: „Ich fühle, also bin ich".

Interessanterweise bestätigen diese neurobiologischen Zusammenhänge die Grundregeln und basalen Erkenntnisse der Psychoanalyse: Daß nämlich bloßes Erinnern ohne emotionale Erschütterung nicht viel bewirken kann, daß Denken und Deuten ohne Einbeziehung des Gefühls folgenlos bleibt und daß umgekehrt eine Vorherrschaft von Angstgefühlen Denken und Neuorientierung unmöglich machen kann.

3.2 Hätte man sich für dieses magere Ergebnis nicht die Auseinandersetzung mit der Neurobiologie sparen können?!

Ich denke nicht. Zwar läßt sich leicht sagen, man habe es doch immer schon gewußt, dazu brauche man diesen ganzen Kram doch nicht. Umgekehrt haben wir nun aber eine sehr fundierte, weiter wachsende Basis, an der wir unsere Theorien neu orientieren und testen können, und von der hier lediglich ein kursorischer Überblick gegeben werden konnte. Ich verweise nochmals auf Abschnitt B und die m.E. notwendige kritische Sichtung mancher Ansätze.

Als wegweisend lassen sich auch die Ergebnisse der neuen Emotionsforschung auffassen. Für Analytiker wird es eine Herausforderung sein, die pessimistische Behauptung z.B. von LeDoux (1998) zu widerlegen, man könne im limbischen Gedächtnis fest etablierte Strukturen durch Psychotherapie nicht oder nur sehr unzureichend überarbeiten. Um dies erfolgreich zu falsifizieren, bieten sich aber genau die oben dargestellten Methoden an. Eine psychotherapeutische bzw. psychoanalytische Evaluationsforschung wird auf die geschilderten neurobiologischen Untersuchungsmethoden zurückgreifen können – und zukünftig müssen –, um Entscheidungen über weitere Behandlungsstrategien fundiert treffen zu können. Hierzu ein Beispiel: Noch vor 25 Jahren hätte man es nicht für möglich gehalten, einen scheinbar rein subjektiven Prozeß wie die innere Ausrichtung der Aufmerksamkeit am lebenden Gehirn einfach und ungefährlich *sichtbar* machen zu können. Dies ist mittlerweile mittels ereigniskorrelierter Potentiale im EEG, PET und funktionellem Kernspin (fMRT) gelungen. Es ist daher sehr plausibel anzunehmen, daß sich bei entsprechender Planung sehr bald auch einige Behandlungseffekte von Psychoanalyse objektivieren lassen. Damit wäre ein langer Traum erfüllt.

4 Folgerungen für die Behandlungstechnik

4.1 Warum soll man versuchen, eine optimale Aktivierung („arousal") zu erreichen?

Anhand dieser Zusammenhänge lassen sich die geschilderten Probleme in der Behandlungstechnik differenzierter verstehen: Ein erhöhtes arousal kann sich verstärken bis hin zu einer Streßaktivierung, in der ein förderliches analytisches Arbeiten nicht mehr möglich ist. In diesem Zustand, der sich analytisch als zeitweilige Verschiebung (= Reduzierung) des Strukturniveaus beschreiben läßt (Hohage 1996, S. 65), können kognitive Elemente – d.h. der Inhalt von Deutungen – nicht mehr in einem für therapeutische Fortschritte notwendigen Ausmaß verarbeitet werden. Ebenso kann der Patient nicht mehr flexibel assoziieren und noch weniger aus eigenem Material und Deutungen *lernen*. In diesem Funktionszustand werden daher solche Prozesse besonders aktiv sein, auf die das Gehirn i.S. einer Notfallreaktion zugreift: dies sind Operationen, die für Flucht, Angriff oder schlimmstenfalls unentrinnbare Hilflosigkeit eine Rolle spielen. Dies zeigt sich im Behandlungsverlauf in verschiedenen Abwehrkonstellationen, wie Rückzug ins Schweigen, rationales Argumentieren, Verlassen der Grundregel bis hin zu heftigen affektiven Ausbrüchen. Parallel nehmen Mechanismen zu wie Spaltung, Projektion und die sog. projektive Identifikation; letztere verstehe ich anders als die Kleinianer. Etwas verändert nach Krause (1998, S. 74f.) verstehe ich projektive Identifikation als einen komplexen Prozeß der affektiven Kommunikation, in welchem vom Patienten dem Gegenüber – weitgehend unbewußt ablaufend – durch intensive affektive Signale etwas vermittelt wird, was „dem Systembereich des Selbst nicht mehr zugerechnet werden" kann, z.B. Gefühle von Kleinheit oder Verachtung. Dies ruft beim Interaktionspartner meist unerklärliche und starke Angst hervor, später – so würde ich ergänzen – verbunden mit dem Gefühl von etwas Aufgezwungenem. Nach kurzer Zeit enstehen dann in ihm analoge Gefühle wie beim Patienten, so daß sich der Eindruck eines „projizierten Gefühls" aufdrängt. Kurz: *Ein hohes arousal (interaktioneller Streß) erhöht Anteil und Intensität von „frühen" Abwehrformen.*

Wie die Alltagserfahrung, das Verhalten von Piloten in kritischen Situationen, die Streßforschung und insbesondere die Untersuchungen von Dietrich Dörner zum Problemlösen in komplexen Situationen gezeigt haben (Dörner et al. 1983, Dörner 1989), reduziert Streß das Denkvermögen in außerordentlichem Ausmaß. In diesem Fall ist es notwendig, das erhöhte arousal zu beenden. (Hier sei natürlich vorausgesetzt, daß es nicht gerade um einen Kontext geht, in dem eben das Wahrnehmen und Bewußtwerden jener negativen Affekte von zentraler therapeutischer Bedeutung ist. Aber auch dann wird es notwendig, wieder einen förderlichen Zustand des Denkens zu erreichen).

Hierzu läßt sich postulieren: Interventionen, die auf das arousal einwirken sollen, müssen ausreichend in das Affektsystem eingreifen. Das – scheinbare –

Dilemma und die Herausforderung für die analytische Technik bestehen also darin, daß sich in solchen Situationen sehr oft sogar „ausgeklügelte" und „korrekte" Deutungen nicht bewähren werden. Durch spezifische, offenbar auch nonverbale, jedenfalls *nicht nur rein kognitiv deutende* Interventionen erfolgt hingegen nicht nur beim Patienten, sondern sehr wahrscheinlich bei beiden Interaktionspartnern eine Reduktion des arousals. Insbesondere negative Affekte wie Angst und Wut lassen in der Intensität nach, verschwinden möglicherweise sogar und machen anderen Affekten Platz. Bereits eine Verringerung in der Intensität negativer Affekte verbessert den Bereich der Kognition und stellt günstigenfalls die Flexibilität von Wahrnehmung, Denken und Erinnern wieder her.

4.2 Wie können arousal-reduzierende Interventionen aussehen und wie lassen sie sich gestalten?

Plausibel anzunehmen ist nach allem, daß eine globale Reduktion von arousal und somit Angst und Unsicherheit in erheblichem Ausmaß durch andere als rein verbal-kognitive Signale erzielt wird. Über welche Kanäle könnte dies erfolgen? *Welches sind die möglichen Wirkfaktoren?* Diese Frage werde ich hier selbstverständlich nicht lösen können, aber sie ist sehr lohnend. Zunächst und vor allem kann gedacht werden an die ständig vorhandene Hintergrundserfahrung von unbedingter Verläßlichkeit, wie sie schon durch das Setting in steter Wiederholung vermittelt wird. Dies entspricht durchaus einer Erzeugung von „Hintergrundgefühlen", nun nicht mehr nur für das Individuum, sondern im interaktionellen analytischen Geschehen. Die allmählich gewachsene Erfahrung des Patienten, daß er sich auf den Analytiker verlassen kann, weil dieser bei aller menschlichen Beschränktheit versuchen wird, sich wieder und wieder auf ihn einzustellen und ihn zu verstehen, gibt ihm so etwas wie ein Koordinatensystem, eine „Heimatbasis", vielleicht sogar nach Margaret Mahler ein „Mutterschiff", auf dessen „Ausgangswerte" sich die notwendig kommenden emotionalen Stürme beziehen können. Darüber hinaus muß es eine Reihe von *spezifischen Hinweisreizen* geben, die vor allem emotionale Reaktionen des Patienten ansprechen und auf diese i.S. einer Beruhigung einwirken. Denkbar wäre ein Transport solcher emotionaler Botschaften z.B. in der *Stimme* des Analytikers, die natürlich stark über die eigene vor- bis unbewußte Mimik moduliert wird – der Stimmklang ändert sich beispielsweise völlig, während man beim Sprechen lächelt. Solche Modulationen in Klangspektrum und Dynamik könnten dann an weniger belastete oder bereits erfolgreich bewältigte Situationen in der gemeinsamen konstruktiven (therapeutischen) Bindung erinnern. Als Möglichkeit kommen – als originelle Hypothese – vielleicht sogar *olfaktorische Reize* in Frage. Es ist also denkbar, daß sich der Aktivierungszustand beider Beteiligten auch in Geruchssignalen mitteilt – was, wenn es so wäre, eine interessante Debatte eröffnet über die förderliche Plazierung des Analytikers – besser am Kopfende oder eher etwas distanziert? Daneben gibt es wahrscheinlich *weitere Kanäle*, die bisher nicht ausreichend bekannt sind. Die Suche nach solchen Wirkfaktoren und Transferkanälen wäre also lohnend und bedeutsam!

Als bestätigende **Vignette** erinnere ich manche Situationen in meiner Lehranalyse, in denen ich in heftigen Abwehrkämpfen gefangen war und einfach nicht aufnehmen konnte, geschweige denn *verstand*, was mein Analytiker sagte und wollte. Es drohte manchmal hartnäckiger Stillstand. Dann zog ich mich zurück in stilles Schwitzen und lauschte angespannt – wie mir erst viel später klar wurde – auf andere Signale des Analytikers, wie sein in unzähligen Variationen hervorgebrachtes Atmen, sein Hin- und Herrutschen im Sessel oder die Intensität, womit der Schreibstift auf dem Papier kratzte. Bereits daraus ließen sich, wie jeder Analysand bestätigen wird, Rückschlüsse auf seine Verfassung ziehen, was natürlich auch auf mich, schon vor jedem weiteren Wort, einwirkte, mal tröstlich-beruhigend, mal aktivierend. In spezifischen Situationen, und *nur* in diesen, genau passenden, kam dann eine Reaktion, die mir als Beispiel des eigentlich „Kunstvollen" in diesem Beruf erscheint. Diese Kunst ist so schwer erlernbar und könnte vielleicht die Qualität und Güte eines Analytikers bestimmen – ähnlich jenem spannendem Timing und der charakteristischen Phrasierung im Ton, die gute Cellisten oder eine Sopranistin auszeichnen. In solchen Momenten jedenfalls hörte ich ein bestimmtes, leises, lächelndes Kichern und Glucksen aus dem Sessel schräg hinter mir. Manchmal reagierte ich zunächst sogar empört, daß der Lehranalytiker die Frechheit besaß, nun zu lachen, aber das dauerte immer sehr kurz. Dann entspannte sich die Lage, und ich begann selbst zu schmunzeln: jedoch, dessen war und bin ich mir sehr sicher, keineswegs nur durch pure Affektinduktion! Denn fast gleichzeitig setzte der bislang blockierte kognitive Vorgang ein, und ich *verstand* plötzlich einen Zusammenhang, den ich eben noch entschieden abgewehrt hatte. Ich empfand mein Unverständnis, also meine Abwehr, oder auch meine zurückliegende Narration nun selbst als komisch. Allerdings nie im Sinne einer Beschämung! Das wiederum verstärkte das Schmunzeln, manchmal gab es ein gemeinsames Lachen, und nun – bzw. erst jetzt! – war ich offen für weitere Deutungsarbeit. Der Streß war reduziert und die affektive Spannung, wenn es gut gelungen war, sogar in Humor umgewandelt worden. Der affektive Vorgang zur Reduktion des arousals diente somit als Bahnung für die gelingende Deutungsarbeit, was völlig den neurobiologischen Erkenntnissen über die Emotions-Kognitions-Kopplung entspricht. Insofern mag mein großes Interesse für diese Zusammenhänge durchaus – das gebe ich gern und dankbar zu – einem in vielfacher Variation wohltuend erfahrenen Vorgang in meiner Lehranalyse entspringen. Und umgekehrt ertappe ich mich heute gelegentlich dabei – oft erst im nachträglichen Hinhören auf meine Intervention –, daß meine Stimme plötzlich sogar eine ganz leicht sächsische Färbung bekommen hatte ... Vielleicht, und das wäre meine Hoffnung in Bezug auf meine analytische Kompetenz, habe ich also durch implizites Lernen sogar etwas von Tongebung und dynamischer Phrasierung eines wirklichen „Musikers" und Künstlers übernehmen können. Soviel zu impliziten Identifikationsprozessen, in denen Lehranalytiker präsent bleiben können.

4.3 Arbeitsbündnis, Beziehungstests, Fragen und Narrationen, Verwickeltwerden, Fürsorge und Neutralität. Schritte zur flexiblen und kontextbezogenen Handhabung von Behandlungsprinzipien

Problematik schematischer Behandlungstechniken. Klar ist, daß die Eckpfeiler der analytischen Regeln wie Abstinenz, insbesondere die Sicherung des Patienten gegen narzißtischen oder körperlichen Mißbrauch und die Prinzipien der Neutralität einschließlich der Vermeidung jeder Form von Manipulation oder Indoktrination, unter allen Umständen eingehalten werden müssen. Der Begriff Flexibilität im folgenden bedeutet also keineswegs eine Lockerung solcher Grundlagen. Das Ziel besteht vielmehr darin, eine optimale Einstellung des arousals für jeden Patienten zu erlernen. In der Therapie muß es auf einem förderlichen Niveau gehalten werden, da ansonsten eine Streßaktivierung mit den o.g. Nachteilen für emotionales Lernen ausgelöst wird. Ich behaupte, daß hierzu eine klare und dennoch *kontextbezogen flexible* Handhabung der Interventionen erforderlich ist.

Das starre Festhalten an behandlungstechnischen Prinzipien, z.B. Deutungsverfahren, die unerbittlich und konsequent eine bestimmte Linie verfolgen („Aggression zuerst") oder häufige Konfrontationen, ebenso ein Aufrechterhalten der kompletten Versagung unter allen Umständen („Spiegelplatte"), wird hingegen beim Patienten vor allem eines bewirken: Er erlebt seinen Analytiker als starr, unflexibel und unempathisch, insgesamt wenig menschlich. Dies muß den Patienten folgerichtig massiv verunsichern, sein arousal erhöhen, das Assoziieren und emotionale Lernen blockieren und damit auch seine Abwehr in Richtung eines niedrigeren Strukturniveaus verschieben. Der Analytiker wäre dann alles andere als ein menschliches Gegenüber in einem erforschenden, gemeinsam Zusammenhänge klärenden Dialog, er wäre kein korrigierendes Modell, kein hilfreicher Partner, sondern würde – in diesem Punkt stimme ich der kleinianischen Terminologie zu – zum Verfolger. Der Patient wird sich daraufhin, hoffentlich und günstigenfalls für ihn selbst, zurückziehen und hat eine Wiederholung früherer Versagungen gemacht. Im Extremfall kann ein Beharren des Analytikers auf technischen Prinzipien und Deuten aus einer allwissenden Position heraus eine Replikation der abgelaufenen traumatischen Situationen mit uneinfühlsamen, nicht verstehenden Beziehungspersonen hervorrufen und damit den Patienten retraumatisieren.

In diesem Sinn zweifele ich auch daran, daß der pure Entschluß, ein „Arbeitsbündnis herbeizuführen", viel bewirken kann. Wenn dieser Idealbegriff überhaupt zu verwirklichen ist, dann entwickelt sich ein Arbeitsbündnis erst im

Verlauf, es wird in Funktion und Stabilität je nach Kontext variieren und es kann immer wieder durch die neurotische Problematik gefährdet werden. Damit meine ich, daß das Arbeitsbündnis nicht wie ein Niemandsland oder als neutral deklariertes Gebiet aus dem therapeutischen Prozeß ausgegliedert werden kann. Das Konzept eines Arbeitsbündnisses, das nicht durch die therapeutischen Prozesse in Frage gestellt werden kann, halte ich deshalb für eine Illusion. Mit Joseph Weiss (1993, besonders Kap. 5) ist hingegen anzunehmen, daß der Analytiker zunächst – und im weiteren Verlauf immer wieder – eine Reihe von Beziehungstests überstehen muß, bis der Patient genügend Vertrauen entwickeln kann. Meiner Ansicht nach wird so erst im Verlauf der gegenseitigen Beziehungsfestigung die Thematisierung und Bearbeitung von bestimmtem Material möglich, z.B. Material, das Scham auslösen kann. Das beiderseitige Lernen – d.h. wie man gemeinsam ein optimales Erregungs-Niveau erreichen und notfalls wiederherstellen kann – entspricht somit einem „Einstellungsvorgang", der immer wieder vorgenommen werden muß. Dabei ergibt sich eine auffällige Parallele zum „affect attuning" zwischen Mutter und Kind nach Daniel Stern. Dabei gibt es jedoch selbstverständlich ein Gefälle im Bereich der Kompetenz für analytische Aufgabenstellungen. In diesem Prozeß übernimmt der Analytiker – analog zur Mutter und als zweifellos für diesen Aufgabenbereich Kompetenterer in der therapeutischen Dyade – die Aufgaben des Reizschutzes, somit auch eine Hilfe im Umgang mit Stressoren und Affekten, zudem beeinflußt er kognitive Aktivitäten des Patienten, indem er mit seinen Deutungen indirekt und direkt zur Ausrichtung und Fokussierung der Aufmerksamkeit auffordert, d.h. er moduliert ständig Wahrnehmung und Reizverarbeitung beim Patienten. Dies geschieht aber idealerweise nie manipulativ, sondern ausschließlich zum Zweck, die Selbsterforschungsfunktionen des Patienten zu stabilisieren und aufzubauen. Dies bedeutet selbstverständlich, daß nach einer „Justierung" des arousals eine deutende Klärung des abgelaufenen Prozesses erfolgen sollte, um dem Patienten den eigenen Aufbau von selbststeuernden Funktionen zu ermöglichen.

Schlußfolgerung: Um ein optimales arousal erreichen und halten zu können – was eine basale Voraussetzung für analytisches Arbeiten ist, da sonst die emotionalen und kognitiven Voraussetzungen dafür verlorengehen, besonders für Prozesse wie Assoziieren und Erlebenkönnen von Übertragungsphänomenen – muß der Analytiker berechenbar und verläßlich bleiben. Er darf vor allem keine undurchsichtige, allwissende und ängstigende Haltung einnehmen, da dies alles die Streßaktivierung ungünstig verschiebt. Dies läßt sich vermeiden, wenn der Analytiker jene Behandlungstechniken, die Variationen zulassen, flexibel und kontextbezogen handhaben kann.

Umgang mit Fragen und Narrationen. Wie Thomä und Kächele (1985, Band 1, S. 250f.) köstlich illustrieren, können besonders Ausbildungskandidaten bei Fragen des Patienten unter Druck geraten nach dem Motto: „Stellen Sie Ihre letzten

Fragen bitte jetzt nach der Anamnese!", und sie entwerfen ein Über-Ich-haftes Regularium: „Von der nächsten Stunde an stehe ich unter dem Abstinenzprinzip und kann Ihnen keine Frage mehr beantworten." Ich gestehe freimütig, daß ich, hätte diese Regel jemals bestanden, sie als vollkommen hirnrissiges Stereotyp empfunden und mit lustvoll-trotzigem Stolz gebrochen hätte.

Fragen des Patienten sind auch Beziehungsangebote. Meiner Überzeugung nach sind sie keineswegs ausschließlich als unbewußte Abkömmlinge i.S. von manifestem Traummaterial zu behandeln. Sie zielen oft tatsächlich nur oder *überwiegend* auf das Manifeste. In diesem Sinn halte ich inzwischen das schematische Einhalten einer „Gegenfrageregel" für völlig falsch und schädlich. Zwar ist es nützlich und förderlich, die Motivation der Fragen des Patienten zu klären. Es gibt aber häufig Situationen, in denen der Patient zur Einstellung seines arousals zunächst eine Orientierungshilfe benötigt. Daher würde eine „hilfreiche Antwort" (worunter ich eine verstehe, die den Patienten in den Stand setzt, wieder selbständig suchen und nachdenken zu können, die also seine Kompetenz fördert) das arousal senken und den Patienten wieder auf ein förderliches Funktionsniveau bringen. Wenn er dort angelangt ist, läßt sich auch im Nachhinein die Motivation seiner Fragen klären.

Auf Fragen schematisch mit „Gegenfragen" zu antworten, kann einer Gehirnwäsche gleichkommen. Die gleiche Gefahr sehe ich aber auch in einem starren Abhaspeln von Interpretationsprogrammen. Ich halte also das Prinzip, ausschließlich, völlig unabhängig vom Kontext und unabhängig von den affektiven Signalen des Patienten auf der Ebene von Narrationen zu operieren, die unaufhörlich als Übertragungsanspielungen und -angebote verstanden werden, für wenig förderlich. Dies wäre die Pervertierung eines interessanten Instruments, das Langs (vgl. Smith 1991) in den Vordergrund gestellt hat. Der Analytiker könnte bei solchen Interventionen zum besserwisserischen Übermenschen werden, der das gegenseitige Spiel verdirbt. Eine Technik, die ausschließlich mit Narrationen arbeiten würde, die emotionalen Reaktionen und Anzeichen von Streßaktivierung beim Patienten jedoch ignoriert, kommt vielleicht emotional kühlen, unempathischen Behandlern sehr entgegen. Für mich wäre sie aber keine analytisch fördernde Beziehung, da sie gegen Grundfunktionen des Gehirns verstößt. Sie könnte mit „richtigem", aber unaufhörlichem Deuten an den Gefühlsreaktionen des Patienten vorbeigehen und damit die Ziele des analytischen Arbeitens verfehlen. Und schlimmstenfalls folgt sie den Prinzipien des Verrücktmachens.

Als Beispiel fällt mir meine fünfjährige Tochter ein, die beim Spiel sagte: „Papa, jetzt mußt du mich aber auch mal gewinnen lassen, aber du mußt trotzdem richtig spielen!" Es geht also um Gefühle wie Annehmen, Kompetenzförderung, Humor und nicht um starre Erziehung zur „konsequenten Realitäts- und Deutungsverarbeitung". Dementsprechend „neurobiologisch korrekt" verstehen auch Thomä und Kächele (a.a.O., S. 251) die stereotype Gegenfrageregel als

Gefahr, nämlich einer als kränkend erlebten Zurückweisung, die den Dialog sogar zerstören kann.

Verwickeltwerden in die Übertragungsprozesse, Enactment und nachträgliches Verstehen. Auf diese Zusammenhänge kann ich hier nur kurz und etwas metaphorisch eingehen, da eine qualitativ zureichende Auseinandersetzung mehr Raum und Zeit erfordern würde. Auch anhand des kasuistischen Teils ist jedoch ausreichend klar, daß psychoanalytisches Vorgehen ein Verwickeltwerden in die neurotische Problematik des Patienten, d.h. auch das Einbezogenwerden in seine pathogenen Überzeugungen, überhaupt nicht vermeiden kann. Es ist umgekehrt vielmehr ein genuines Kennzeichen der Psychoanalyse, daß ebendiese Bedingungen sich im Übertragungsgeschehen entfalten dürfen, für eine erfolgreiche Analyse sich sogar entfalten müssen. Anderenfalls würde gerade die affektive, emotionale Welt, von denen Menschen weitaus mehr bestimmt werden als von Kognitionen, gravierend vernachlässigt. Ich formuliere daher pointiert: Wer als Analytiker das Verwickeltwerden oder auch sein eigenes „enactment", z.B. i.S. von Jacobs, vermeiden möchte, wird in diesem Beruf weder glücklich noch erfolgreich sein. Dies bedeutet meiner Überzeugung nach auch ein Aufgeben des Selbstanspruchs, zu jedem Zeitpunkt der Analyse („online") immer sofort wissen zu wollen, was genau abläuft und was man gerade theoretisch tut. Dies möchte ich durch den Bluesgitarristen und – für seine Musiker menschlich außerordentlich väterlich-kompetenten – Bandleader B.B. King illustrieren. Zu Kenntnissen in Kompositionslehre und Notation sagte er schlicht: „It is better to know this and not to need, than to need and not to know." Übersetzt verstehe ich das für die therapeutische Arbeit: Es ist besser, die Theorien zu kennen, sie aber nicht dauernd wie eine Landkarte vor sich hertragen zu müssen – weil man als Analytiker mit der eigenen inneren Entwicklung so weit gekommen ist, daß man in seinen impliziten, „limbischen" Strukturen eine für beide Seiten stabile und förderliche Orientierung findet. Umgekehrt sollte man Karten (= Theorien) lesen können, wenn es erforderlich und nützlich ist. Für die Selbstkritik und Bescheidenheit aber, zu erkennen, *wann* diese Fälle eintreten, sollten zwei Faktoren ausreichen: Eine gute Lehranalyse und die ständige Neugier, noch mehr verstehen zu wollen, wenn Patienten uns an und über Grenzen bringen.

Anhand der zu vermutenden Neurobiologie des Übertragungsgeschehens wie des Enactments läßt sich folgendes annehmen. Nur beim *Verwickeltwerden* bekommt man einen klaren Eindruck, d.h. ein so vollständiges Bild wie irgend möglich davon, auf allen Sinneskanälen, was die sich dadurch entfaltende Problematik tatsächlich mit dem Pt anstellt – vor allem auch auf der nach dem oben Dargelegten entscheidenden *gefühlshaften Ebene*. Dazu gehört auch die Betroffenheit darüber, daß man sich hat verwickeln lassen und daß man offenbar (noch) nicht anders handeln konnte. Vielleicht entspricht die Anerkennung von Verwicklungen und von enactment auch jener oben geschilderten Rehabilitation des Gefühls für das Denken, d.h. der vollzogenen neurowissenschaftlichen Wende gegen Descartes. Psychoanalyse ist einer der komplexesten Prozesse, den man als Mensch mit einem anderen Menschen erleben kann. Hierzu gehören notwendig Erfahrungen von (zunächst) undurchschaubaren Vorgängen und von unbekannten Gefühlskonstellationen. Wie abstraktes Denken ohne Gefühl in der Tat unmöglich ist, so erscheint mir Psychoanalyse ohne Verwicklungen nicht durchführbar. Erst indem man bereit wird, sich verwickeln zu lassen, erfährt man etwas gemeinsam: Der Analytiker etwas, was er nicht verstand und wozu ihn nun der Patient erst bringen mußte – und der Patient erfährt, noch vor jeder nachträglichen Deutung und Verstehensleistung, daß seine Problematik etwas Menschliches, offenbar auch dem Analytiker nichts Fremdes und Unzugängliches ist. Das ist erleichternd, fördert die Identifikation, eine gemeinsame für den weiteren Forschungsprozeß, darüber hinaus für den Patienten die Identifikation mit jenen nachträglich in Aktion tretenden Bereichen des Analytikers, die diesem die *Rückkehr aus der Verwicklung* ermöglicht haben! Hierdurch wird der Analytiker auch zum Modell, und gleichzeitig kann sich im Patienten die eigene neurotische Problematik relativieren und die Scham darüber verringern. Noch einmal: *Ohne Verwicklung könnten manche Probleme überhaupt nicht manifest und schon gar nicht therapeutisch fokussiert werden.* So könnten beispielsweise manche Beziehungsstörungen des Patienten gar nicht erkannt werden, wenn sie sich nicht in der Übertragungsbeziehung entfaltet hätten. Ärger und Irritation über das Klopfen meiner Patientin aus dem kasuistischen Teil an der Tür des Behandlungszimmers eröffneten anfangs undenkbare Erkenntnisse für die Patientin. Ein simpler Vorgang, den ich durch andere Maßnahmen hätte abstellen können, entpuppte sich so als Bestandteil einer Modellszene zwischen den Eltern der Patientin. Ohne meine Verwicklung und auf andere Weise wäre dies nicht zu erreichen gewesen.

Zum Verwickeltwerden gehört die Entdeckung von Gefühlen, die bei einem selbst durch den Patienten ausgelöst werden. Diese als Gegenübertragung zu identifizieren, ist – realistisch betrachtet – öfter erst nachträglich, also nach einem teilweise vielleicht unvermeidbaren Agieren (bzw. enactment) möglich. Unter solchen Umständen dürfte bei beiden Beteiligten das arousal ansteigen. Auch hier kommt es wieder darauf an, zu einer förderlichen Einstellung zu finden. Die Rückkehr zur Deutungsfunktion – also ihre Wiedereinsetzung durch die therapeutische Verwendung der Gegenübertragung – ist dann sehr wahrscheinlich von einer Reduktion des beiderseitigen arousals (des interaktionellen Streß) begleitet.

Patienten werden das Verwickeltwerden des Therapeuten und sein Enactment dann tolerieren, wenn der Therapeut transparent und verläßlich bleibt und solche Situationen wenigstens im Nachhinein offen deutend benennen kann. Nicht zuletzt dadurch können Patienten immer wieder das intensive Sich-Bemühen ihres Analytikers um einen exploratorischen Erkenntnisprozeß erleben. Umgekehrt kommen die Möglichkeiten, zu deuten anstatt sich zu verwickeln, immer wieder. Analog zu den Erfahrungen eines Kindes mit bemühten Bezugspersonen, wird der Patient die jeweilige Enactment-Szene vor dem Hintergrund der bisherigen Interaktionen bewerten (aus denen er auch eine Art Mittelwert gebildet hat). Und schließlich werden therapeutische „Fehler" im Kontext einer gelingenden korrigierenden emotionalen Erfahrung auch geringere Spuren hinterlassen. Auch hierbei ist, wir erinnern uns an die unermüdliche Tätigkeit der Amygdala, ein optimales Aktivierungsniveau von großem Vorteil, da sonst die notwendigen „Mini-Traumatisierungen" im analytischen Prozeß schwer kontrollierbar verstärkt werden.

Prinzip der fürsorgenden Haltung und der direkten, konkreten Unterstützung. Im Gegensatz zur Forderung, nur strengste Abstinenz und Neutralität, verstanden als vollkommene Enthaltung von jeglichen real unterstützenden Maßnahmen, ermöglichten ein analytisches Vorgehen, läßt sich die These aufstellen, daß eine direkte, fürsorgende und unterstützende Haltung *in einem bedeutsamen Kontext* den analytischen Prozeß erst ermöglicht. Als Beispiel führe ich nochmals (wie in Abschnitt B) die Patientin mit einer Inzestproblematik aus der Kasuistik an. Sie wurde erneut schwer traumatisiert, als ein Unbekannter in ihre Wohnung eingebrochen war und ihr zahlreiche wichtige und gefühlshaft sehr bedeutsame, z.T. intimste Dinge, gezielt stahl, wie ihre sämtlichen Kinderfotos, Wäsche, Bücher und Notizen. Ich wechselte daraufhin sofort in eine direkt „stützende" Haltung und teilte ihr auch meine Wut und Empörung über den Täter mit. Mehrere Stunden später berichtete die Patientin, wie außerordentlich förderlich sie dies erlebt hatte. Wir konnten folgendes verstehen: Eine andere Haltung von mir hätte sie ebenfalls verarbeitet, dies jedoch i.S. einer Retraumatisierung durch mich, und zwar als Wiederholung jenes Desinteresses der Mutter und der familiären Umgebung am fortwährenden Mißbrauchsgeschehen. Sie hätte dies aber genau wie damals nicht anzusprechen gewagt, sondern es sich – selbst deutend und trotz ihres gegensätzlichen Erlebens – als „analytisch notwendig" zurechtgebogen. Dies hätte aber zum Wiederaufleben und zur Verstärkung der lange Zeit bestehenden Spaltung zwischen analytischer und äußerer Situation geführt. Ihr Vertrauen in die Analyse und mich wäre schwer, vielleicht irreversibel erschüttert worden. – Umgekehrt brachte das zweistufige Vorgehen: (a) direkte Unterstützung in der traumatischen Situation, (b) spätere Reflektion des Vorgehens – nur Vorteile. Die Patientin formulierte: „Heute fühle ich mich wieder auf null gebracht nach den letzten zwei Wochen". D.h. das fürsorgende, direkt stützende Vorgehen hat der Patientin zum einen ermöglicht, die erforderlichen äußeren Schritte selbst vornehmen zu können, etwa ihre Anzeige bei der Polizei und dadurch die Rückwendung der Aggression auf den Täter, zudem das Einholen von Hilfe bei fördernden Personen der Umgebung – all dies hätte sie früher nie gewagt. Für die Analyse wäre eine zentrale Modellszene (das Nichtwahrnehmen der hilfsbedürftigen Patientin) durch mich wieder hergestellt worden, wenn ich an Prinzipien der Versagung starr festgehalten hätte. Die Versagung von Unterstützung hätte den analytischen Prozeß in diesem Fall und dieser Situation also nicht gefördert, sondern ihn – und das heißt ja: die Patientin! – scheitern lassen.

Fazit: *Die Versagung von Fürsorge und Unterstützung kann extrem „unanalytisch" sein und jede Arbeitsbasis zerstören.*

Zur Unterstützung des analytischen Prozesses gehört meiner Ansicht nach – heute, versehen mit dem neuen Wissen der Neurowissenschaften – auch eine wiederkehrende Einordnung von Material und ggf. von verstandenen Deutungen. Gemeinsame Geheimnisse für Patient und Analytiker gibt es bereits genügend. Wenn der Patient nun anhand neurowissenschaftlicher Tatsachen allmählich verstehen und erfahren kann, warum manche seiner Prozesse – nach derzeitiger Kenntnis! – so und nicht anders verlaufen, kann das außerordentlich förderlich sein, ihm die Einordnung seiner Symptome erleichtern und weiteres Material wie Erinnerungen und Gefühle nach sich ziehen. Insofern gehört nach meiner Überzeugung eine Unterrichtung des Patienten über solche Zusammenhänge – selbstverständlich nicht als Privat-Vorlesung, sondern kurz, und wenn sie paßt! – zum heutigen Repertoire von Analytikern, die die enormen Perspektiven der Neurobiologie ihren Patienten nutzbar machen wollen. Da jede Deutungsarbeit – *auf jeden Fall implizit!* – seit Bestehen der Psychoanalyse auch eine Theorie enthält, kann ich im Einbeziehen von neurobiologischen Tatsachen über das Gehirn keinen Bruch in der analytischen Behandlungstradition erkennen. Im Gegenteil: Diese Zusammenhänge sind als Wissenschaft frei zugänglich; sie sind kein Wissen, das „erst im analytischen Raum entsteht"; sie sind überwiegend wohltuend klar.

Neutralität. Eine neutrale Haltung sollte der Analytiker gegenüber den internen Instanzen und auch gegenüber der äußeren Realität des Patienten einnehmen, nicht aber gegenüber seiner Person (Léon Wurmser, persönliche Mitteilung 2002). Aus diesem Grund bewegt sich die eben geschilderte unterstützende Haltung völlig im Rahmen der selbstverständlich notwendigen analytischen Neutralität. Wird eine „neutrale Haltung" auch gegen die Person des Patienten eingenommen, so kann sie sehr leicht als Desinteresse, sogar Gleichgültigkeit, zumindest als Mangel an Respekt, Aufmerksamkeit und Wertschätzung verstanden werden. Auch aus den dargelegten engen Verbindungen zwischen limbischen und corticalen Feldern ergibt sich kein Anhalt dafür, daß ein formales Festhalten an „Neutralität" um jeden Preis irgendeinen Vorteil für das analytische Geschehen hätte. Um ein Beispiel Wurmsers zu nennen: Wenn man einem Patienten, von dem man weiß, daß er heute Geburtstag hat, zwecks Neutralität nicht gratuliert, befördert das keinesfalls die Analyse. Ich würde noch weiter gehen: Zu Recht wird der Patient den Analytiker insgeheim als seltsam bis verdreht empfinden, und es wäre erstaunlich, wenn diese (kleine?) Verletzung *nicht* die weitere Arbeit stört. Schlußfolgerung: *Eine basale Aufmerksamkeit und freundliche Zugewandtheit zur Person des Patienten stört keineswegs Assoziieren, Denken, Fühlen und Erinnern. Eher führt eine „Neutralität" gegenüber der Person zu Irritationen, die dann den analytischen Prozeß beeinträchtigen.*

4.4 Bewußtseinsprozeß, Gefühle und Übertragungsbeziehung in der Psychoanalyse

Zur Diskussion der Frage, ob therapeutisches Arbeiten nur mit oder besser ohne Einbeziehung der Übertragung stattfinden könne, läßt sich folgendes resümieren. (1) Man kann Übertragungsprozesse gar nicht vollkommen vermeiden oder umgehen. Sie sind da, ob man will oder nicht, ebenso wie man nicht *nicht* kommunizieren kann. Variieren lassen sich indes Intensität und Ausmaß, womit sich Übertragung entfalten kann. Übertragung ist sicher ein weitgehend automatisch und anfänglich zu großen Teilen unbewußt ablaufender Prozeß. Die Psychoanalyse geht mit den Übertragungsprozessen im Gegensatz zu anderen Therapieverfahren jedoch explizit deutend um. (2) Durch den Übertragungsprozeß und die davon angeregten Narrationen werden manche Probleme überhaupt erst sichtbar, und dabei handelt es sich oftmals sogar um zentrale Probleme des Patienten, etwa i.S. eines Zentralen Beziehungs-Konflikt-Themas (ZBKT) nach Luborsky (1995). Meiner Einschätzung nach handelt es sich dabei nicht selten um Probleme, die von keinem anderen psychotherapeutischen Verfahren überhaupt *wahrgenommen* werden könnten.

Hier sei wenigstens die therapeutische Funktion von *Behandlungspausen* (z.B. Praxisferien) erwähnt, in denen der Patient im Zustand des Getrenntseins vom Analytiker eigenständige Erfahrungen mit der Konsolidierung des Erarbeiteten macht. Somit kommt auch behandlungsfreien Zeiten im Rahmen einer gutgeführten Analyse eine Veränderungsfunktion zu. Hierzu kann postuliert werden, daß diese wiederum ausgeprägt – vielleicht gerade *wegen* der Verdünnung des kognitiven Deutungsprozesses? – im Bereich der limbischen Strukturen wirkt.

Aus folgender Überlegung spreche ich mich eindeutig *für eine Arbeit in der Übertragung* aus:

Würde ein Vorgehen in der Übertragung vollständig ausgeklammert, könnten bestimmte pathologische Bereiche, die die Neurose aufrechterhalten, gar nicht erreicht werden. Dies läßt sich auch neurobiologisch begründen: unbewußt ablaufende, d.h. auch implizite, limbische Prozesse, die nach derzeitigem Stand der Emotionsforschung von entscheidender Bedeutung und Auswirkung auf Denken, Fühlen und Handeln der Person sind, können nur dann erreicht werden, wenn die Therapie in der Lage ist, im Behandlungsablauf immer wieder ebenjene affektiven Prozesse zu evozieren. Auch aufgrund *gedächtnistheoretischer*

Überlegungen – wie die gut belegte Bahnung von Speicherabrufen für implizite Gedächtnisinhalte durch Hinweisreize („Priming") – ist die Annahme sehr plausibel, daß ein Wiedererinnern verdrängter Inhalte, insbesondere solcher traumatischer Art, umso besser gelingt, je ausgeprägter die sich im Übertragungsgeschehen ergebenden Hinweisreize mit jenen Reizen aus ursprünglichen (z.B. pathogenen) Szenen übereinstimmen. Hierzu ist aber ein interaktionelles Geschehen zwischen zwei Menschen am subilsten und intensivsten in der Lage. Vielleicht macht dieser Punkt – also die Erzeugung emotional intensiver interaktioneller Szenen mit pathogenem Beziehungsmuster im Übertragungsgeschehen – sogar einen entscheidenden, anderen Verfahren überlegenen Vorteil der Psychoanalyse aus! Dazu gehört aber notwendig, daß der Therapeut mit dem Patienten zahlreich wiederholt in Situationen gerät, in denen sich diese limbischen Strukturen so weitgehend wie möglich entfalten können. Dies bedeutet auch intensives Fühlen im Übertragungsprozeß; ein Vorgang, den Gerhard Roth – in seinem Einleitungsvortrag auf den Lindauer Psychotherapietagen 2001 – einen *„emotionalen Aufruhr"* nannte. Im Gegensatz zum Übertragungsgeschehen, so lautet meine erste Hypothese hierzu, können aber weder rein kognitive Einsichten noch ein permanentes Üben von lösungsorientierten Bewältigungsprogrammen die im analytischen Vorgehen beabsichtigte Kopplung zwischen Emotion und Kognition herbeiführen. Einseitige therapeutische Maßnahmen genügen nämlich nicht der Forderung von LeDoux (1998), daß spezifische limbische Funktionen zunächst erreicht und dann in vielen korrigierenden Prozessen überarbeitet werden müssen, will man berechtigt hoffen, sie doch noch zu ändern. Und hierzu könnte die zweite Hypothese lauten, daß die im Übertragungsprozeß evozierten Emotionen ein nach Dynamik und Intensität möglichst ähnliches Muster wie die Emotionen in den ursprünglichen pathogenen Szenen haben sollten, um deren optimale Bearbeitung zu ermöglichen.

Aus diesen Zusammenhängen ergibt sich jedoch ein *behandlungstechnisches Dilemma bei sehr schwer traumatisierten Patienten* (wie sie von Freud und Breuer in ihren „Studien über Hysterie" so kreativ und klinisch präzis geschildert wurden!). Anhand der neurobiologischen Befunde wird auch die Entscheidung der wohl meisten *Traumatherapeuten* nachvollziebar, sich (a) nicht immer – bzw. vielleicht (b) nur noch ausnahmsweise oder (c) generell nicht mehr – im Rahmen von *Übertragungsprozessen* mit zentralen traumatischen Inhalten zu beschäftigen. Auf diesen Punkt kann nur noch kurz eingegangen werden. Soweit ich es nachvollziehen kann, beruht diese Entscheidung auf der Erfahrung, daß die Annäherung an eine traumatische Situation im Behandlungsverlauf das arousal jedesmal derart erhöht, daß ein analytischen Vorgehen in diesem Zustand nicht mehr möglich ist. Zum anderen ist offenbar anzunehmen, daß durch die schließlich ausgelöste hochaffektive Erinnerung des Traumas die limbischen Einflüsse so außerordentlich intensiv werden, daß dem Patienten eine therapeutische Ich-Spaltung nicht mehr ausreichend gelingt. In diesem Fall führen dann auch scheinbar minimale äußere Attribute oder Hinweisreize über andere Kanäle des

Therapeuten, die als „trigger“ wirken, zu Intrusionen. Zudem ist denkbar, daß – i.S. von Konditionierungsvorgängen – in diesem Zustand die ansonsten als hilfreich erlebten Elemente des analytischen Prozesses, incl. der Person des Analytikers, mit den traumatischen Inhalten verknüpft werden, und zwar in besonders schwer zu identifizierender und therapeutisch angehbarer Weise (i.S. eines „impliziten“ Konditionierungsvorgangs offenbar auf limbischer Ebene, wie von LeDoux postuliert). Es ist daher im Rahmen eines neurobiologisch orientierten Verständnisses sehr plausibel, zumindest bei sehr schwer traumatisierten Patienten zum Zeitpunkt der intensivsten Erinnerung an das Trauma eine eindeutige, sehr klar ausschließlich hilfreiche Position *außerhalb des Übertragungsgeschehens* einzunehmen, weil dadurch die zu vermutenden Konditionierungsvorgänge vermieden oder deutlich reduziert werden. Die Hypothese, daß es anderenfalls zu einer für beide Beteiligte schwer erkennbaren und noch schwieriger aufzulösenden konfundierenden Verknüpfung des Therapeuten mit traumatischen Inhalten kommen kann, erscheint mir jedenfalls sehr bedenkenswert. Dadurch entstünde also das Dilemma, daß einerseits zwar die Übertragungsprozesse eine Annäherung an Traumata erst ermöglichen, andererseits aber das aufgefundene traumatische Material aufgrund seiner affektiven Wucht die zuvor stabile Übertragungsbeziehung in extremem Ausmaß stört. Die ideale Lösung – und ultimative Leistungsanforderung an den Therapeuten – bestünde dann darin, kontextabhängig das technische Vorgehen zu variieren. Die Kunst, zwischen analytischen und traumatherapeutischen Prozessen innerhalb der gleichen therapeutischen Dyade in förderlicher Weise umschalten zu können, ohne daß es zu Rollenkonfusionen kommt, bedeutet für Therapeut wie Patient vermutlich den höchsten Schwierigkeitsgrad. Dies bleibt wohl wenigen Spezialisten vorbehalten.

Die Möglichkeit, mit *ausschließlich* analytischer Methodik – ohne Modifikationen – sehr schwer traumatisierte Patienten erfolgreich behandeln zu können, erscheint bei Würdigung der Zusammenhänge also gering. Léon Wurmser als Psychiater und Psychoanalytiker, der Patienten mit – von ihm bewußt so genannten – „sehr schweren Neurosen“ mittels hochfrequenter Analysen behandelt, beschäftigt sich mit diesen Fragen schon seit langem (Wurmser 1993, S. 29): „Wie können wir die beiden Anforderungen miteinander versöhnen: dauerhafte tiefe Veränderungen durch Einsicht, durch Deutungen zu erzielen, während wir gleichzeitig dem Patienten die nötige Stützung durch psychotherapeutische Mittel zuteil werden lassen, Mittel, wie Erziehung, Einschreiten gegen selbstgefährliche Formen der Regression und eine Haltung von Spontaneität und Freiheit, die das Schöpferische im Patienten freisetzen kann? Ja, in manchen Fällen mag es nötig sein, eine solche volle psychoanalytische Behandlung mit Medikamenten, besonders antidepressiven Drogen, und mit anderen Modalitäten der Behandlung zu kombinieren.“ Wurmser, der die genannten Vorgehensweisen auch zusammen mit Kollegen kombiniert, verweist dann auf die zentrale Frage der Technik, nämlich (insbesondere bei Patienten mit masochistischer Problematik) zu vermeiden, „in der Behandlung zu einer Über-Ich-Figur *in Wirklich-*

keit zu werden und damit einer *realen* sadomasochistischen Beziehung Vorschub zu leisten, anstatt diese in der Übertragung beobachten und durcharbeiten zu können" (a.a.O., S. 29, Hervorhebungen im Original).

Vielleicht liegt der gemeinsame Nenner zwischen beiden möglichen Vorgehensweisen in der hier diskutierten Technik, das arousal im Übertragungsgeschehen konsequent innerhalb eines förderlichen Rahmens zu halten?

Ich fasse zusammen: Somit wäre der *analytische Prozeß* dann optimal eingestellt, wenn er die beschriebene Herstellung von neuen Bedeutungen (d.h. Bewußtsein) ermöglicht. In ausreichendem Maß kann dies nur stattfinden, wenn es nicht zu übermäßigem interaktionellem Streß kommt. Die Aufrechterhaltung eines förderlichen arousals setzt daher ein ständiges Pendeln in den mentalen Prozessen des Analytikers voraus – zwischen einerseits einem hochaufmerksamen, sehr bewußten, vielleicht auch mehr verbal orientierten Zustand (mehr linkshirnig, vor allem links präfrontal aktiviert) und andererseits einem mehr emotionalen, „limbischen" Zustand in den „regressiven" Verfassungen. Dies entspricht mit anderen Worten einem Pendeln zwischen hoher Reflektiertheit und intensiver Bezogenheit. Bei diesem Vorgang muß der Analytiker in der Lage sein, dem Patienten zu folgen, ohne den Kontakt zu seinen eigenen richtungs- und sinngebenden Deutungsstrukturen zu verlieren. Die Domäne der Psychoanalyse wäre dann, für die ansonsten kaum verbalisierbaren Bereiche gemeinsam eine Sprache zu finden, so daß aus dem vorsprachlichen, bislang auch dem Analysanden schlecht bis un-faßbaren Bereich, der nicht mitteilbar war, ein kommunizierbarer Bereich wird. Die dann mit Sicherheit neue Erfahrung des Analysanden, daß er bei der Mitteilung nicht verurteilt, nicht beschämt und nicht entwertet wird, ist für viele Patienten eine grundsätzlich neue Erfahrung. In diesem Zusammenhang wird auch nachvollziehbar, warum die Sprache dem aktuellen gefühlshaften Kontext angepaßt bleiben muß, da der Patient sonst, etwa bei einer theorieüberfrachteten Deutung, während er gerade tief regrediert ist, sich in der Deutung nicht wiederfinden kann und den Analytiker als fern, im Affekt nicht eingestellt erleben wird. Umgekehrt kann es natürlich auch Situationen geben, in denen eine verbale Relativierung des Geschehens, d.h. eine Distanzierung vor überflutenden emotionalen Zuständen, geradezu lebensnotwendig wird. Unter dieser – ebenso wie aus neurobiologischer – Sicht ist also die Rede von der „korrigierenden emotionalen Erfahrung" völlig berechtigt. Sie bewirkt eine Neustrukturierung neuronaler Karten im Gehirn, somit einen strukturellen und funktionellen Umbau der beteiligten Nervennetze. Veränderungen im Bereich der subjektiven Bedeutung mit Hilfe des analytischen Dialogs lösen also Änderungen im materiellen Aufbau des Gehirns aus!

Abschließend stelle ich zwei **Hypothesen** auf, die die Herausforderung von LeDoux (1998) aufgreifen. Sie lauten:

(1) *Entgegen der Ansicht von LeDoux ist eine (therapeutische) Überarbeitung auch von solchen impliziten Gedächtnis- und Erlebensanteilen möglich, die in limbischen Strukturen abgespeichert sind.*
(2) *Ein Nachweis von entsprechenden neuronalen Veränderungen durch Psychotherapie und Psychoanalyse ist methodisch innerhalb der nächsten fünf Jahre möglich.*

Resümee:
Plädoyer für eine kritische Sichtung der psychoanalytischen Theorie

Wenn die Psychoanalyse als ernstzunehmende Therapiemethode wie als theoretisch bedeutsames Modell des Menschen sich nicht ins wissenschaftliche wie gesellschaftliche Abseits begeben will, ist es m.E. dringend an der Zeit, eine Sichtung der Befunde vorzunehmen. Dies entspricht guter methodischer Tradition. Daher wäre vorzuschlagen, zu Zwecken der Lehre und wissenschaftlichen Auseinandersetzung die in unterschiedlichem Ausmaß durch Nachbardisziplinen bestätigten Bereiche der psychoanalytischen Theoriebildung zu definieren. Daß dies nur Resultat von langfristiger Diskussion und Sichtung sein kann, ist klar. Von streitenden Expertengremien ist die Erwartung von Ergebnissen in absehbarer Zeit auch vielleicht zuviel. Als erste *Grobklassifikation* böte sich dennoch folgende Vierteilung an, mit der sich ebenso die schulenübergreifende Auseinandersetzung übersichtlich gestalten ließe:

1) Bereiche, die *mit wissenschaftlicher Methodik nachweislich übereinstimmen* mit replizierbaren Basisbefunden von Nachbarwissenschaften. D.h. praktisch sind dies Bereiche, über die keine Auseinandersetzung mit den anderen Disziplinen geführt werden muß, weil es gemeinsam gesicherte Erkenntnis ist. Dazu gehört z.B. die Anerkennung der Tatsache, daß es unbewußte Prozesse gibt, die nicht zufallsgesteuert, sondern im Kontext von internen wie interaktionellen Bedeutungen ablaufen.

2) Bereiche, die *auf keinen Fall in Widerspruch* zu Nachbardisziplinen stehen dürfen und für die sich eine methodisch akzeptable empirische Überprüfung zumindest absehbar entwickeln läßt, so daß sie falsifiziert werden können.

3) Bereiche, die ebenfalls *auf keinen Fall in grundlegendem Widerspruch* zu gesichertem Wissen aus Nachbardisziplinen stehen dürfen, für die sich aber – noch? – *keine experimentelle Überprüfungsmethode* finden läßt. Sie haben sich jedoch als klinisch-behandlungstechnisch wie in der Theoriebildung als nützlich und tragfähig erwiesen und sind immanent plausibel: d.h. damit wird

anerkannt, daß es Bereiche gerade in der „*künstlerischen Disziplin*" *der Psychoanalyse* gibt, die nicht oder noch nicht operationalisiert und mit wissenschaftlicher Methodik überprüft werden können. Daraus folgt aber auch, daß sich z.B. für diskutierte Phänomene, etwa von Abwehrvorgängen, für ihre bisherigen modellimmanenten Erklärungen auch andere, sogar gänzlich andere Herleitungen finden lassen könnten.

4) Bereiche, die *in völlig unvereinbarem Widerspruch zu gesichertem neurowissenschaftlichen Wissen* stehen. Dies bedeutet, sie wären dann nicht etwa unter der Flagge als „genuin psychoanalytisch" oder „klinisch außerordentlich fruchtbar" zu halten, sondern nach wissenschaftlichen Kriterien falsifiziert. Hierzu gehören auch psychoanalytische Grundannahmen, die nach gesicherter Wissensbasis aus der Grundlagenforschung falsch sind. – *Hinweis:* Absehbar wäre hierzu eine Abwehrbewegung in der wissenschaftlichen Diskussion, indem Erkenntnisse und Prämissen aus der Kategorie 4 einfach in die Kategorie 3 verschoben würden. Dem wird durch die Forderung begegnet, daß Theorieelemente der Kategorie 3 nicht in grundlegendem Widerspruch zu gesichertem Wissen aus den Nachbardisziplinen stehen dürfen.

Obwohl alle Vorwürfe und entsetzt-wütenden Zwischenrufe von „Positivismus" und „Spaltung" über „Inquisition" bis zur „Aufgabe der analytischen Unabhängigkeit und Eigenständigkeit" schon vorher-hörbar sind: Ich schlage vor – und fordere – von einer wissenschaftlich ernstzunehmenden Psychoanalyse, daß auf ihrer erkenntnistheoretischen Landkarte die einzelnen Gebiete erkennbar gestaltet und sie genauso der methodischen Kritik unterzogen werden wie in anderen Wissenschaftsgebieten auch. Bereiche, für die sich Beweise erbringen lassen, daß sie der Kategorie 4 angehören, sollten auf keinen Fall weiter als zentrale theoretische Bestandteile vertreten werden. Das *Mindeste* wäre ihre klare Definition als *unvereinbar* zu Grundlagenwissen (obwohl sich gerade daraus für manche Anhänger schon wieder ihre Attraktivität speisen würde, die ihnen eine Identität als z.B. „antipositivistische, unabhängige Denker" verschaffen würde). Auf Bestandteile der Kategorie 4 sollte weiter hingewiesen werden – zum Beweis der kritischen Toleranz dieses Ansatzes: auch *sie* könnten sich ja in irgendeiner Weise modifizieren lassen! – aber eine kritische psychoanalytische Theorie würde auf sie verzichten, insbesondere, wenn sie Grundannahmen darstellen sollten. Umgekehrt stellt dies gleichzeitig eine Anregung der wissenschaftlichen Forschung und Diskussion dar: Wie ließen sich nämlich dann die Phänomene – unter Verzicht auf unhaltbare Modellbestandteile – konsistenter und widerspruchsfreier erklären? Und schließlich wäre es sogar auch denkbar, daß sich im Zug des wissenschaftlichen Fortschritts Bereiche aus der Kategorie 1 falsifizieren lassen, wie es ja auch mehreren jahrzehntelang „gesicherten" Grundlagen in den Neurowissenschaften widerfahren ist. Dies wäre eine offene wissenschaftliche Arbeitsweise.

Ich halte dies nicht für eine Zensur des Denkens oder gar eine Beschneidung der analytischen Kreativität. Umgekehrt empfinde ich vielmehr das unhinterfragte *Beharren* auf wissenschaftlich nicht mehr haltbaren Bestandteilen, wie sie beispielhaft in dieser Arbeit diskutiert wurden, und deren unkritische Vermittlung als Einschränkung des Erkenntnisfortschritts, wenn nicht sogar als Indoktrination, womit sich die Psychoanalyse selbst diskreditiert. Eine kritische Sichtung der Theorie anhand heutigen Wissens ist unabdingbar, wenn wir zu einer gesicherten Theoriebasis und in eine ernsthafte Zusammenarbeit mit anderen Disziplinen finden wollen.

Sex, Fernseh-Hunger und die Suche nach dem Messeförster

Analyse eines Falles von Vater-Tochter-Inzest: Übertragung und Gegenübertragung, Stabilisierung, Analyse der perversen Kernproblematik und traumaorientierte Interventionen

Eckhardt Gehde

> Tanzan und Ekido wanderten einmal eine schmutzige Straße entlang. Zudem fiel auch noch heftiger Regen.
> Als sie an eine Wegbiegung kamen, trafen sie ein hübsches Mädchen in einem Seidenkimono, welches die Kreuzung überqueren wollte, aber nicht konnte. „Komm her, Mädchen", sagte Tanzan sogleich. Er nahm es auf die Arme und trug es über den Morast der Straße.
> Ekido sprach kein Wort, bis sie des Nachts einen Tempel erreichten, in dem sie Rast machten. Da konnte er nicht mehr länger an sich halten. „Wir Mönche dürfen Frauen nicht in die Nähe kommen", sagte er zu Tanzan, „vor allem nicht den jungen und hübschen. Es ist gefährlich. Warum tatest du das?"
> „Ich ließ das Mädchen dort stehen", sagte Tanzan, „trägst du es noch immer?"
>
> (*In:* „Den Mond kann man nicht stehlen." Beispielhafte Zen-Geschichten aus tausend Jahren. Ausgewählt von Jürgen Stephan. S. 25. München, o.J. (Scherz))

1 Vorbemerkung

Unsere analytischen Begriffe ermöglichen Beschreibungen von menschlichen Prozessen, die bis zur Entwicklung des begrifflichen Instrumentariums wohl nur guten Schriftstellern zugänglich waren. Sie können Licht in Zusammenhänge und kaum Sagbares in „Transporthüllen" bringen. Sie sind ausgesprochen nützlich und hilfreich, um sich untereinander zu verständigen. Umgekehrt aber schützen die analytischen Begriffe vor Berührung, Angerührt- und Verführtwerden wie die ärztlichen Distanzierungswerkzeuge: Kittel, Mundschutz und chirurgische Instrumente. Dieser Schutz kann die Arbeit aber auch erschweren, weil eine Vermummung Berührung und Begegnung verhindert. Und die äußere, wenig durchgearbeitete Übernahme von Regeln kann durch Phantasieprozesse unbewußt unterlaufen werden, bis die Regeln in Traum und Phantasie überlistet oder in der Realität ausgehebelt werden – wozu die Religionen eine Fülle von

Anekdoten bereithalten. Passend zu diesem – als europäische Metapher – „Navigieren zwischen Skylla und Charybdis“ erscheint mir das obenstehende Motto aus der asiatischen Tradition. Ich möchte es zwar nicht so weit verstehen, als wären Analytiker Mönche – aber sie sind dennoch unbedingt den Geboten einer weitreichenden Abstinenz verpflichtet, die insbesondere sexuelle Grenzverletzungen und Übergriffe auf Patienten ausschließt. Umgekehrt kann man als Analytiker nicht helfen, ohne sich – gefühlshaft, mit allen Sinnen – *innerlich* berühren zu lassen und in gleichem Maß zu berühren. Dabei kann der Weg morastig werden. Der analytische Raum riecht lange nach Verführung, vor allem wenn es um sexuellen Mißbrauch geht sowie um das davon ausgelöste, immer wieder inszenierte Bedürfnis nach übergroßer Nähe. Passend ist daher eine Fehlleistung, dir mir beim Abtippen des Mottos unterlief: „Er nahm es [das Mädchen] auf die Arme und trug es über den Morast der – *Sprache*.“

Wenn ich in dieser Kasuistik daher von meiner sexuellen Gegenübertragung spreche, ohne allzuviel analytisches Vokabular, dann befürchte ich, mehr von mir selbst zu zeigen als mir professionell erlaubt schien. Es könnte peinlich werden, ja etwas schamlos Exhibitionistisches haben. Die ca. 600 Stunden Arbeit mit der gleich vorzustellenden, bei Therapieabschluß 31jährigen Frau mit einer Mißbrauchsproblematik haben mir aber nochmals gezeigt, welche entscheidende Bedeutung der aufrichtigen Wahrnehmung von sexuellen Gegenübertragungsreaktionen zukommt, ebenso dem klaren Umgang damit: besonders, wenn die Situation schnelles Handeln und Denken erfordert, aber auch, weil sie unter Wahrung der Abstinenz gemeinsame neue Verständnisräume eröffnen können. Die jährlich rund 400 *bekannt werdenden* Mißbrauchsfälle innerhalb von Psychotherapien in Deutschland belegen die Notwendigkeit, sich damit auseinanderzusetzen.

2 Ausgangslage: Die Patientin, ihr Körper, erste Impulse in der Gegenübertragung

Die bei Therapiebeginn 25jährige Frau, mittelgroß, mittelschlank, ist noch in der ehemaligen DDR graduierte Betriebswirtin, gerade vom letzten Freund getrennt, der sie schmählich mit einer anderen betrogen hat, was er gar nicht schlimm fand, sie eigentlich auch nicht so sehr; sie hat neulich wieder mit ihm geschlafen. Sie arbeitet, nach mehrmonatigem Aufenthalt in Brüssel, seit kurzem im Vertrieb einer hiesigen Büromaschinenfirma. Frau H. sieht eigentlich ganz vergnügt aus, gepflegt, hat die Lippen rot gemalt, die leicht geschminkten Augen im vollen runden Gesicht erscheinen mir grün, was ich bis jetzt nie genau identifizieren konnte. Ihre Stimme schwankt und kippt merkwürdig: Mal durchaus erotisch-kehlig, wenn sie von Kollegen spricht, die sie „anmachen“ wollten, dann wieder kindlich-piepsig bis zittrig-ängstlich, sehr hoch, etwa beim Nennen des für sie wichtigsten Ortes, was ihr bei mir bald den Codenamen „Miß Perleberg“ einbringt. Frau H. erzählt viel, flüssig und bereitwillig; dies bleibt: trotz vieler wiederkehrender Narrationen habe ich mich mit ihr kaum je gelangweilt. Ihre für mich eher zerzaust, teils burschikos wirkende Frisur wechselt im Verlauf der Therapie die Farbe von blond zu rot und wieder Kastanie; die jeweilige Kreation wird später von der Supervisorin und, empört über meine Ignoranz, von meiner Frau als gerade hochaktuell bestätigt. Frau H. trägt anfangs leichte Sommerkleidung, meist nur Hosen; zunächst etwas ausgeschnittene Blusen, erscheint später aber meist hochgeschlossen, wechselnd im Schlabberlook der Sportkleidung bei Abendstunden und Berufskostüm am Tag. Irgendwie beschäftigt mich ihr Körper mehr als jener von anderen Patienten; so fällt mir von Beginn an ihr voller hübscher Busen auf, wobei ich meinen Blick schnell als nicht sonderlich hilfreich-professionell, die Patientin bedrängend, einstufe und zügle. Nach kurzer Zeit schon ertappe ich mich beim Hinausgehen, daß ich ihren Po, den sie bei der Schilderung ihrer Eßattacken als „zu dick" bezeichnet, kritisch begutachte; er ist tatsächlich etwas breiter, aber wohlgeformt, und ich bemerke, während sie hinausgeht, mehrfach den Impuls, ihr hintendrauf zu klatschen. Das befremdet mich, ärgert mich auch, da ich nie zu jener Sorte von Männern gehören wollte. Gleichzeitig spüre ich aber genau diese gewisse, feixende Lüsternheit an mir, auch kommt mir die merkwürdige Idee, das könne sie doch *selber wollen*. Diese ersten Anzeichen verschwinden bald. Für lange Zeit erscheint mir die Patientin eher als gequältes Kind, als Opfer, ich finde sie überhaupt nicht attraktiv, eher körperlos, und werde umgekehrt für sie zu einem überwiegend asexuellen, guten, stützend-begleitenden Objekt, sicher weit mehr mütter- als väterlich; fast – wie sie heute rekonstruiert – wie ein guter Opa in der Zimmerecke, der ihr vor einem Kamin vorliest. Die ersten 50 Stunden finden im Sitzen mit 2 Wochenstunden statt, ohne Supervision als tiefenpsychologisch fundierte Therapie. Eine Analyse hat sie als zu aufwendig abgelehnt, vielleicht wolle sie auch umziehen. Wir bearbeiten ihre lange innere Einsamkeit, die im folgenden geschilderte Kindheitssituation, vor allem die gescheiterten Männerbeziehungen. Ich höre viel, bemühe mich sehr, habe aber den Eindruck, trotz gegenteiliger Beteuerungen der Patientin, nicht recht voranzukommen. Manchmal fühle ich mich hilflos, besonders wegen der zwanghaft wiederholten, stets masochistisch-selbstschädigenden Beziehungskonstellationen, die sie auch noch zu genießen scheint. Einmal reden wir über einen alten, wohl ungarischen Film namens „Geliebtes Scheusal", den ich zufälligerweise als 11jähriger Junge in der DDR gesehen hatte und in dem Frau H. sich wiedererkannte: Eine Frau verfällt einem schnauzbärtigen, dunkelhaarigen, „gefährlich" aussehenden Mann, der sie aus verschiedensten Situationen u.a. durch brennende Küsse zum Schmelzen bringt; sie verliert bei ihm den Kopf, selbst als sie schon ein Kind mit einem soliden Familienversorger hat; im Showdown erschießt sie endlich in Notwehr, aber schluchzend den bösen Mann. Dieser Film wurde für mich ein berufliches Motivationselement, wovon die Patientin nichts erfuhr; so fragte ich mich jahrelang als Jugendlicher: „Was *hat* dieser Schnauzbart, und wie können Frauen nur so blöd sein??" Als Frau H. von ihrer intensiven sexuellen Begierde auf einem Rockmusik-Festival erzählt, fallen mir plötzlich reichlich sexuelle Szenen aus meiner eigenen Vergangenheit ein. Ich bedauere kurzfristig, jedoch auffälligerweise nur in ihren Stunden, Analytiker zu werden – geht da nicht alle Spontaneität weg? Ebenso regen sich wieder übergriffige Impulse bei mir, die ich noch schlecht einordnen kann. Bald darauf zeichnet sich immer deutlicher eine *reale* Inzestproblematik ab. Dabei wechselt die Patientin zwischen zwei Zuständen, die i.S. einer Dissoziation voneinander getrennt gehalten werden: mal meint sie einen Mißbrauch deutlich zu erinnern und zeigt sich betroffen. Dann wieder verwirft sie ihn als völlig unmöglich oder bagatellisiert ihn, sollte er doch passiert sein.

3 Symptomatik, biographische Hinweise und Psychodynamik

3.1 Symptomatik

Beruflich erscheint zu Beginn alles stabil im Leben von Frau H. Sie konnte immer gut lernen und Prüfungen absolvieren bis zur graduierten Betriebswirtin. Sie kommt heute gut mit den Kundengesprächen zurecht, erlebt sich aber als sehr kränkungsempfindlich selbst bei objektiv kleinen Fehlschlägen und berechtigter Kritik von Vorgesetzten. *Diagnostisch* zeigt sich – vorab – eine ausgeprägte Bindungs- und Beziehungsstörung mit überwiegend masochistischem Muster, dies auf Basis einer narzißtischen Störung nach früher Traumatisierung. Die traumatisierenden Elemente werden von der Patientin früh ausgesprochen; bereits nach 20 Stunden ergibt sich der V.a. einen sexuellen Mißbrauch durch den Vater. Daneben besteht eine Eßstörung mit bulimieartigen Eßattacken.

Als Hauptproblem nennt sie: „Ich bin nicht fähig, eine normale Beziehung zu führen" und „Ich denke, spontan mag mich niemand". Im Verlauf der ersten Monate klären sich zwei völlig gegensätzliche Muster ihrer Männerbeziehungen: beim *ersten Typus* begehrt sie den Mann sexuell stark und ist in ihn verliebt mit allen Höhen und Tiefen – dann ist aber *er* wenig aufmerksam und nach kurzer Zeit mißachtet, demütigt und betrügt er sie. Immer sind es ausgesprochen narzißtische Männer, daher umso großspuriger, je weniger sie beruflich zu bestellen haben. Der letzte von ihr leidenschaftlich geliebte Freund, Dietmar, ein dicker, sogar nach ihrer Einschätzung häßlicher und erfolgloser Informatikstudent, der seinen fehlenden Abschluß mit Zeitmangel wegen seiner Programmiergenialität begründete, blieb tagelang weg, rief sie aus den Betten anderer Frauen an, was sie ahnte, aber verleugnete – kam er dann zurück, gab es rauschenden Sex und sie erlebte sich für kurze Zeit unendlich glücklich. „Ich habe nur die gern, um die ich kämpfen muß". Ein anderer Freund knutschte auf den Vordersitzen im Auto mit einer anderen Frau, während die Patientin auf der Rückbank vor Eifersucht und depressiver, leerer Verzweiflung verging. Zu beiden Männern erlebte sie sich als nahezu hörig. Stets verleugnet sie lange Zeit alle schlechten Eigenschaften solcher Partner, bewundert sie grenzenlos, was sie später fassungslos macht. Höchst attraktiv sind für sie solche verheirateten Männer, die ihr etwas Angst machen: z.B. hat sie lange Zeit auf Messen heftige sexuelle Reaktionen gegenüber typischen Geschäftsleuten entwickelt, konnte Kontakte nur mit Mühe vermeiden, ging schließlich aber mehrere kurze Affären ein. In diesen Kontakten ist es besonders lustvoll für sie, ausschließlich als Dienerin des Mannes zu funktionieren; sie verwandelt sich dann nach eigenen Worten in eine „Sexmaschine" und sagt stolz dazu: „Nach einer Viertelstunde kann mir kein Mann mehr widerstehen!" Im Verlauf wurden in unserer Sprachregelung daraus die *„Messemänner"*. Der *andere Partner-Typus* ist nett, beruflich solide und zuverlässig, kümmert sich im Haushalt, ist rücksichts- und verständnisvoll, zärtlich und versorgt sie; er ist der Mann, mit dem sie Kinder haben will, wie jener Förster, mit dem ihre gute Freundin verheiratet ist. Nach Wochen bis Monaten wandeln sich aber die anfangs romantischen Kontakte zum lauen Kuschelsex, die Patientin empfindet immer weniger, wird frigid und schiebt die Schuld dem Partner zu, der sich sofort noch mehr bemüht – woraufhin *sie* sich dann in gehässiger, abwertender Weise verhält, z.B. ihn bei Verabredungen mit fadenscheinigen Entschuldigungen sitzen läßt, seinen Körper abschätzig kommentiert und ihre Langeweile bis rasch zunehmenden Ekel beim Sex mit ihm zeigt. Die einzige Chance für den Partner, die Beziehung nicht zu verlieren, wäre in diesem Dilemma eine Annäherung an den ersten Typus, was jedoch für die – von uns jetzt so genannten – *„Förster"* meist unmöglich ist. Schließlich kommt es zu heftigen Streitereien mit Provokationen der Patientin, die darin kulminieren, daß der Mann entnervt und wutentbrannt die Wohnungstür hinter sich zuwirft. Das Sitzen in der Stille, allein in der leeren Wohnung, ist für die Konflikte mit beiden Partnertypen gleich; hier treffen sich beide Teufelskreise. Das Alleingelassenwerden ruft dann schwärzeste Depression hervor, intensiven seelischen Schmerz und innere Leere, ein Alleinsein, das die Patientin als entsetzlich, als völlige Verlassenheit von allen Menschen, vom Leben überhaupt beschreibt – dabei wird komplett ausgeblendet, daß sie selbst diese Situation herbeigeführt hat. Das Leiden wird noch intensiv verstärkt, wenn sie sich von allen Kontakten zurückzieht, die Heizung nicht aufdreht, nicht ißt und auch sonst nicht für sich sorgt. Die Patientin versteht nicht, warum sie immer wieder in diese Beziehungen gerät. Ihre Spaltung in asexuelle „gute", eher mütterliche vs. sexuell attraktive „böse", eher dem Vater ähnliche Männer erscheint mir hingegen bald sehr deutlich als Spiegelbild zum bekannten „Huren-Madonna-Komplex" bei Männern. Allerdings fragt sich Frau H. seit langem, ob dies mit ihrem Vater zusammenhängt.

3.2 Biographie

Die *biographischen Daten* erschlossen sich in den Bedeutungsdetails wie üblich erst im Verlauf, ganz wesentliche Punkte sogar erst jenseits von 250 Stunden. Die logische Klarheit, die aus dem Rückblick eine Kasuistik so schlüssig erscheinen läßt, ergab sich erst aus einem Wust von teils widersprüchlichen Einzelszenen. Die Patientin wuchs als zweites Kind in einer Kleinstadt der ehemaligen DDR auf, der Bruder ist 2 J älter. Der *Vater* (+21 J) war früher Maler u. Tapezierer, er starb 47jährig nach wenigen Monaten der Therapie – kurz bevor wir mit dem analytischen Setting begannen – nach jahrzehntelangem Alkoholgebrauch an einer Leberzirrhose. Anfangs erscheint er in der Therapie nur als Monster: so hatte die Patientin immer Angst vor ihm („Er hat mir meine ganze Kindheit zerstört!"). Er war egozentrisch, laut, „ohne soziale Fähigkeiten", stellte sich gleichwohl – was die kleine Patientin damals glaubte – als nahezu genial dar. Herrschsüchtig, voller Willkür und jähzornig, verprügelte er häufig unter Alkohol im Nebenzimmer die Mutter, während die Kinder schlafen sollten. Er schlug über Jahre regelmäßig den Bruder „mit Lederriemen blau", was exekutionsmäßig im elterlichen Schlafzimmer geschah, wobei die Mutter weinend vor der Tür stand, aber nichts unternahm. Kontrastierend hierzu tauchte erst allmählich auf, daß die Patientin den Vater als selbstunsicher und sehr schüchtern erlebte, mit zärtlichen Gefühlen, die er aber nicht aussprechen konnte, viel später erst erinnert sie wenige Szenen von Frieden und Glück aus der Grundschulzeit, in denen sie mit dem Vater im Faltboot paddelt. Unter extremer Scham erwähnt sie schon in der 20. Std eine wie ausgestanzt und isoliert wirkende Szene, über deren Realitätsgehalt sie sich unsicher ist. Darin liegt sie im Alter von ca. 5 J mit dem Vater im Schlafzimmer. Die Zimmereinrichtung kann sie später detailreich inkl. der Muster des väterlichen Pyjamas beschreiben. Sie weiß noch, daß der Vater sie „angefaßt" hat zwischen den Beinen, danach sind alle Erinnerungen völlig verschwunden. Überhaupt ist die gesamte Zeit zwischen ihrem 6. und 14. Lj in der Erinnerung nebelhaft. Belegt und hinweisgebend ist die Ausbildung einer inzwischen blanden Neurodermitis und verschiedener Allergien in dieser Zeit, vor allem jedoch eine wiederholte stationäre medizinische Diagnostik zwischen dem 6. und 10. Lj wegen unklarer, starker ziehender Schmerzen im Unterbauch. Die *Mutter* (+23 J) beschreibt sie zunächst nur als idealisierten Gegenpart zum Vater: zuverlässige Fernmeldemechanikerin, gutaussehend, „eine ganz Liebe", gutmütig-geduldig, sehr hilfsbereit, ringsum beliebt, angeblich immer für die Patientin da; so cremte die Mutter tröstend ihre neurodermitisch juckenden Haustellen ein. Erst im ersten Analysejahr tauchten dann Wut und Haß gegen die Mutter auf, viel stärker als gegen den Vater, bei dem diese Affekte fast durchgehend bis jetzt fehlen. Zwischen den Eltern war die Situation „immer gespannt". Als angst- wie ekelbesetzte Schlüsselszenen erscheinen die schlimmen, schweigsam-gespannten Abendessen, bei denen der Vater schweigend Bier schluckte und Blutwurstbrote mampfte: daraus explodierten urplötzlich aggressive Durchbrüche des Vaters, mit Schreien und öfter Prügeln der Mutter im Wohnungsflur. Es kam dann – wie erst nach sehr langer Zeit unter großer Trauer erinnert – zu lautstarken Handgreiflichkeiten zwischen den Eltern und Gezerre an der Wohnungstür, bis diese vom Vater, der die Mutter „rausschmeißen" wollte, ins Schloß geworfen wurde. Die Mutter schlug zunächst noch weinend von draußen dagegen und verschwand schließlich – öfter für mehrere Tage. Der Vater blieb mit den Kindern allein und wurde nach solchen Ausbrüchen ausgesucht freundlich. Die Rückkehr der Mutter führte dann stets zu offenbar höchst intensiven erotischen Versöhnungsszenen und Turteleien zwischen den Eltern. Solche Vorgänge wiederholten sich über Jahre. Zum *Bruder* (+2 J) blieb die Beziehung trotz häufiger „Kinderstreitereien" eng und stabil bis zum Beginn seiner Lehre im 15. Lj der Patientin, danach gab es lange nur wenig Kontakt. Der Bruder wurde Handwerker, trennte sich völlig von den Eltern, er baut heute mit Lebensgefährtin und Schwiegereltern einen alten Resthof wieder auf. Der Vater riß damals nachts oft „urplötzlich" die Kinderzimmertür auf, so daß die Patientin „immer Angst hatte, der Vater kommt aus dem Dunklen". Über Jahre gab es widersprüchliche Szenen: aufregend-zärtliche Nähe, oft faßte der Vater unter die Bettdecke an die Beine der Patientin oder zog schmerzhaft ihre Zehen auseinander, gelegentlich kam unvorhersehbar eine Ohrfeige. Nachdem der Bruder ausgezogen war und der Vater eine – gleichfalls nur affektlos und zweifelhaft erinnerte – sexuelle Attacke auf die damals knapp 14jährige Patientin unternahm, floh sie zur Großmutter. Nun erst trennte sich die Mutter, nahm aber wenige Jahre nach der Scheidung wieder täglichen Kontakt zum Vater auf, da sie ihn doch nicht in seiner Krankheit alleinlassen könne.

Für ihre familiäre Situation schämte sich die Patientin vor ihren Cousinen wie vor Freunden in Schule und Studium. Sie löste dies durch Verschweigen, Beschönigen und Idealisieren; insbesonders den Vater nahm sie über viele Jahre gegen jeden Angriff von außen in Schutz. Dabei blieb konstant etwas bestehen, was sie heute als „Sehnsucht" beschreibt, also Sehnsucht nach Normalität in einer wenigstens halbwegs intakten Familie. Idyllische Familienschilderungen in Filmen und Literatur rühren sie sehr an.

Zur Eßstörung ist zu erwähnen, daß die Patientin seit dem 6. Lj keine Milch mehr trinkt, vor Milch, Milchsuppen, Blutwurst und Schnaps stärksten Ekel empfindet, sowohl auf Geschmack wie Geruch. In diesem Zusammenhang assoziiert sie später Sperma, dessen Geruch sie wechselnd erlebt zwischen extremem Ekel und neutral. Sie hat als Jugendliche und später viele Diäten gemacht, fand sich oft zu dick, konnte auch ihren Körper kaum anschauen. In Heißhungerattacken aß sie noch in den ersten Therapiephasen exzessiv und stopfte – was bedeutsam war – vor dem Fernseher im Sessel, noch besser im Bett sitzend, große Mengen in sich hinein, die sie gelegentlich erbrach. Von Süßigkeiten bis zu Salaten mußten alle Geschmacksrichtungen – mit z.T. sehr merkwürdigen Kombinationen – dabei sein. Die Fernsehsendungen mußten emotional rührend sein, sie weinte dabei oft; am tröstlichsten waren Familiensendungen fast wie im Kinderprogramm. Diese Freßorgien entstanden aus „Hibbeligkeit", einer ihr unerklärlichen inneren Spannung, die sie mit gewissem selbstironischen Humor einmal beschrieb wie bei jenen Frauen in alten amerikanischen Dracula-Filmen, „kurz bevor der Vampir durchs Fenster kommt". Nach Beseitigung der Orgien-Spuren erlebte sie stets Scham.

Psychosexuelle Entwicklung. Sex war offiziell in der Familie tabu, die Eltern hat Frau H. angeblich nie nackt, zwischen ihnen kaum Zärtlichkeiten gesehen. Bald nach der Menarche mit 14 J. verhalf ihr die Mutter zur „Pille". Sie hatte viele Flirts, in denen sie die Freunde meist aktiv beim Petting reizte, sich deswegen den gleichaltrigen Klassenkameradinnen gegenüber immer als „wissend" empfand. „Irgendwie habe ich das alles schon gekannt". Der erste Geschlechtsverkehr 16jährig mit einem 7 J älteren Mann war schmerzhaft, ohne Lust, enttäuschend („jetzt habe ich's hinter mir"). In den nächsten Jahren hatte sie etwa 5 kürzere Beziehungen, die die Patientin bald „langweilig" fand, sexuell nie befriedigend; sie täuschte oft einen Orgasmus vor.

3.3 Psychodynamik

Wichtiger Hinweis: Die Psychodynamik an dieser Stelle einzufügen, entspricht den üblichen Gepflogenheiten. Die Formulierungen entsprechen den Antragskriterien und können der weiteren Diskussion und Orientierung für diesen Fall dienen. Sie belegen auch, daß ich mir – hoffen wir: hinreichend! – Gedanken über mögliche Mechanismen gemacht habe. Die Menge an psychodynamischen Überlegungen und der Vorgriff auf spätere Entwicklungen kann jedoch Lesefreude und Interesse am weiteren Fortgang empfindlich stören. Ich teile es schonungslos mit: So etwas zu lesen macht *mir* keinen Spaß! Andererseits konnte ich mich nicht dazu entschließen, die Psychodynamik vollständig neu – und als Strafarbeit noch passend zum Textfluß in zeitparallelen Bruchstücken?! – zu formulieren, zumal sie auch den Fortgang der Überlegungen dokumentiert. Und um sie völlig in den Anhang zu verbannen, worauf man nur bei Bedarf zugreift, enthält sie doch einiges Wichtiges.

Zwecks besserer Lesbarkeit des Behandlungsgeschehens schlage ich daher vor, die Psychodynamik lediglich als eine Art dürren Fahrplans zu benutzen, in den man beim Lesen notfalls verzweigt. Man kann sie – finde ich – aber auch gut überschlagen …

Dieses Unterkapitel listet also nachfolgend nur wichtige Ergänzungen der Psychodynamik aus den Berichten an den Gutachter auf.

Aus dem ***Erstantrag*** *für tiefenpsychologisch fundierte Psychotherapie:* Die Patientin wurde hineingeboren in eine hochpathologische Familienumgebung mit sadomasochistischem Beziehungsgefüge zwischen den Eltern, bei alkoholsüchtigem und schwer mißhandelndem Vater. Als prägend für die neurotische Matrix erscheint eine Kette von Traumatisierungen bereits präödipal; daran und für spätere Abschnitte bestehen (i.S. der Traumatheorie des Gedächtnisses, vgl. Krause 1998) wenige „hyperreale“ Erinnerungsfragmente bei ansonsten inkohärentem Gedächtnis und weitgehender Kindheitsamnesie. Hieraus leitet sich die erhebliche *basale Störung* ab: im oralen Bereich (Eßstörung), eng damit verbunden im Selbstwerterleben (i.S. einer *narzißtischen Störung*). Beide Eltern werden stark ambivalent erlebt. Die „guten“ Anteile der Mutter bewahrten die Patientin vermutlich vor einer weiteren, z.B. psychotischen Dekompensation und ermöglichten ihr eine weitgehend unbeeinträchtigte kognitive Leistung. Diese „guten“ Mutteranteile wurden bisher geschützt gegen die Tatsache, daß Mutter beide Kinder nicht gegenüber dem sadistisch mißhandelnden Vater verteidigte und abschirmte, sich selbst jahrelang schlagen und demütigen ließ und wiederholt die Kinder bei den Ausschlüssen aus der Wohnung verließ. Es ist daran zu denken, daß die Mutter der Patientin nicht ausreichend emotional zur Verfügung stand und somit ein emotionales Vakuum erzeugte. Der Vater schrie, bedrohte und schlug, machte permanent Angst, andererseits bevorzugte er die Patientin lange Zeit gegenüber der Mutter und dem Bruder. Der Vater wird schließlich – anhand des Materials glaubwürdig real – in der ödipalen Phase gegenüber der Patientin sexuell grenzüberschreitend und manifest sexuell mißbrauchend. Aus diesem Muster sowie dem Miterleben der Elternbeziehung – mit offenbar fließenden Übergängen von Schlagen in Sexualität – ist anzunehmen, daß eine enge Verkopplung von Unterwerfung/Angst einerseits mit sexueller Lust/narzißtischer Gratifikation andererseits erfolgte (= Etablierung einer sadomasochistischen Struktur, dabei Identifikation mit dem Aggressor, heute vorbewußt Bewunderung aggressiv-männlichen Verhaltens). Dies führte zu zwei (als „ödipal“ zu verortenden), in späteren Beziehungen zwanghaft wiederholten, „sexualisierten“ Konfliktkonstellationen: (a) einem *vorwiegend masochistischen* Muster mit Unterwerfungstendenz (auch gegenüber Autoritäten; konträr dazu erfolgt Abwertung von als „schwach“ bewerteten Männern und der Rolle als Ehefrau) sowie (b) dem *Wiederherstellen von Dreiecks-Situationen*, in welche die Patientin immer wieder gerät (wechselweise in der „betrogenen“ Position der Mutter vs. der ödipal-verführerisch/verführten Position mit baldigem Verlassenwerden). Intensives orgasmisches Erleben hängt vom Kontext der Demütigung und Beschämung ab. Diese Konstellationen ließen sich somit auch als Reinszenierung der traumatischen Situationen (ödipal und in der Frühpubertät) verstehen. – ***Auslösender Konflikt:*** Nachdem ihre erste, scheinbar vertrauensvolle Beziehung etabliert war, entdeckte die Patientin erneut, daß der Partner sie seit Monaten betrogen hatte. Darunter zunächst depressive Reaktion, Trennung und

Ortswechsel, bilanzierend dann Umsetzung eines Entschlusses zur Psychotherapie aus dem Vorjahr, während eines erstmaligen Alleinlebens im Ausland.

*Aus dem **1. Fortführungsantrag** (nach 50 Stunden).* Die Psychodynamik des Erstantrags konnte bestätigt werden. Insbesonders ließ sich die narzißtische Problematik aufdecken, die eng verknüpft ist mit den regelhaft wiederhergestellten masochistischen Beziehungskonstellationen. Die Spaltung beider Elternrepräsentanzen zeigt dabei eine konträre Verkopplung der Bedürfnisse nach Sicherheit vs. Lust. Neu erinnertes Material belegt einerseits zahlreiche Situationen mit der *Mutter*, in der sie der Patientin Sicherheit, Geborgenheit und „Hilfe ohne Worte" gab (z.B. Behütetwerden beim Einschlafen, Versorgtwerden beim neurodermitischen Hautjucken) – entsprechend dem heutigen Wunschbild nach dem Idealpartner. Konträr hierzu stehen jedoch erst kürzlich von der Patientin realisierte Erfahrungen eines durchgängig mangelnden Gefühlsaustauschs mit der Mutter. Zudem wird deren Stützung eines – offenbar gemeinsam mit dem Vater aufrechterhaltenen – Kommunikationsverbots über die Mißhandlungs-, Demütigungs- und sexuelle Mißbrauchssituation in der Familie bewußt. Die Ankündigung der Mutter, sich nach dem Tod des Vaters in einem halben Jahr einen neuen Partner zu suchen, rief einen Ekelaffekt hervor; die Assoziationen wiesen auf ein langjährig phantasiertes Bild der Mutter als wenig lustvoll, fast asexuell hin – dies im Gegensatz zum Vater-Bild. Innerhalb des Mutter-Objekts zeigt sich somit eine höchst ambivalente Verknüpfung von Sicherheit/Geborgenheit mit fehlender sexueller Leidenschaft, stark abgewehrt noch das Motiv des Verrats der Mutter an den Kindern – die den Vater jahrelang gewähren, d.h. sie selbst und beide Kinder quälen und demütigen ließ. Das *Vater*-Objekt hingegen erscheint im Erleben der Patientin inzwischen kohärenter als jenes der Mutter: Eindeutig sind aggressive, demütigende, entwertende Anteile. Die affektive Reaktion auf Schreien, Schlagen und Bedrohen ist klar mit Angst, auf die sexuelle Mißbrauchsszene mit Ekel zu fassen. Die teils heftige Sexualisierung im Kontext von Bedrohung und Demütigung ist anhand mehrerer aktueller Erfahrungen der Patientin zwar partiell als Bewältigungsprozeß bewußt geworden. Die „Bindung an den schmerzlichen Affekt", der sekundär sexualisiert wird, ist jedoch ausgesprochen stark. Der von Wurmser beschriebene masochistische Circulus vitiosus läßt sich mit seinen neun Anteilen (u.a. Wendung der Aggression gegen das Selbst, Scham-Schuld-Konflikte im Überich und Reviktimisierung) auch bei der Patientin nachweisen (vgl. die Zusammenfassung in: Egle et al. 1997 (Hrsg): „Sexueller Mißbrauch, Mißhandlung, Vernachlässigung", S. 311–324). Als *Resultat* in der Beziehungsdynamik läßt sich eine bisher von der Patientin nicht steuerbare Affektüberflutung festmachen, die immer dann auftritt, wenn es um den Aufbau von Nähe geht. Dabei kommt es zum *Konflikt* zwischen (a) der (teilambivalenten) Nähe zur Mutter (= Erfüllung des Wunsches nach Sicherheit/Geborgenheit) mit raschem Nachlassen sexueller Begierde und (b) der (kurzfristig eindeutig/intensiven) Nähe nach Unterwerfung unter demütigende Partner, begleitet von starkem sexuellen Erleben. Die Suche nach dieser Intensität wirkt suchtartig und wird von der Patientin auch so beschrieben.

*Aus dem **2. Fortführungsantrag** (nach 130 Stunden).* Über viele Stunden tauchten Elemente auf, die sich, auch im Kontext des Übertragungs-Gegenübertragungs-Geschehens, Mißbrauchsszenen zuordnen ließen. Am problematischsten für die Patientin erscheint die mit Mißbrauchssituationen verbundene sexuelle Erregung sowie das Empfinden von Bedeutsamkeit und gesteigertem Selbstwert. Dies wird jeweils sehr rasch aggressiv abgewehrt, bisher vorwiegend in Richtung der Mutter, die wegen ihrer langjährigen Unterwürfigkeit, ihres Rückzuges und Nicht-Schützens der Patientin („Schwäche") verachtet wird. Psychodynamisch zeigt sich somit eine Fixierung an das Bild des Vaters, der in Teilen als potent-männlich, wenn auch stark abgelehnt erlebt wird, was der Patientin bewußt ist, aber noch nicht gelockert werden kann. Die schwache, sich unterwerfende Seite, die die Patientin in früheren gescheiterten Beziehungen erlebte und die stärker gehaßt und abgewehrt wird als das aggressive väterliche Introjekt, läßt sich dem Mutterobjekt zuordnen.

*Aus dem **3. Fortführungsantrag** (nach 210 Stunden).* Aktuell spielen „die verschiedenen Gesichter des Vaters" eine wichtige Rolle, die die Patientin als visueller Einfall bis in die Alltagsarbeit hinein verfolgen. Als besonders demütigend, verbunden mit starker Einsamkeit und Hilflosigkeit, wird das „Liegengelassen-Werden danach" erinnert.

Umgekehrt kann Patientin nun auch – unter großer Scham und teils Schuld – Gefühle von Macht und Kontrolle über den Vater erinnern, der sie im Gegensatz zum Bruder nicht so vollständig habe ängstigen können, sowie einen gewissen Triumph über die Mutter, den sie in späteren Beziehungen als Geliebte verheirateter oder partnerschaftlich gebundener Männer reinszenierte („Nach einer Viertelstunde kann mir kein Mann mehr widerstehen!"). Bisher nur kurzfristig tauchen Wut und Haß auf den Vater auf, die auch wegen der lange idealisierten und weiter geschützten „guten" Seiten rasch unterdrückt werden.

Die Mutter, die wegen ihrer langjährigen Unterwürfigkeit, ihres Rückzuges und Nicht-Schützens der Patientin und des Bruders („Schwäche") verachtet wird, ist, neben dem Partner, weiterhin Hauptobjekt der Aggression. Psychodynamisch zeigt sich die Fixierung an das Bild des Vaters aber deutlich gemindert, wobei sich eine Minderung der inszenierten Aggression in der Paarbeziehung parallel zur steigenden Wut auf den Vater beobachten läßt. Die notwendige Aufrechterhaltung der „guten" Anteile des Vaters wird dabei in den Interventionen beachtet.

*Aus dem **4. Fortführungsantrag** (nach 260 Stunden).* Die basale emotionale Mangelversorgung wird nun erstmals gemeinsam verstanden als Vakuum, in das dann der Vater durch Herstellung *sexualisierter Gemeinsamkeit* vorstieß, die zudem mit Verschweigen, Gewalt, Gefahr und Angst eng verkoppelt ist. Die enge, bislang nicht auflösbare *Verkopplung von Gewalt, Erniedrigung und Sexualität* – in Form nun verbalisierbarer sadomasochistischer Impulse und Phantasien – erreicht nahezu die Intensität, wie sie bei Perversionen zu beobachten ist. Die Deutung, daß die Patientin im wiederkehrenden Anzweifeln und Bagatellisieren ihrer eigenen seelischen Verletzung auch Anteile des Täters identifikatorisch inszeniert, eröffnete den Zugang zu wesentlichen Fortschritten. Im Übertragungsgeschehen stellt Patientin nun ständig *wechselnde Konstellationen zwischen Täter und Opfer* her, in deren Position mal sie, mal ich geraten. Es stellt sich regelmäßig die beschriebene enge Verquickung von Sexualität und Aggression her. In der Partnerbeziehung gelang über längere Strecken die Aufrechterhaltung der Bindung in nahezu perverser Weise nur durch Herstellung von Streit, aggressiver Entwertung und sexueller Demütigung (z.B. daß der Partner seine sexuelle Lust nicht offen zeigen könne).

Der Vollständigkeit halber sei betont, daß selbstverständlich ***hysterische Komponenten*** in diesem Fall eine zentrale Rolle spielen. Sie zeigen sich durchgehend in der Phänomenologie.

4 Das Behandlungsdilemma und der Ausweg durch die Triangulierung in der Supervision

Wir hatten uns nach ca. 50 Stunden zur Umwandlung in die analytische Therapie entschlossen. Kognitiv einsehbar war der Patientin zum Beginn der Analyse die lange Zeit unbewußte Verkopplung von sexueller Lust einerseits und Angst, Entwertungserleben sowie Unterwerfung unter dominante Partner andererseits. Dies war eine offenbare Parallele zur Mutter. Daß sie insofern das Leiden ihrer Mutter wiederholte, konnte sie trotz Scham und Erschütterung nachvollziehen. Dieses Erleben, was ihr ansatzweise bereits als suchtartig erschien, kontrastierte auffällig zu ihrem bewußten Wunsch nach einer vertrauensvollen Partnerschaft mit Kindern in harmonischer Familie – was aber bis jetzt unvereinbar ist mit lustvoller Sexualität. Die Frage des Mißbrauchs spielte eine eher untergeordnete Rolle, wurde bewußtseinsnah, fast ohne gefühlshafte Reaktion als gegeben quittiert und dann über weite Strecken bagatellisiert.

Diese Abwehr i.S. einer „senkrechten Spaltung“ durch die Person setzte sich lange fort – und quälte mich umgekehrt: erst viel später reagierte ich mit schwer zu kontrollierender Wut. In dissoziativer Weise hatte Frau H. immer wieder nahezu alles, was ihr hier einsichtig geworden war, im Alltagsgeschehen „vergessen“. Auf der Couch war die Patientin einsichtig und mir ehrlich als „gutem Objekt“ dankbar. Mehr staunend als verzweifelt erschien sie dann zur nächsten Stunde und berichtete über neue Situationen, in denen sie sich zum Opfer gemacht hatte. Sie machte mich hilflos; auch das Wissen über Dissoziation und Wiederholungszwang nützte mir wenig. Die Patientin hatte mich zudem, von mir zunächst nicht bemerkt, quasi zum „kastrierten Mann", „zum Förster gemacht", dem man die „Schweinereien aus der anderen Welt" nicht erzählen kann. Sie machte mir erneut deutlich, wie wenig Wissen, Einsicht und auch bewußtes Einüben anderen Verhaltens gegen solche Zwänge bewirken können – diese könnte man nach einer analytischen Nomenklatur verstehen als von Introjekten gesteuert. Auch mein empathisches Mitgehen mit der Patientin war an Grenzen gestoßen und sollte es noch oft tun. Diese *Gebundenheit an den Schmerz, der in seiner Intensität sexualisiert* wird, wie es z.B. Matthias Hirsch und Léon Wurmser so eindrücklich dargestellt haben, war mir phasenweise nicht mehr nachvollziebar, so daß ich erfolglos dagegen „andeutete".

Im Rückblick bin ich überzeugt, daß ich aus diesem Dilemma ohne die hilfreiche Triangulierung durch die Supervisorin, das regelmäßige Mich-Entlasten-und-Orientieren-Können dort, *nicht* hinausgelangt wäre. Eine sehr erleichternde Basis war auch die tragfähige Beziehung zu meiner Frau. Während es meine Aufgabe war, die ausgeschalteten sexuellen und aggressiven Gefühle endlich zuzulassen – bei mir und bei der Patientin –, kam die Supervisorin u.a. in die Position, ein Gegengewicht gegen die real versagende Mutter durch eine klärend-abgrenzende, auch *meine* Reaktionen einsortierende Haltung zu schaffen und den Verführungsdruck zu senken. Dies ergab so etwas wie eine analytische „Elternbeziehung", mit der wir uns zusammen gegen die analytische „Tochter" abgrenzen konnten. Es war spannend und aufschlußreich, daß eine *Frau* mir manche Dinge deutend übersetzen konnte, worauf ich als Mann sonst nicht gekommen wäre. Dafür, daß es so gut funktionierte, bin ich ausgesprochen dankbar und freue mich daran. Durch das häufig wenigstens nachträgliche Verstehen wurde ich wie von einem magischen Zwang befreit, den die Patientin intensiv erzeugte. Gleichzeitig aber wurde ich frei für durchaus handfeste, z.T. pornographische bis perverse Gegenübertragungsphantasien, anhand derer ich erst nachvollziehen konnte, was und in welch ungeheurer Intensität sich tatsächlich in der Patientin abspielt. Ich betone dies auch in Bezug auf die Beurteilung von Rainer Krause – dessen Sicht ich sonst sehr erhellend finde – daß die Gegenübertragung alles andere als ein valides Instrument darstellt. Als *Resümee* erscheint mir jedenfalls: Diese Analyse wäre *ohne* Nutzung meiner intensiven Gegenübertragungsreaktionen in entscheidenden Bereichen gescheitert.

Frau H. stuft ihre Therapie nun als wichtigsten Teil ihres Lebens ein, bleibt am Ort und wechselt trotz gegenteiliger Wünsche nicht die Arbeitsstelle, die ihr ausreichend Zeit für den analytischen Prozeß läßt.

5 Szenisches Geschehen, Verwickelt-Werden und nachträgliches Verstehen

5.1 *Zur Darstellung von Therapieprozessen*

In der Darstellung insbesonderer längerer Passagen aus Behandlungen ergibt sich für mich ein *grundsätzliches Problem*, das mir vielleicht mehr Schwierigkeiten verursacht als anderen. Dies betrifft meine eigenen Ansprüche an eine möglichst objektive Dokumentation der abgelaufenen Sequenzen. Mit allen damit verbundenen Beeinträchtigungen, wie sie auch Gill (1982/dt. Übersetzung 1996, S. 15–17) diskutiert, ist für mich unbestreitbar, daß zu Forschungs- und Ausbildungszwecken idealerweise Transkripte von Tonbändern weitaus zuverlässiger und objektiver wären als die realistischerweise in der Stunde erstellbaren Notizen. Anspruch, vor allem ein Anspruch an die mögliche Weiterentwicklung der analytischen Behandlungstechnik, und Wirklichkeit liegen hier sehr weit auseinander. Ich kann aber weder stenographieren noch habe ich ein tonbandähnliches Gedächtnis oder auch nur die Zeit – und neben den ohnehin extremen finanziellen Ausbildungsbelastungen auch nicht das zusätzliche Geld – nach jeder Stunde noch ein ausführliches ergänzendes Protokoll anzufertigen, das Lücken in den handschriftlichen Aufzeichnungen etwas ausfüllen könnte. Zudem besteht ja immer – auch bei späteren Ergänzungen – die Tendenz, eigene Fehler und vom Ziel abweichende Entwicklungen schönzureden oder gar nicht mitzuteilen, auch bei bester Absicht an die eigene Redlichkeit, und natürlich vor allem, wenn es um Abschlüsse geht. Ich gestehe ein, daß mich deshalb bei vielen ausführlichen wörtlichen Protokollen in Kasuistiken ein sehr ungutes Gefühl nie losgelassen hat. Ich jedenfalls bin zu wörtlichem Mitschreiben überhaupt *nicht* in der Lage, damit kann ich höchstens – und auch nur wenige – Sequenzen und Mikroszenen erfassen. Vor allem kann ich nicht gleichzeitig hören, strategische Entscheidungen treffen und danach Interventionen möglichst klar und emotional entsprechend stimmig wie ausreichend kontextbezogen intensiv formulieren – und bei allem noch mein eigener vollständiger Protokollant sein. Diese Forderung wäre grotesk. Im Zweifelsfall entscheide ich mich immer statt für Aufzeichnungen für meine Aufmerksamkeit und für Interventionen, die dem Patienten vermutlich nützen. Das Dilemma ist klar: Wir arbeiten eigentlich mit vorsintflutlicher Dokumentation. Für Analytiker sollte es zu Ausbildungs- und Forschungszwecken computerisierte Systeme geben, die direkt aus Tonbandprotokollen nach einer Lernphase tatsächlich *lesbare* Texte erzeugen und parallel von dort per Mausklick den Ansprung der originalen gesprochenen Passage ermöglichen. Dies wird technisch noch etwas dauern (es ist ja nicht so lukrativ wie die Programmierung des achthundertfünfzigsten Gimmicks in Excel!), ist aber für den Speicherraum in den modernen Speichermedien bereits realisiert. Vielleicht ist es auch eine Sackgasse, aus mehr Daten wesentlich mehr Information für den analytischen Prozeß zu erwarten, obwohl ich das nicht denke. Dennoch finde ich diesen Zustand nicht nur für die wissenschaftliche Reputation der Psychoanalyse quälend schlecht. Denn es gilt nach wie vor, was vor fast einem halben Jahrhundert *Glover* feststellte (1955, S. VIIf., zitiert nach Gill a.a.O., S. 15f.):

„Viele Analytiker versuchen, diese Schwierigkeit zu bewältigen, indem sie ihr Material den Prozessen der Verdichtung, der Auswahl und der sekundären Bearbeitung unterziehen, so daß der Leser schließlich einen kompakten, griffigen und scheinbar überzeugenden Ausschnitt vor sich hat. Es erübrigt sich zu sagen, daß dies, unter wissenschaftlichem Blickwinkel betrachtet, ein ganz und gar unbefriedigendes Vorgehen darstellt, das jeder Art von Tendenziösität Tür und Tor öffnet. Dem Ansehen und der Glaubwürdigkeit hat es in der Tat bereits erheblich geschadet".

Insofern schleicht sich in alle folgenden meiner Zusammenfassungen etwas ein, was meine subjektive, sicher auch nachträgliche und tendenziöse Sicht ist; etwas von Täuschung und gewissem konstruierten Betrug, was mir fernliegt, wozu die Umstände aber zwingen. Darum beneide ich manchmal fast Autoren von – historischen – Romanen: sie haben ihre „künstlerische Freiheit" ... Und schließlich gibt es das Dilemma, daß in einer Stunde zwar, wie im Theorieteil ausführlich erörtert, ein großer „emotionaler Aufruhr" stattfinden kann und auch im Patienten wichtige Veränderungsprozesse in Gang setzt, man selbst aber durch die unvermeidbaren Verwicklungen im Übertragungsgeschehen kein „gutes Protokoll" vorweisen kann. Dies ist mir oft passiert. Am ehesten fällt mir dazu ein sportlicher Vergleich ein (damit bekenne ich mich, für Kulturliebhaber übrigens wie Walter Jens, zum gemäßigten Fußballfan): Wer viel *direkt* in und an der Übertragung arbeitet, wie es wohl nicht nur in diesem Fall mein persönlicher Stil geworden ist, kann nachher wahrscheinlich ähnlich differenzierte Statements von sich geben wie abgekämpfte Fußballspieler, die aus dem Getümmel vom Platz kommend ein paar Sätze ins Mikrophon keuchen. Sie waren entscheidend dabei, hatten aber weniger Überblick als der Trainer. Daher können Stunden, die ich weitgehend vollständig und theoretisch durchdachter *darstellen* kann, sogar eigentlich „langweilige" Stunden sein, die vielleicht wenig im Patienten auslösen. Bisher weiß ich dazu keine Lösung, außer einer Kombination, die ich hier versuche; d.h. ich nutze abwechselnd die folgenden Elemente:

(a) nachfolgende „Verdichtung" des Materials, das z.B. in seinen neu erkannten Zusammenhängen verkürzt und zusammengefaßt wird;

(b) Sequenzen, die als modellhafte Szenen Abläufe illustrieren – was die Situation vielleicht lebendiger in der Phantasie entstehen läßt;

(c) zwei relativ vollständige Protokolle, für die das oben Gesagte zutreffen mag: sie waren so ruhig – „langweilig?" – daß ich viel mitschreiben konnte.

Die folgenden Szenen aus dem ersten Abschnitt der Analyse zeigen meine zunehmende Bereitschaft, mit sexuellen Gegenübertragungsphantasien zu reagieren. Dieses szenische Geschehen war vorsprachlich, zum Teil auf körperlicher Reaktionsebene und stellte zunächst eine erhebliche Verwicklung dar. Im Verlauf konnte ich damit zwar keineswegs leicht, doch immer „handwerklicher" umgehen und schließlich gezielt für den Klärungsprozeß nutzen. Wesentlich erscheint mir auch, daß dieses Geschehen von mir nicht explizit gedeutet, sondern öfter erst nachträglich in der Supervision verstanden wurde und dann i.S. einer „stillen Deutung" wirkte, die mir selbst zur Verfügung stand.

Die Zahlen in Klammern betreffen im folgenden die Stunden-Numerierung, z.B. (100) = 100. Stunde.

5.2 Anschauen, erste Einfälle, Etablierung meiner pornographischen „Wolken"

Bald nachdem Frau H. auf der Couch lag, was problemlos abgelaufen war, bemerkte ich, daß ich sie mir jetzt gelassener anschauen konnte. Zu meiner Überraschung ging ich öfter mit den Augen auf ihrem Körper spazieren. Das war mir neu, machte ich das doch bei einer anderen, eigentlich attraktiveren Analysandin kaum. Es wurde auch klar, daß ich dies leichter unter dem neuen Schutz der Supervision tun konnte. Frau H. sprach häufig über ihre Arbeitskollegen, die ihr den Hof machten. Einer, ein „Messemann", verwirrte sie; sie litt, wenn er seiner Freundin einen Ring kaufte. Der andere, neue Kollege mochte sie sehr, fragte sie ständig nach Einzelheiten, gehörte aber zum Typ „Förster". Um die 90. Stunde tauchen in meinen Aufzeichnungen erstmals „Wolken" am Rand auf, in die ich seither wie in Denkblasen Phantasien eintrage. Damals fällt mir Woody Allen's Film „Der Stadtneurotiker" ein, in dem ein Mann und eine Frau auf der Terrasse ein hochtrabendes Kulturgespräch führen, während in weißen Untertiteln ihre erotischen Phantasien erscheinen. (*Hinweis:* Inzwischen erkenne ich die Bedeutung dieser Wolken als selbst geschaffenes „internes trianguläres Objekt", auch als „affekt-puffernden Container", der die Gefahr zu agieren reduziert.) Zunächst habe ich nur Phantasien über andere Frauen und eigene frühere Szenen. Als Frau H. wieder ausführlich über den attraktiven Kollegen gesprochen hat, wage ich eine wohl nicht sehr analytische Frage: „Welche Rolle habe *ich* da eigentlich auf Ihrer inneren Bühne?" und setze vorschnell meine Vermutung hinzu: „Vielleicht wie der neue Arbeitskollege?" Frau H. verstummt und grinst schließlich: „Ja, eher wie *der* ...". Ich: „Der fragt tausend Mal nach ..." Frau H. ergänzt: „und gibt sich Mühe und ist sehr geduldig!" Dann setzt sie ihre Beschreibung des neuen Kollegen fort: kein ernstzunehmender Mann, keiner, der ihr Angst macht; er findet sie immer noch nett, obwohl sie oft so pampig zu ihm ist. Ich ärgere mich schweigend über diese Kränkung und schreibe erstmals ein krakeliges „Verführungsideen" in eine Wolke. In der folgenden Stunde spricht sie mehr über die Mutter, die sich auch aktuell ausgesprochen unempathisch zeigt. In dieser Stunde erlebe ich extreme Müdigkeit. Ich schaue zwar zur

Patientin hin, nehme aber nichts Entsprechendes wahr wie in der vorhergehenden Stunde. Nachträglich verstehe ich das zum einen als Reaktion auf die Zurückweisung durch die Patientin, zum anderen erlebe ich das, was die Mutter in der Mißbrauchsdynamik jahrelang tat: Nicht wahrnehmen, was dort vor sich geht, davor die Augen verschließen. In den folgenden Stunden nehmen wieder die „Wolken" zu: parallel zu Schilderungen der Patientin, die nicht direkt sexuelle Themen betreffen, drängen sich mir Bilder eines erregten weiblichen Genitales wie in Großaufnahme auf. Man könnte vielleicht spekulieren, ich sehe dabei zunächst unverbunden ein wichtiges Teilobjekt. Auf der Beziehungsebene erlebe ich etwas wie zunehmende Zärtlichkeit gegenüber Frau H. Beim Abschied vor den Weihnachtsferien schaut mir die Patientin ganz intensiv und „lieb" in die Augen, was mich fast verlegen macht. Erstmals schnuppere ich nach ihrem Parfüm im Raum und reiße nicht wie üblich sofort zum Lüften das Fenster auf.

5.3 Verführungsdruck

In der 99. Stunde überfallen mich massive sexuelle Begehrlichkeiten: ganz plötzlich erscheint mir Frau H. gar nicht mehr wie ein Kind; ihr Busen wirkt ganz neu, hübsch, groß und wunderschön geschwungen. Während sie vom Chef und seinen Excel-Tabellen erzählt, daß sie gelaufen ist und einen „Obsttag" macht, kommen mir Einfälle wie: „Äpfel pflücken, Brüste drücken", ganz deutlich spüre ich den salzigen Geschmack der verschwitzten Brüste einer Frau. Sie beschreibt, wie sie von den Kollegen „schwer angebaggert" wird; einer wolle mit ihr schlafen und nannte sie „kleines Dummchen". Damit kann ich nun nicht weiter umgehen und sage, daß die Kollegen gerade ihre Grenzen überschreiten. Im Nachhinein habe ich mit dieser Intervention, weil es mir „zu heiß" wurde, den Prozeß gestört, wie noch an zahlreichen Stellen. Die Patientin zieht sich zurück, sagt, gerade das will sie ja, daß die Männer ihr überlegen sind. Plötzlich merke ich eine körperliche sexuelle Reaktion bei mir, die mich überrascht. Ich weiche dann aus auf wohlbekanntes Gebiet. – In der nächsten Stunde klopft die Patientin volle 5 Minuten vor der Stunde, entgegen aller Gewohnheit, an die Tür. Während sie von heftigen Flirts mit den Kollegen spricht und sich fragt: „Was will ich nur von denen??", merke ich wieder einen hypnoiden Zustand; aus diesem heraus notiere ich mir eine „Wolke" in einer Sprache, die mir sonst wirklich fern liegt: „... sich in den Arsch ficken lassen!" Sie beschreibt ihre Verführungsphantasien zu einem verheirateten italienischen Freund, über den sie herfallen möchte; parallel spüre ich den Impuls, auf alle Hemmnisse zu pfeifen und über die Patientin „herzufallen."

In solchen Situationen kann ich die von Frau H. geschilderten Phantasien zwar stichwortartig notieren und auch eigene Interventionen planen. Gerade wenn es aber emotional sehr dicht wird – d.h. also, gerade wenn die nach den Ergebnissen des Theorieteils nötigen „limbischen Prozeduren" stark aktiviert werden – sind die Schwierigkeiten mit der eingangs erwähnten schriftlichen Dokumentation am größten, auch weil mich die Patientin dann besonders in Dialoge verwickelt. Aus solchen Phasen habe ich daher oft nur globale Stichworte, in denen es um Verführungsszenen geht. Solche sexuelle Tagesphantasien (100), die sie nach ihren Worten vorwiegend in Situationen überfallen, die wie Mitarbeiterbesprechungen vordergründig nicht sexuell konnotiert sind, spielen sich immer im Verborgenen ab: „Es muß geheim und verdeckt sein." Sie betreffen Männer, die sich ihr aufdrängen, an die Tür im Hotel klopfen oder an ihrer Wohnungstür klingeln, dann besonders verheiratete Männer, die nicht zu ihrer Frau gehen, sondern die Patientin vorziehen. Frau H. erzeugt so einen kontinuierlichen Verführungsdruck, wobei es immer um etwas Verbotenes, Heimliches geht und sie eine andere Frau aussticht. Wie sie selbst klären konnte (100), drehen sich diese Phantasien nicht um eine reife, „genitale" Sexualität zweier gleichberechtigter Partner, sondern die Patientin wird von einem überlegenen Mann „benutzt". Exakt dieses Erleben spiegeln auch meine Gegenübertragungsphantasien, in denen ich die Patientin meist „wie selbstverständlich" in passiver Situation „anfasse", d.h. an ihr manipuliere oder sie als pures sexuelles Objekt benutze, in dieser Phase jedoch nie als gleichberechtigte Partnerin.

5.4 Protokoll der 101. Stunde: ***Ödipa***

Nachdem Frau H. in letzter Zeit mehrfach wenige Minuten zu spät kam, telefonisch auch einmal die Uhrzeit der Montagsstunde erfragte, deren Beginn aus technischen Gründen (Supervisionstermin) wöchentlich wechselt zwischen 19.00 bzw. 20.15 Uhr, kam sie in der vorangehenden Stunde (100) viel zu früh. Sie klopfte 5 Minuten vorher an meine Tür, obwohl ihr stets klar war, daß sie sich wie alle anderen Patienten in der Wartezone im Flur hinsetzen kann. Im folgenden sind meine eigenen „internen" Vorgänge wie Reaktionen, Überlegungen oder zunächst unklare Empfindungen in geschweifte Klammern {...} und in *Kursivschrift* gesetzt.

Zur **101. Stunde** klopft sie auf die Sekunde genau; dieses Klopfen an der Tür sollte sich in seiner aggressiven wie bindungssuchenden Komponente noch therapeutisch weiterführend erweisen. Zu diesem Zeitpunkt stört es mich aber noch nicht, zudem habe ich den Eindruck, daß die Patientin es zumindest vorbewußt nicht aggressiv-fordernd meint.

„Ich bin das zweite Mal diese Woche sehr pünktlich da! Kann es eigentlich die anderen stören, wenn ich zu früh oder wie meistens zu spät komme? Aber ich bemühe mich ja!"

Ich: „Ja, das merke ich – schön, für unsere Arbeit sind Sie heute pünktlich da, wir können weitermachen und schauen, was Ihnen dazu einfällt." {*Ich will zeigen, daß ich ihre Bemühung bemerke, mich auch darüber freue, ich rege aber vor allem zum Weiterarbeiten an.*}

Frau H. spricht nun über ihre Freundin Steffi, eine dicke, depressiv-klagsame junge Frau, die sich regelmäßig bei der Patientin über ihre Lebensschwierigkeiten ausläßt: „Ich kann sie in letzter Zeit gar nicht mehr so an mich ranlassen. Ständig hat sie Probleme, ist dann fürchterlich traurig, bauscht alles ganz schlimm auf. Dann sitzt sie dick da auf meinem Sofa, klagt die ganze Zeit rum und leiert mit ihrer Stimme immer auf dem gleichen Ton!" {*Ich frage mich, ob sie sich selbst porträtiert und es um ihre mühsam abgewehrte eigene Depression gehen könnte. Oder hat sie etwas von* meiner *eigenen Trauer mitbekommen, und zwar als Depression und stellt mich dar – vor kurzem starb mein Lehranalytiker, nur gut 2 Monate nach planmäßigem Ende der Lehranalyse? Ich versuche das emotionale Empfinden der Patientin zu klären.*}

Ich: „Was genau haben Sie empfunden? Wie ist es Ihnen gestern mit Steffis Klagen gegangen?"

„Das hat mich eher abgestoßen. Eigentlich hätte ich sie trösten sollen, aber das habe ich nicht gemacht. Das war Mißbilligung in mir. Kein Mitgefühl – sie hat mich eher gestört. Sie hat mich provoziert, aber ich will mich nicht von ihr runterziehen lassen. {*Also doch ihre eigene Depression?*} Eigentlich bin ich dann wütend geworden! {*Der bei der Patientin häufige Wechsel zwischen Depression in den Wendungen gegen das Selbst und der Aggression in Wendung gegen außen. Das paßt zum Eingangs-Klopfen.*} Ich denke dann: Meine Güte! Ich kann dann die anderen verstehen, die so hart mit ihr sind!" Steffi ist Schneiderin, offensichtlich können ihre Kolleginnen sie aber nicht leiden, auch weil sie sich so barsch zu ihnen verhält. „Sie wird allmählich zum Buhmann! Sie hat aber auch so eine Art: Wir standen an der Kinokasse, da machte sie die Kartenverkäuferin so runter. Ich habe mich dann entsetzlich für sie geschämt, wäre am liebsten weggegangen oder in den Boden versunken!"

Ich: „Da merken Sie wieder beide Seiten: die depressive *und* die aggressive! Es geht also offenbar gar nicht darum, daß man in depressiver Stimmung nur viel zu gut ist für die Welt ..." {*Wir hatten diesen Zusammenhang schon öfter diskutiert. Mit dem „man" versuche ich die Patientin auf sich selbst hinzuweisen und signalisiere indirekt, daß dieser Mechanismus natürlich auch mir nicht fremd ist*}

Frau H. stimmt zu, geht aber auf mein Angebot nicht ein: „Genau! Wenn sie nicht so fies wäre zu den anderen ... da braucht sie sich gar nicht zu wundern, daß sie so unbeliebt ist!" Sie schimpft weiter mit lauter und heftiger Stimme auf Steffi, auf die ich allmählich wütend werde, daß sich dieses dickbräsige Dremel in unserer Analyse breitmacht. {*Ich versuche nun zu zeigen, daß der Ärger-Affekt der Patientin auch bei mir angelangt ist*}

Ich: „Inzwischen ärgern wir uns ja beide über Steffi – was mag da vorgehen, daß sie sich hier so breitmacht?"

„Ich ärgere mich, daß ich mich darauf eingelassen habe. Ich bin an die Freundschaft gebunden. Wenn ich sie in den Wind schieße – gemein, verräterisch käme ich mir da vor! Und sie umgekehrt, sie sagt mir: ‚Laß das mit dem Arbeitskollegen C.!' {*Frau H. hatte ihr die Verführungsideen gegenüber einem fest liierten Kollegen gestanden.*} Diese Art, mir was vorzuschreiben! Meine Entscheidungen treffe ich allein! Ich beriet mich früher mit allen Freundinnen bei Männerproblemen. Aber es ist doch die eigene Entscheidung! Das sage ich auch Anderen!" {*Habe* ich *in der letzten Zeit die Patientin gekränkt, indem ich etwa moralisierend einwirkte? Dazu fällt mir nichts ein, aber ich fühle mich dennoch angesprochen. Oder geht es schon darum, daß sie, bei allem gestarteten Verführungsdruck, meine Abstinenz sowohl als abweisende Enttäuschung wie auch als vorwurfsvolle Haltung, parallel zu jener bereits ansatzweise bekannten Anschuldigung/Verurteilung aus dem Über-Ich erlebt? Es könnte sein, daß sie diesen intrapsychischen Konflikt externalisiert und, verschoben auf die Freundin, vor mir ausbreitet. Ich verstehe es noch nicht und höre weiter zu*} „Umgekehrt ruft jetzt eine Freundin mich an, fragt mich dann aus, weil sie denkt, ich habe mehr Männer als sie gehabt. {*Frau H. preist sich als erfahrene Geliebte an, wie schon öfter. Ich merke das zwar, gehe auf den Tanz aber nicht weiter ein; ich spüre zur Zeit auch wenig Verführungsdruck, z.B. bietet sich mir ihr Körper heute wenig an. Ich kann sachlich denken, bin gelassen, vorwiegend kognitiv eingestellt*} Wie komme ich noch auf Steffi? Ach, auch mit der Pünktlichkeit. Wenn man mir *das* vorwerfen würde wie ihr – sie kommt *ständig* zu spät – ich könnte da nicht so gut mit leben. Wenn sie immer klagt und leidet – auch ich sehe mich da. Das ist für Andere doch schwer zu ertragen."

Ich {*versuche nun, den Außenkonflikt in der Übertragungsbeziehung zu klären und sage es direkt. Ich verstehe die Narration mit Steffi nun als Beziehungstest*}: „Könnte es denn etwas mit uns hier zu tun haben? Mir kommt die Idee, daß Sie sich vielleicht fragen, ob Sie für mich, so wie es Ihnen eben derzeit geht, gut zu ertragen sind."

„Nein – überhaupt nicht! Hier geht es mir gar nicht so. {*Das kommt derart entschieden, daß es mir schwerfällt zu glauben.*} Aber in Beziehungen, da habe ich die Vorstellung, daß mein Partner denkt, die ist ja nicht auszuhalten. Außerdem kann ich mir im Moment eine Beziehung gar nicht vorstellen – wenn ich höre, wieviele Leute fremdgehen und sich trennen. Da ist man dauernd untreu, und man hat Kinder."

{*Nach der ersten Verneinung kommt nun offenbar, formuliert als verführerische Befürchtung, eine indirekte Bestätigung meiner Übertragungsdeutung. Allerdings geschieht dies wieder, wie für die Mißbrauchsproblematik charakteristisch, in sexualisierter Form. Hinweis und* ***Exkurs:*** Soweit ich es jetzt – und z.T. erst aus dem Rückblick! – verstehe, geht es darum: Die Patientin fragt sich angstvollbesorgt, ob sie für andere bedeutungsvolle Personen, also auch für mich, wirklich annehmbar ist. Es geht um die basale Frage, ob sie eine Existenzberechtigung hat und so geliebt werden kann, wie sie ist. Dies auch mit ihrer gesamten Problematik der depressiven inneren Leere – die aus der frühen, präödipalen Interaktion mit der Mutter resultiert. Diese Frage kann sie aber wegen des davon drohenden Schmerzes nur indirekt stellen. Sie stellt sie (und beantwortet sich selbst) *sexualisiert*, und zwar in jener Form, wie im Inzest erlebt. Sie hatte eine Existenzberechtigung nur insofern, als sie den Triebwünschen des Vaters nachkam, der dabei in verquerer, perverser Weise die innere Leere aus der Mutterbeziehung auffüllte – und an den sie deshalb ambivalent gebunden bleibt. Entsprechend formuliert sie widersprüchlich sinngemäß: „Hier ist es ganz anders! Doch gleichzeitig gehen auch Leute mit Kindern, wie du, fremd, und ich will doch gar keine feste Beziehung ...", was kontrastiert zu ihrer schmerzlichen Sehnsucht nach einer stabilen Familie. Es ist zusammenfassend also ein weiterer Beziehungstest. Nebenbei: Selbstverständlich kommen mir komplexe Gedanken so ausformuliert erst „off-line"! – „Online" habe ich das Gefühl, als ob die Patientin mich vor ihr bisher unlösbares Dilemma stellt: „Wirst du auch über mich herfallen und mich dann verachten? Aber wenn du es nicht tust, bist du kein Mann!"}

Ich {*benenne den Konflikt und signalisiere Verständnis für die erotischen Wünsche*}: „Da gibt es also offenbar bei anderen – und wohl auch bei Ihnen – zwei ganz voneinander getrennte Seiten, und deren Wünsche bestehen beide gleich kräftig und unverbunden nebeneinander. Die eine Seite will Verführung und Lust – das kann ich sehr gut verstehen. Die andere Seite möchte aber die anderen Menschen ringsum nicht verletzen, möchte zuverlässig sein und die Familie aufrechterhalten. Und sie hat viel Mitgefühl für Kinder." {*An dieser Stelle weise ich die Patientin also nicht abgrenzend darauf hin: Was fällt dir ein, ich bin verheiratet! Vermutlich „aus dem Gefühl heraus" habe ich den Eindruck, es geht um ihre Annäherung an die eigene Lust, und da will ich ihr assoziativen Freiraum schaffen. Umgekehrt zeige ich Respekt und Mitgefühl für die eigenständigen Bedürfnisse von Kindern – in deutlicher Abgrenzung zum Täter.*}

„So ist das bei mir auch: Das geht mir immer wieder so. Bei den Männern bin ich eine Frau, mit der man Spaß hat – aber nicht zum Heiraten. Aber ich will ja gar nicht heiraten im Moment. Ich muß mal wieder Torsten besuchen fahren {*ihren letzten Freund, der sie betrogen hat*}, ich habe die Idee, mit ihm mal wieder unverbindlich ins Bett zu gehen." {*Eine Wendung von Passiv in Aktiv: sie dreht die Opferzuschreibung um.*}

Ich: „Also im Moment geht es um Sex!"

„Genau! Es geht nicht um eine Beziehung. Übrigens kann ich an Sex jetzt auch *allein* Spaß haben. Ich kann die ganzen Geschichten um Eifersucht nicht mehr hören – daß er mich nicht mehr mag, mit einer anderen schläft. Ich will gar keine Beziehung. {*Es beginnt wieder die subtile Verführung, plötzlich fallen mir wieder ihre Brüste auf, es melden sich sexuelle Ideen und Wünsche, „mit diesem Gerede aufzuhören und zur Sache zu kommen".*} Gestern habe ich auch mit meiner anderen Freundin Kati über Eifersucht gesprochen. Sie hat jetzt eigentlich eine sonst gute Beziehung, aber sexuell stimmt es nicht! Sie wünscht sich einen stürmischen Mann, aber er ist eine ‚Schlaftablette' ..." {*Auffälligerweise verstehe ich das wieder nicht als direkte Beziehungsanspielung! Insofern hat Frau H. recht. Als Analytiker bin ich wohl gerade eine Schlaftablette. Mir ist das offenbar alles zu heiß. Ich wage keine direkte Deutung und flüchte mich in ein Vorgehen nach Schema F: wie mir scheint, auch nicht falsch, denn die Patientin stellt sich selbst danach eine wichtige Frage.}*

Ich: „Da haben wir unser bekanntes Problem der Partnerbeziehung. Bisher wechselt es offenbar immer hin und her, dazwischen gibt es noch nichts. Es gibt eine gute Beziehung; die ist langweilig. Und es gibt „böse" Beziehungen, die sind enorm aufregend und lustvoll."

„Ja, vorher hatte Kati einen ganz anderen. Das war tierisch lustvoll, aber ein wahnsinniger Streß zwischen beiden. Der betrog sie auch noch dauernd. {*Aha!*} Mein Freund müßte sich übrigens ausschließlich um *mich* kümmern! {*Da haben wir den Konflikt!*} Ich frage mich, warum ich mich eigentlich damit selbst so quälen muß? {*Diese Frage ist in dieser nachdenklichen, nicht mehr rhetorischen Form* neu}

Ich: „Vielleicht ist das ja so ein *schönes* Leiden ... So intensiv ... So ein süßer Schmerz ..." {*Ich benenne den lustvollen Aspekt des masochistischen Leidens und provoziere die Patientin mit etwas schwarzem Humor*}

Patientin grinst breit: „Jaa – schon! Das ist schon schön – hm. Aber es darf nicht zu aufregend werden! Aber wenn ein nötiger Abstand da ist, wenn man es dosieren kann: dann ist es wirklich ein schönes Leiden, ja. {*Nun kommt eine weitere neue Wendung zur Mutter.*} Ich glaube, daß meine Mutter sich die ganzen Jahre so gefühlt hat. Andere achteten sie und bedauerten sie dafür, was sie da alles auf sich nahm. Jetzt verblüfft sie mich manchmal ... Eine Schwester von ihr trennt sich nun nach 30 Jahren von ihrem Mann; der will nicht mehr. Und plötzlich muß meine Mutter gar nicht mehr so mitleiden wie früher. {*Das glaube* ich *nun überhaupt nicht: Hat denn die Mutter in Wahrheit jemals mit ihrem mißhandelten Sohn oder der mißbrauchten Tochter* mitfühlen *können?! Plötzlich merke ich wieder Empörung gegen die Mutter, die alles duldete*} Ich fragte sie neulich: ‚Ist das nicht *zu egoistisch?*' Da sagte Mutter: ‚Jeder ist für sein Leben selbst verantwortlich.' Woher hat sie plötzlich so einen Spruch?? Das hat mich positiv überrascht. Jetzt deutet sie z.T. andere Männer an, für die sie sich interessiert. Aber ich kann mir nicht vorstellen, daß meine Mutter dann wirklich konsequent handelt."

Ich: „Das ist auffällig. Erst leidet ihre Mutter viele Jahre – und läßt Sie und Ihren Bruder ebenfalls leiden. Und dann gibt sie jedem selbst die Verantwortung. Als wäre nichts geschehen." {*Ich ärgere mich in der Tat über das Nicht-Wahr-Haben-Wollen in der Familie, das fehlende Sprechen über das, was war – und lege diese gemeinsame Verleugnung der Patientin vor*}

„Hm. Stimmt. Das macht sie. Als ob sie nichts merkt. Aber ich merke es ja auch nicht. Manchmal fragt sie sich übrigens, warum es sie nicht mehr so trifft mit meinem Vater, daß er tot ist?"

Ich: „Wird es Ihnen nachvollziehbar?" {*Ich beteilige die Patientin an der aktiven Erforschung, da ich merke, daß sie affektiv nun sehr ruhig ist, dabei nachdenklich und neugierig*}

„Vielleicht merkt meine Mutter nun, da ist auch nicht viel weniger an Beziehung als vorher. Da fällt mir was auf: Nach Dietmar {*dem häßlichen, erfolglosen Informatikstudenten, der die Patientin quälte*} ging es mir auch viel schlechter, als alles vorbei war, viel schlechter als nach dem Tod des Vaters. Und dann noch was Komisches: Ich sage kaum noch was zu Vater und den damit verbundenen Themen!" {*Der Patientin fällt selbst ihre Reinszenierung und Verschiebung auf; sie bemerkt ihren Widerstand, sich der Mißbrauchsthematik anzunähern.*}

Ich: „Ja, jetzt rutscht es wohl weg – jetzt drehen sich die Gedanken um die anderen quälenden bösen Männer ..."

„Ja, genau!" Frau H. schildert nun den „langweiligen, netten" Kollegen, Typ Förster, der sie ins Kino eingeladen hat; sie geht mit ihm und dem anderen, aufregenden Kollegen nun gemeinsam ins Kino. {*Ich verstehe das zunächst als Versuch, die – nach ihrer pathogenen Überzeugung – einander ausschließenden Konfliktanteile „Förster vs. Messemann" unter einen Hut zu bekommen.*} „Jörg machte neulich auch einen ‚Männerspruch' {eine anzügliche Bemerkung, die ich nicht notierte}. Vielleicht ist er ja *doch* nicht ganz nett?!? Ich versuche die Netten ja auch interessant zu finden. Die geben mir das Gefühl, ich bin eine ganz Tolle. Die Anderen dagegen: Ich bin ganz klein. Ein Niemand. {*Zum Verständnis im Nachhinein: Die ursprüngliche externe Entwertung durch den Mißbrauchstäter wurde introjiziert und im archaischen, rücksichtslos verurteilenden Über-Ich untergebracht. Später wird sie in den Reinszenierungen re-externalisiert und den sadistisch „handeln sollenden" Partnern via projektiver Mechanismen zugeteilt.*} Aber zu den ‚Netten' wie Jörg: Der wäre für mich viel interessanter, wenn er eine Freundin hätte!"

Ich: „Der macht dann also auch solche Schweinereien!!"

Patientin lacht laut: „Ja! Und überhaupt ist es doch sonst so: Wenn ein Mann und eine Frau in einer WG zusammen sind, dann *muß doch was passieren!* {*Wie in der analytischen Situation?!*} Dagegen der andere Kollege, dessen Freundin lebt sogar mit 4 Männern in einer WG. Da muß es doch dauernd knistern!!"

Ich {*versuche zum Schluß die sexualisierte Konkurrenz anzusprechen, die stets eine selbstwertregulierende Funktion für die Patientin hatte. Durch das Beispiel eines Mannes mit ähnlicher Problematik versuche ich diese Funktion weiter zu erklären und so eine weitergehende Beschämung und Verstärkung der Schuld am Schluß der Stunde zu vermeiden.*}: „Da gibt es offenbar einen zentralen Punkt, von der Funktion her, nicht vom Moralischen. Wenn ich es richtig verstanden habe, bedeutet es für Sie einen großen inneren Erfolg, eine besondere Aufregung, wenn Sie die Freundin oder Frau eines Mannes aus dem Feld räumen können, wenigstens vorübergehend. Das scheint mit größter Lust verbunden. Da denke ich umgekehrt auch an einen Mann, für den es das Allergrößte ist, eine verheiratete Frau zu verführen. Wenn sie dann einen besseren, intensiveren Orgasmus hat als bei ihrem Mann, fühlt er sich enorm stark und erfolgreich, es ist das absolut Großartigste im Leben."

„Ja – (Patientin seufzt) – ja – ich glaube, das ist sehr, sehr wichtig!"

5.5 Die Decke und meine Frau, die Supervision als Korrektiv

In den nächsten Stunden gehen die Verführungssituationen wellenförmig weiter: Frau H. erzählt ihre Phantasien und Begehrlichkeiten, ich bemerke regelrechte Denkstörungen, eine Hemmung des kritischen Verstandes, eine gewisse gleichgültige wohlige Lähmung, und entwickele noch mehr Phantasien. Zum einen sind dies solche größter sexueller Intimität (was mir gleichzeitig, auf einer verbliebenen kritischen Bewußtseinsspur, seltsam vorkommt, und ich rette mich in den Gedanken: „So ist das also, das ist projektiv *induziert*!"), zum anderen tue ich diese Phantasiehandlungen unter einer *Decke*. Wir verstehen das in der Supervision als mögliche Elemente der Mißbrauchssituation. Offenbar ermögliche ich der Patientin durch das unzensierte Erleben der von ihr induzierten – und von mir natürlich mitgestalteten – sexuellen Gegenübertragungsphantasien eine emotionale Auseinandersetzung, die ihr in den Monaten zuvor nicht möglich war. Dazu paßt, daß Frau H. unmittelbar nach der oben protokollierten Stunde erstmals detaillierte Erinnerungen bekommt (102): An das Liegen in ihrem Hochbett, in dem der Bruder unten schlief, und ihre nächtlichen Spannungszustände, wenn der Vater sich eine neue Bierflasche vom Flur holte. „Dieses Geräusch, wie die Bierflaschen in der Aktentasche klimpern, das alarmiert mich heute noch. Ich brauch mir das nur vorzustellen! Damals hatte ich immer Angst, daß der Vater nochmal reinkommt. Ich habe es dann perfektioniert, mich schlafend zu stellen." Der Vater schlich sich ins Zimmer, machte meist noch Licht an, streckte seine Hand unter die Decke und ließ sie auf ihrem Oberschenkel liegen. „Ich weiß nicht, wovor ich dann immer so Angst hatte. Wenn ich mir nur seine Schritte vorstelle, und wie die Tür aufgeht – dann (die Patientin wird atemlos und spricht fast keuchend) bekomme ich jetzt Angst – – ich fühle mich dann so – furchtbar hilflos! ... (Schweigen) ... (Patientin holt tief Luft und seufzt) ... Das ist das gleiche Gefühl, heute, wenn ein Vorgesetzter oder Kollege mich ‚runtermacht', mich ‚fertigmacht'." Der Vater „flüsterte dann mit seinem Bieratem: ‚Tussi, schläfst du schon?'" und schaute sie dabei „immer so komisch" an. Frau H. ist sich nun genauso sicher wie für diese Erinnerung, „daß da mit 4 bis 5 Jahren was war. Da muß was Sexuelles gewesen sein! Aber später nicht mehr! Da war nur noch Necken!"

Während die Patientin dies erzählt, erlebe ich nicht zum ersten Mal eine merkwürdige Schwäche, fast einen Schwindel, und mir wird übel. Auf: „Da war nur noch Necken!" reime ich in einem erneut fast hypnoiden Zustand „Lecken", und sehe die von der Patientin geschilderte Szene wie einen Farbfilm vor mir entstehen. Dieser hypnoide Zustand tritt, allerdings meist in verminderter Form, seither immer dann auf, wenn die Patientin von entsprechenden traumatischen Szenen spricht. Besonders merkwürdig erscheint die von mir wahrgenommene Intensität der Szene, wobei ich mir auch Gerüche und Geschmack extrem deutlich vorstellen kann, zudem spüre ich die von ihr erzählten unangenehmen Körpergefühle. So schmerzt mir fast die Haut zwischen den Zehen, wie sie das Zerren, Reißen und Spreizen berichtet, das Vater mit ihren Zehen veranstaltete. Mir kommen Einfälle wie: es wird wohl nicht das Einzige gewesen sein, was er versucht hat zu spreizen. Daneben spüre ich streckenweise intensive Angst, Ekel und, wellenförmig, eine ungeheure Wut – ich könnte den Vater mit bloßen Händen töten, in einer mir sonst eigentlich nicht ohne weiteres zugänglichen Mord-Lust. (*Anmerkung:* Diese starken Affekte wurden bei mir vermutlich durch Identifizierung mit der Patientin und durch von ihr ausgehende „projektive" Mechanismen ausgelöst. Die dazu gehörigen Prozesse werden eingehender in Abschnitt C des Theorieteils diskutiert. Hier sei nur erwähnt, daß mir die Intensität solcher induzierten Gefühle einerseits jeden Zweifel nahm, daß Psychoanalyse nicht nur in meiner Lehranalyse funktioniert. Andererseits lösten sie eine immense Neugier aus, auf welchem Weg dies *tatsächlich* geschieht. Denn die klinischen Metaphern, dies gehe „projektiv" vor sich, oder gar kleinianische Vokabeln wie „die Patientin hat das in mich reingesteckt", empfinde ich als wissenschaftlich vollkommen unbefriedigend. Vielmehr erscheinen mir diese affektiven „Ansteckungsprozesse" – nur eine weitere Metapher – in ihrer neurobiologischen Funktionsweise noch weitgehend unerforscht.)

Auch als ich mich entscheide, die Patientin mit ihrem Ausweichen und Bagatellisieren („später nur noch Necken") zu konfrontieren und frage, was sie denn *heute* als erwachsene Frau sich denken würde, sähe sie einen Vater so am Bett der Tochter stehen, ändert sich wenig. Ihr wird kurz übel, dann ist sie empört über diesen Mann. Ich benenne dies klar: „Das ist zumindest *sehr* übergriffig und verletzt Grenzen!" Charakteristischerweise erlebt Frau H. aber zu ihrer *eigenen erinnerten Szene* keinerlei Gefühle von Empörung oder Wut; diese sind wie komplett ausgeschaltet. Kurz danach assoziiert sie weitere Erinnerungen: An lautstarken Streit zwischen den Eltern, an das Krachen von Tellern an Wand und Boden; sie spürt das Gefühl einer Türklinke in der Hand, erneut große Angst. „Vater *und* Mutter, beide waren so unberechenbar!" An dieser Szene wird somit die enge Verknüpfung zwischen starker Angst, Geheimnis und noch verborgener Lust deutlich. In den zugehörigen Assoziationen zeigt sich ihr zwar ambivalentes, jedoch enges Gebundensein an den Vater, das noch völlig ich-synton erscheint. Dem entspricht ihre über viele Stunden zäh wiederholte Abwehr, die mich oft hilflos macht: „Es sträubt sich was in mir, wenn Sie sagen, das ist übergriffig ...!" Zu dieser Zeit bin ich allerdings noch nicht in der Lage, die gefühlshafte Bindung der Patientin an den Vater wirklich emotional nachvollziehen zu können. Dies ist für mich einer der schwierigsten – anfangs fast unmöglichen – Schritte in der Behandlung: Zu verstehen, wie man als Opfer den Täter eben *auch* lieben kann.

Einige Stunden später (108) *träumt* Frau H. von mir:

„Ich sitze auf dieser Couch im Therapieraum, aber es liegt eine blauweiß karierte Bettdecke darauf. Während ich mich im Traum zunehmend erinnere und vom Vater erzähle, sagen Sie mir, ich soll weitermachen. Und indem ich das erzählte, haben Sie die Szene nachgespielt, als ob Sie mein Vater wären, z.B.

haben Sie mich am Arm gepackt, als ich das erzählte, oder Vater wuselte am Bett herum – und Sie haben das auch gemacht. Ich hatte ein Gefühl von höchster Erregung, war total mitgenommen. Am Ende aber haben Sie das ja nur nachgespielt. Sie sind nicht so ein Böser – jedenfalls am Ende!"

Frau H. bestätigt, noch nie so intensiv geträumt zu haben von der Angst und – wie nur indirekt angedeutet – der Lust, die mit dem Vater verbunden ist. Ich halte diesen Traum für derart unverschlüsselt, daß ich zunächst nur sage: „Das ist ja ein sehr bewegender Traum!" Die Patientin: „Im Traum denke ich auch: warum geschieht das wohl jetzt? Ob ich jetzt wohl Vertrauen zu Ihnen habe? Danach hatte ich aber gleich größte Angst, Angst vor Gewalt; der Vater hat mich übers Knie gelegt. Ich hatte in dem Moment Angst vor seiner Hand, die mich fest am Arm gepackt hat." Ich: „Was ist noch passiert? Hat er Sie nur am Arm gepackt?" Patientin: „Ich weiß, daß es noch weiter ging. Ich hatte Angst, ob es noch kommt." Ich: „Also – es ging schon noch um einen sexuellen Übergriff?" Patientin: „Daran kann ich mich nicht erinnern. Aber es hatte mit Gewalt zu tun! Zum Schluß haben Sie mir aber Sicherheit gegeben: Sie tun mir ja nichts – vor Ihnen brauche ich keine Angst zu haben. Für mich ist das schon ein Zeichen, daß ich Vertrauen zu Ihnen haben kann." Frau H. erzählt weiter, daß sie sich besser, freier fühlt, daß der Traum sie „aufgebaut" habe und erwähnt wieder Männer, die sich um sie bemühen. In dieser Stunde taucht der Einfall auf, den Kopf in den Schoß der Patientin zu legen; wieder schwimmt mir der Kopf in merkwürdiger Müdigkeit, alles erscheint so einfach, Cunnilingus und Fellatio als natürlichste Sache der Welt. Kritisch ist heute festzuhalten, daß ich diese Übertragungsphänomene kaum aushalten konnte und in den nächsten Stunden durch zu viel Nachfragen und dialogische Strukturen der Patientin ihre Annäherung an die eigene Lust und Scham oft erschwert habe. Dies ist schnell nachzuprüfen: Immer wenn ich das getan habe, verschwinden die Wolken von den Protokollblättern. Dazu paßt auch ein Agieren meinerseits, als ich in aller scheinbaren Unwissenheit eine Rahmenänderung vornehmen ließ: Da es im Winter vielleicht kühl für meine Patienten werden könne, hatte meine Frau weitere Kissen und eine „kuschelige *Decke*" gekauft, die ich fürsorglich im Zimmer deponierte. Die Patientin nahm sich ein weiteres Kissen, sah die Decke, auf die ich sie auch noch hinwies (120), und verschwand die nächsten 11 Stunden darunter, meist bis zum Kinn verborgen. Sofort nach Einführung der Decke reduzierten sich dann, wie ich erst in der Supervision anhand der Einfälle verstand, vor allem die sexuellen Assoziationen ebenso wie meine „Wolken". Die Analyse schien zu verflachen. Bemerkenswert ist hier, wie deutlich die Narrationen schon in den ersten Minuten nach dem Zudecken die Veränderung des Übertragungsgeschehens reflektieren, und zwar im Sinne einer inneren Distanzierung, emotionalen Abkühlung sowie der Befürchtung, nicht gemocht zu sein und andere zu Zeichen der Zuneigung manipulieren zu müssen. So erzählte die Patientin die folgenden Elemente in dieser Reihung: sie nimmt sich vor, zu jenem angeschwärmten Kollegen wieder „eher reserviert" zu sein; sie will ihn zu ihrem bevorstehenden Geburtstag einladen, da muß er doch Zuneigung zeigen; sie vermutet, daß er sich aber für eine andere Frau – mit Kind – interessiert; sie befürchtet, andere würden sie zurückweisen, wenn sie zum Geburtstag einlädt, i.S. von „Jetzt will sie was von mir!"; schließlich erwähnt sie eine langbekannte Freundin, mit der sie noch in einer Wohngemeinschaft lebt, „aber mit ihr nie richtig warm wurde", diese Freundin wandte sich immer mehr ihrem eigenen Partner zu, „wir können uns gar nicht mehr in die Augen schauen." Alle Elemente lassen sich somit als Übertragungsanspielung verstehen. Ich hatte das vollkommen überhört! Nachdem wir die Auswirkung – also einen „Deck-Effekt" im wahrsten Wortsinn! – deuten konnten, entschloß sich Frau H., sich wieder unbedeckt zu zeigen.

Erst im Rückblick läßt sich vielleicht auch in diese Sequenz jene in der Folgestunde (121) auftauchende Erinnerung an eine Szene mit ihrer Tante einordnen. Hierzu versuche ich eine möglicherweise sehr spekulativ-gewagte Verbindung. Ich weiß nicht, ob sich die Patientin über die Herkunft der Decke und insbesondere über meine Frau Gedanken machte. Da ihr zur Decke aber mehrfach Worte einfielen wie „gemütlich, kuschelig" etc., die sie zu dieser Zeit noch häufig in Zusammenhang mit ihrer Mutter gebrauchte, ist die Idee zumindest plausibel. Nun sich beim Analytiker unter eine Decke zu legen, die seine Frau quasi ausgebreitet hat, bahnt dann schon die Assoziation zum Vater und dessen Frau – indirekt auch zu dessen Schwester. Jedenfalls erzählt Frau H., wie sie als 9 oder 10jährige bei der Tante, Vaters jüngerer Schwester, übernachtete. Zusammen mit ihrer 4 J jüngeren Cousine wollte sie schlafen gehen. Da sagte die Tante: „Laßt uns alle mal ausziehen – wir schlafen alle nackt zusammen im Ehebett – aber Ihr dürft es nie dem Onkel sagen!" Die Patientin erinnert ganz deutlich, wie die Tante nackt – offenbar aufreizend – durchs Schlafzimmer lief. Es erschien ihr damals schon „unangenehm und komisch". Auch in diesem Zusammenhang verschwinden aber weitere Gedächtnisanteile; sie kann nicht rekonstruieren, wie die weitere Nacht ablief. Dann fragt sie sich: „Ich denke nach – Vater – seine Schwester – woher haben die sowas? Wie kommt das?" Dann fällt ihr ein, daß Vaters Schwester als Jugendliche mehrfach Suizidversuche unternahm. Vaters Bruder hat zwei drogenabhängige Kinder, wovon eines bereits an Suchtfolgen starb. Zusammengefaßt könnte vermutet werden, daß eine von der Patientin als inzestuös konnotierte Auslösesituation im Übertragungsgeschehen den Abruf ebensolcher Erinnerungen bahnte. Mögliche Zusammenhänge zwischen stark emotional, d.h. „limbisch" geprägten Erinnerungen und Übertragungsprozessen werden im Theorieteil, Abschnitt C, weiter diskutiert.

5.6 Auftauchen aggressiver Inhalte (Hinweise auf die verborgene Perversion)

Dies leitete eine neue Phase ein, die mit einer Reihe von aggressiv gefärbten Einfällen begann. Frau H. nahm zu einem weiteren Arbeitskollegen eine Beziehung auf, den sie in ihrer Bewertung aber recht bald als „Förster etablierte und sich zu ihm teils sadistisch-entwertend verhielt. In der Analyse erschien sie mir zunehmend quengelig und nölig. Es stand nun an, in der Übertragung in die Position des Vaters zu gelangen. Dies war mir damals aber kaum – oder vielleicht auch noch nicht – möglich. *Emotional* zu begreifen, daß der Vater von der mißbrauchten Patientin bei allem Schmerz *auch* geliebt wird, dagegen habe ich mich lange gesträubt, entgegen dem theoretischen Wissen. Die „dunklen" und „bösen" Seiten des Täters in mir selbst wahrnehmen und integriert halten zu können, um sie der Patientin als Erfahrungsraum zur Verfügung zu stellen, fiel mir sehr schwer. Frau H. entwertete derweil sukzessive den neuen Freund, der sich als ausgesprochen einfühlsam und geduldig erwies. Ich produzierte umgekehrt aggressive, sexuell konnotierte Phantasien, die mir nun sehr ich-fremd und fast pervers vorkamen, z.B. die Patientin festzuhalten und wie ein Raubtier durch einen kontrollierten Nackenbiß zu unterwerfen.

In der 135. Std gelang mir dennoch eine Deutung, die eine von ihr zwanghaft wiederholte Sequenz betraf: Ich konnte der Patientin zeigen, daß sie wiederholt aus einer ihr unverständlichen Spannung heraus Streit provozierte. Der ausgelöste Ärger beim Partner führte zu Distanzierung und Aggression zwischen beiden. Diese Aggression wurde dann in der Annäherung sexualisiert und steigerte die Lust. Die genetische Verknüpfung – d.h. eine Reinszenierung der Szenen zwischen den Eltern – konnte Frau H. damals noch nicht sehen. Diese Einsicht in die Bindungssicherung durch aggressiven Streit führte vorübergehend zu einer erheblichen Entspannung in der Partner- und zu mehr Aggressivität in der Übertragungsbeziehung, wenngleich noch meist subtil. Frau H. kommentierte das entsprechend ambivalent: „Mir geht es viel besser! Daß Sie *das* gemerkt haben, hat mich doch gewundert!" Kurz danach spielte sie sehr eindeutig-zweideutig mit ihren Fingern, und ich reagierte mit der bislang bizarrsten Phantasie, die mich gleichzeitig belustigte: ich war darin sehr klein, saß in der Vagina der Patientin, schaute wie aus einem Haus und machte rechts und links „die Fensterläden" auf. Am plausibelsten verstehe ich diese Phantasie – neben der Darstellung meiner Einfühlung als sexuelles, vielleicht auch kindlich verschmelzendes „Hineinkriechen" – als ein Herausschauen-Können aus dem intimsten und traumatisierten sexuellen Bereich der Patientin, quasi als Hereinlassen von Tageslicht in die dunkle Zone. Die sexuellen Phantasien haben sich seither wie ein selbstverständliches Beobachtungsinstrument etabliert, ich war davon aber nicht mehr beunruhigt oder gar verstört wie zu Beginn. Eine weitere mutative Deutung gelang in der folgenden Stunde. Ermutigt durch die Supervisorin und die Erfahrung als Vater dreier Töchter, orientierte ich mich an einer fördernden

Haltung eines Vaters für die kleine Tochter in der ödipalen Situation. Ich formulierte dies für die erwachsene Situation um und konnte der Patientin nun anerkennend mitteilen, daß ich sehr wohl bemerkt hatte, daß sie eine sexuell attraktive Frau ist. Ich sagte: „Ich sehe das sehr genau – aber dennoch werde ich keinen Übergriff vornehmen!" Darauf reagierte sie sehr gerührt, erleichtert und bekam Tränen. Ebenso spürte ich weiche, zärtliche, auch väterliche Gefühle. Wiederum hatte die Supervision zuvor differenzieren können zwischen der für die Patientin notwendigen Anerkennung und Bestätigung versus einer, von mir bei dieser Intervention sonst vielleicht befürchteten, Grenzüberschreitung. Auch anhand dieser Erfahrung läßt sich – meiner Überzeugung nach – die im Theorieteil (Abschnitt C, Unterkapitel 4) diskutierte Notwendigkeit belegen, von einem therapeutischen Konzept der *unabhängig vom Kontext vollständigen technischen Neutralität* Abstand zu nehmen. Der Vorteil der therapeutischen Aktivität, also des direkten und aktiven Ansprechens einschließlich einer Mitteilung über das, was die Patientin bei mir ausgelöst hat (und was man auch als Kompliment auffassen könnte), liegt in dieser Situation klar auf der Hand. Die Patientin wurde in entscheidenden Punkten direkt affektiv erreicht und sie konnte daraufhin von den zwanghaften Reinszenierungen der Verführung etwas ablassen. Ich hatte ihr signalisiert, daß sie mich erreicht hat und daß ihre Bemühungen von mir erkannt und angenommen worden waren. Ein Festhalten an einem starren Neutralitätskonzept – im schlimmsten Fall gar an einer „Spiegelplatte" – erscheint hier also therapeutisch nicht nur wenig fruchtbar, sondern als Retraumatisierung, am klarsten nachvollziehbar im sonst drohenden Nicht-Beachten aller Bemühungen der Patientin. Vielleicht gibt diese Intervention auch ein gutes Beispiel für die Herstellung eines dem Therapiefortschritt förderlichen Aktivierungszustandes („Arousal").

Es brauchte fast das folgende Jahr, um die entscheidenden Schritte zum Verstehen der bisher nicht aufhebbaren Verkopplung von Aggression, Entwertung und sexueller Lust zu unternehmen. Um ausreichend als Übertragungsfigur zur Verfügung stehen zu können, waren Beobachtungen, Klärungen in der Supervision, mit Kollegen und nicht zuletzt mit meiner Frau nötig. Insofern habe ich in dieser Behandlung und Supervision auch meine Selbstanalyse fortgesetzt. Dennoch waren meine fortgesetzten Versuche im letzten Jahr, nicht mehr „nur gut zu sein" in der Übertragungsbeziehung, offensichtlich hilfreich. Fast gespenstisch erscheint mir, daß ich bereits in der 113. Stunde einen ihr nicht mitgeteilten „Wolken-Satz" notiert habe, von dem ich mir vorstellen konnte, daß die Patientin ihn mit Erregung hört: „Das willst du doch, du kleines Luder!" (Mehr als anderthalb Jahre später (282. Std), als der perverse Kern der Neurose freigelegt ist, nennt sie ihn dann fast wörtlich als eine Bedingung für höchste Lust.) Solche Zusammenhänge erscheinen mir nach wie vor erstaunlich; sie geben eine Kostprobe für die bislang nur im Ansatz wirklich verstandenen Funktionen einer – offenbar – unbewußten Kommunikation. In der folgenden 114. Stunde berichtet dann Frau H., daß ihr zuhause eine plötzliche, ganz klare

Erinnerung eingefallen war: da lag der Vater neben ihr im Bett, „faßte sie an" und befriedigte sich dabei selbst. „Das war so klar, als ob es schon die ganze Zeit bekannt war". Sie hatte lange in der Nacht geweint. Während sie davon erzählt, fühle ich mich entsetzlich traurig. Ich mache zwar nur eine Bemerkung, daß diese Erinnerung ein völlig neuer Schritt ist, aber dabei klingt meine Stimme *sehr* brüchig und traurig, was meine Berührung wohl mitteilt. Kurz danach fragt sich die Patientin plötzlich selbst, warum sie sich immer nach Pettingszenen, noch stärker nach Onanie, so furchtbar traurig fühlte. Das müsse doch *damit* zusammenhängen. Die Dynamik wie große Intensität der hierbei, und in vielen anderen Situationen, aufbrechenden Gefühle, bei der Patientin ebenso wie bei mir, sind für mich Hinweise, daß durch Psychoanalyse auch sehr tiefe, d.h. implizit (= unbewußt) in limbischen Strukturen gespeicherte Erfahrungen erreicht und bearbeitet werden können. Diese Gefühle müssen im Übertragungsprozeß offenbar eine ähnliche Intensität erreichen wie bei ihrer Entstehung, um einer Überarbeitung zugänglich zu werden (vgl. die abschließenden Hypothesen im Theorieteil).

Diese erinnerte Szene vergißt Frau H. aber im nächsten Jahr wieder vollständig, in dissoziativer Weise und entsprechend der wichtigen psychodynamischen Funktion der „guten" Anteile des Vaters.

6 Rekonstruktion der traumatischen Szenen

In diesem Rahmen kann ich nur die Ergebnisse unserer Rekonstruktionsversuche aufzählen, die über die nächsten 150 Stunden erfolgten und die langjährige Traumatisierung betreffen. Dabei tauchten allmählich, wie die versprengten Bruchstücke einer Explosion, Erinnerungsfragmente auf, die der Patientin oft unverständlich erschienen und verschiedene Sinnesqualitäten betrafen. Auch dieser Fall bestätigt die Hinweise aus der Traumaforschung, daß die Gedächtnisorganisation für hochgradig bedrohliche und affektiv aufgeladene Szenen stark verändert abläuft. Derzeit stellt sich die Sitution wie folgt dar: Es kam sehr wahrscheinlich zwischen dem 5. und 14. Lj der Patientin in unregelmäßigen Abständen, doch wohl durchgängig, zu manifestem sexuellen Mißbrauch durch den Vater, mit gegenseitigen masturbatorischen Handlungen und zu Fellatio. Eine zumindest teilweise Penetration mit Dehnung und Anriß des Hymens erscheint aufgrund von körperassoziierten Erinnerungen wahrscheinlich. Die Gedächtniselemente der Mißbrauchsszene sind vorwiegend visuell und erschienen lange Zeit i.S. von „flashbacks" unter Affektisolation. Bedeutsam sind ein als „riesig" erlebter, erigierter Penis aus der Sicht von unten sowie das Gesicht eines jüngeren schlanken Mannes, das dem Vater zunächst gar nicht ähnelte. Dies sah Frau H. als einen Gegenbeweis für den befürchtet-abgewehrten Mißbrauch an, bis sie Fotos des Vaters aus der fraglichen Zeit fand, die diesem Bild völlig entsprechen. Weitere Fragmente betreffen Gerüche, deren bloße Nennung extremen Ekel auslöst: Eine Mischung aus Schnaps, Bier, Schweiß und ungewaschener Haut. Als einmal Sperma ihres Freundes auf ihre Hand kam, hatte sie den Impuls, ihre Hand abzuhacken. Eine braune Decke im Besitz der Mutter löste lange Zeit einen ihr nicht verständlichen Widerwillen aus. Der Vater hatte darunter stets Mittagsschlaf auf der Couch im Wohnzimmer gehalten; die Mutter kam meist Stunden später als er und die Patientin nach Hause. Als die Patientin in einer bulimischen Attacke sich vor dem Fernseher wieder „Essen hineinstopfte", konnte sie die typische abendliche Szene erinnern. Die Eltern sahen im Wohnzimmer fern, zur Toilette mußten die Kinder hindurch. Wenn Frau H. am Sessel des Vaters vorbeigehen wollte – manchmal auch nur, um zu sehen, „ob Vater schon schläft", was ihre eigene Verwicklung andeuten mag –, zog der Vater sie auf seinen Schoß und faßte ihr unter das Nachthemd, sogar in Anwesenheit der Mutter, die das angeblich nicht bemerkte. Eine Modellszene für das Nicht-Bemerken der Mutter wurde auf einem Foto festgehalten, das Frau H. immer wieder erwähnt: Darauf küßt der Vater auf einer Feier eine andere Frau, während die Mutter mit unbeteiligtem Gesicht direkt daneben sitzt und Salzstangen ißt. Sexuelle Übergriffe des Vaters berichtete inzwischen auch eine Cousine der Patientin. Gelegenheiten zu den Inzestszenen ergaben sich aus der häufigen Abwesenheit der Mutter, oft tagelang nach Streit der Eltern, oder während eines längeren Krankenhausaufenthaltes, als auch der Bruder woanders war und die Patientin mit im Ehebett schlief. Dabei leiteten sich die späteren sexuellen Szenen durch ausgesucht höfliche Freundlichkeit des Vaters ein. Die Patientin durfte dann lange fernsehen, bekam vermutlich Alkohol zu trinken – was vielleicht auch eine Teilerklärung meiner geschilderten Gefühle des Benommen- und Benebeltseins sein könnte – und landete dann mit dem Vater im Ehebett, wo er sich, bis jetzt noch nicht vollständig explizit erinnerbar, in „ein Monster verwandelte". Dabei kam es zur Vermischung von höchster Angst, Ohnmacht und Lust. Die Gedächtnisanteile der direkten sexuellen Szene sind noch häufig fragmentiert oder nur einzelnen Sinneskanälen zugeordnet, visuell, haptisch („Ich kann mich ja an das eklige Gefühl von Sperma an meiner Hand erinnern; ich denke, er hat meine Hand mit seiner Hand genommen" [240]) oder sie enthalten nur Geschmack oder Geruch. Die Akzeptanz der eigenen Lustgefühle dabei ist bis jetzt, wie andere Behandlungen und die Literatur bestätigen, am stärksten mit Scham und Schuld besetzt. Am schwierigsten erlebte Frau H. die Situation danach: Sie erlebte sich als „liegengelassen", wurde vom Vater dann völlig ignoriert und mißachtet, was sich steigerte, wenn die Mutter zurückkehrte und Vater sich dieser zuwandte, als wäre nie etwas geschehen. Dieser Schmerz des Liegengelassenwerdens wurde auf intensivste Weise aufgehoben durch die nächste lustvoll wiederkehrende Mißbrauchsszene. Bis jetzt erlebt Frau H. den Mißbrauch *auch* als gefühlshafte Zuwendung des Vaters. Bedeutsam erscheint in diesem Zusammenhang eine erst spät erinnerte, vermutlich aber schon lange vorbewußt zugänglich gebliebene Szene: Die Patientin ging über Jahre, schon im Grundschulalter, regelmäßig an die Jacke des Vaters und nahm sich aus dem Portemonnaie nicht unbeträchtliche Mengen an Münzen, d.h. regelmäßig bei solchen Gegelegenheiten ca. 5 Mark, was in der DDR und für den Vater damals viel Geld war. Dies ist nur schlüssig zu verstehen als unausgesprochene Form einer Bezahlung der Patientin bzw. einer vom Vater inszeniert-geduldeten Form des Schweigegeldes für die Inzestsituation.

7 Die Arbeit an der Abwehr in der Übertragung: Dissoziation, Sexualisierung, Spaltung und aggressive Provokation

Während des Mittelabschnitts spielen sich zahlreiche Konflikte in den Außenbeziehungen ab. So schläft die Patientin auf einem Seminar unter Alkoholeinfluß mit einem Arbeitskollegen und stellt am nächsten Morgen die gleiche, scheinbar komplette Amnesie daran fest, die sie lange Zeit nur für ihre Kindheit kannte. Erst anhand von körperbezogenen Erinnerungen kann sie den Ablauf wieder rekonstruieren. Ich gebe nun drei Ausschnitte, die den Verlauf der Übertragungsbeziehung illustrieren, in der ich anfangs eine wohl mehr supportive Funktion hatte, danach häufiger zwischen Inner- und Außerübertragungsdeutungen schwankte und mich schließlich stärker an der Übertragungsbeziehung orientieren kann. Realistischerweise ist diese Entwicklung nicht nur dem Therapiegeschehen zuzuschreiben, sondern genauso meinem Erfahrungsfortschritt.

7.1 Begleitende, auch schützend-korrigierende Position

In der 203. Std, der letzten vor den Weihnachtsferien, berichtet Frau H. erneut über einen alkoholinduzierten „Filmriß“ auf einer Feier, worunter sie fast jede Hemmung verlor. In der folgenden Sequenz bleibe ich in einer *begleitenden, auch schützend-korrigierenden Position*. Die Patientin sagt zur bevorstehenden analytischen Arbeit: „Es ist jetzt eher wie Vorfreude – da ist etwas ganz Spannendes, was man entdecken kann. Es sind sicher keine schönen Sachen, aber es wird ein unglaubliches Gefühl der Erleichterung geben. Im Prinzip weiß ich genau, wovor ich Angst habe: Ich fühle mich wie ein kleines, dreckiges Kind, stinkend, wie in Gülle, so beschmiert. Dann kommt die Befürchtung, niemand wird mich mehr anschauen. Selbst Sie würden sich dann abwenden. Jetzt gerade fühle ich mich wie als Kind: Da habe ich mich so beschmutzt gefühlt. Ich habe mich niemandem anvertrauen können. Niemand steht zu mir, sondern gibt mir noch die Schuld! Als ob ich das selbst verschuldet habe! Und manchmal denke ich, ich war tatsächlich daran beteiligt und gebe mir die Schuld.“ Die Patientin teilt also unverschlüsselt mit, daß ihre Selbsterforschungsfunktion zugenommen hat und sie sich nun mit ihren als schmutzig abgewehrten inneren Bereichen beschäftigen kann; darunter entsteht Angst, die Bindung an mich zu verlieren. Mir fällt die Szene zwischen der kleinen Patientin und ihrem Vater ein, darauf meine 5jährige

Tochter, dann fühle ich mich sehr schwer und traurig, als ob ich in den Sessel gepreßt werde. Die lustvolle Seite des Inzests für das Mädchen erscheint mir in diesem Moment völlig absurd, die Verkehrung der Aktivität vom Täter zum Opfer als besonders quälend und empörend. Ich habe zunächst das Bedürfnis, die zerstörerische Schuldzuschreibung zu entschärfen, und sage: „Ich *schaue* Sie aber an, egal wie Sie aussehen. Können Sie das einmal prüfen? Es wirkt so, als statten Sie sich selber als 5-jährige mit der gleichen Macht und dem gleichen Reflektionsvermögen aus, das Sie heute haben. Kennen Sie ein fünfjähriges Mädchen? Würden Sie dem das auch sagen?" Patientin: „Nein, natürlich nicht. Aber bei *mir* weiß ich doch, daß ich damals mitgemacht habe. Heute geschieht ja noch sowas, wenn ältere Männer mich mögen. Z.B. gestern erst der Personalchef ..." Ich: „Der mag Sie offenbar – er sieht Sie heute als erwachsene Frau." Patientin: „In solchen Situationen gibt es bei mir automatisch zunächst Ekel und Abscheu. Und dabei sehe ich mich jetzt oft als Kind – das wird dann auch noch angesprochen. Das hat sofort was mit Sex zu tun! Da ist ein alter Mann, der betrunken über mich herfällt!" Ich: „Wie ist diese Vorstellung?" Patientin: „Wir sind allein in einem Raum, haben beide Alkohol getrunken. Wir kommen uns näher, ich mache mit, obwohl ich nicht will ..." Ich will die traumatische Situation weiter klären und erfrage den langgehegten Verdacht: „Könnten Sie sich vorstellen, daß Ihr Vater Ihnen auch Alkohol gegeben hat?" Frau H. schweigt lange und sagt dann langsam: „Komisch – als ich das erste Mal Schnaps getrunken habe, hatte ich das Gefühl, als kenne ich das alles schon sehr lange." Ich: „Wie Sie auch beim Sexualkundeunterricht in der Schule so viel als bekannt erlebt hatten."

7.2 Wechsel zwischen Inner- und Außerübertragungsdeutungen

Es war mir lange nicht möglich, das erhebliche Ausmaß an Aggression in die Übertragungsbeziehung hereinzuholen und hier unmittelbar zu deuten. Neben meiner eigenen Angst vor einer aggressiven Auseinandersetzung war die Angst der Patientin entscheidend, die das Zerbrechen der guten Beziehungserfahrung fürchtete. Aggressive Impulse gegen mich erschienen nur verschlüsselt, umgekehrt dauerte es lange, bis ich authentisch ärgerlich reagierte. Frau H. stellte das nach einer kurzen Therapiepause (in der 241. Std) her, indem sie wieder mehrere Minuten vor der Zeit kräftig und hartnäckig an die Tür klopfte. Ich riß schließlich die Tür nach mehrmaligem Klopfen auf und begrüßte die Patientin etwas ärgerlich: „Ich habe Sie *nicht* vergessen!" Dabei nahm ich zunächst nur die aggressive Seite des Klopfens wahr. Frau H. beeindruckte das kaum, sondern erzählte ausführlich von einem neuen Streit mit dem Freund: „Sobald er was sagt, bin ich gleich auf hundert, und schon geht es los!" – Ich: „Und gibt es da nicht einen Zusammenhang mit hier? Wie Sie vorhin an die Tür geklopft haben? Vielleicht wußten Sie ja nicht genau, ob es schon über die Zeit ist – und dennoch ist es eine subtile Form von Druck. Und so etwas scheint immer dann vorzukommen, wenn Sie unter Spannung stehen. Also das Klopfen hat auch was Aggressives!“ Patientin: „Ja – Ja – (schweigt betroffen) Das stimmt wohl. Das habe ich gar nicht bemerkt. Aber ich war mir ja auch unsicher, ob Sie *da* sind!“ Erst an dieser Stelle merke ich wieder ihre Angst vor dem Verlust der Bindung. Erst nach deren Klärung und Sicherung kann sie mich fragen, ob mich ihr Klopfen geärgert hat. Als ich das bejahe, ohne daß dadurch unsere Beziehung gefährdet ist, ist sie sehr erleichtert. Ich kann aber wieder nicht länger in der Übertragungsbeziehung bleiben – was nachträglich zu kritisieren ist – und versuche stattdessen eine Außer-Übertragungsdeutung: „Vielleicht provozieren Sie den Streit mit Stephan immer wieder, um eines zu erreichen: Daß Sie ihn dazu bringen, Sie zu schlagen und schließlich vor die Tür zu werfen!“ Frau H. erinnert nun intensiv die erwähnte Streitszene zwischen den Eltern, das Geräusch der zuschlagenden Wohnungstür und ihr Gefühl des Verlassenseins. Über das hierzu assoziierte Wort *„mutterseelenallein“* eröffnete sich erneut das Verständnis für die emotionale Vorbedingung des Inzests. Wie in der von Mathias Hirsch referierten Übersicht zeigt sich auch bei Frau H. eine gefühlshafte Vernachlässigung des kleinen Mädchens durch die Mutter. Die in Wahrheit geringe Empathie der Mutter erlebte die Patientin vor wenigen Monaten, als sie erstmals wagte, über die Mißbrauchssituation zu sprechen. Die Mutter zeigte sich zwar betroffen, meinte aber, sie habe davon nie etwas bemerkt, zudem liege dies doch nun lange genug zurück.

7.3 Umgang mit aggressiven Anteilen in der Übertragung

Über viele Monate zeigte Frau H. keinerlei Haß auf den Vater; dieser betraf fast ausschließlich die Mutter und abgeschwächt den Partner. Sicher hätte man konsequenter und früher die aggressiven Anteile deuten können. Dennoch meine ich, daß in diesem Fall, unabhängig von *meinen* Schwierigkeiten damit, ein zu frühes Bearbeiten der aggressiven Anteile, insbesondere durch konfrontierendes Deuten, von der Patientin als Vorwurf erlebt worden wäre. Dieses Vorgehen hätte wahrscheinlich eine vordergründige Unterwerfung unter die Deutung ausgelöst, den Widerstand erhöht, letztlich jedoch retraumatisierend und bindungsauflösend gewirkt. Das Ausmaß ihrer Störung in der Fähigkeit, vertrauensvolle und stabile Beziehungen herstellen und erhalten zu können, zeigt sich an der basalen, nach wie vor leicht auslösbaren *Angst der Patientin vor Bindungsverlust.* Bereits – oberflächlich gesehen – geringe Änderungen des Rahmens, etwa kürzlich (290. Std) die einmalige Verlegung eines Analysetermins auf zwei Stunden früher, können stark verunsichern, wahrscheinlich, weil sie als „Trigger“ wirken. Ich begründete die einmalige Verlegung wahrheitsgemäß mit einer beruflichen Verpflichtung, Frau H. freute sich zunächst auf ihre dann längere Freizeit. In der Folgestunde aber hatte sie sich wieder vor dem Fernseher „vollgestopft“ und klagte depressiv, wie leer, über Alleingelassen- und Nicht-wichtig-genommen-

Werden von verschiedenen Freunden. Meine fragende Deutung, ob sie sich auch von mir hin- und hergeschoben fühle, wurde bestätigt: Frau H. hatte die Phantasie gehabt, ich nutze die gewonnene Zeit für einen Abend mit meiner Frau. Dann sagt sie: „Komisch: jetzt erst merke ich – selbst die lange Zeit mit Ihnen, wo Sie doch zuverlässig da waren, hat mir diese Angst nicht nehmen können!"

Die *geschlossene Tür und deren zwei unterschiedliche Bedeutungsseiten* spielen eine bedeutsame Rolle. Das Verschließen der Tür von *innen*, wie es Frau H. nun öfter in Bezug auf mich phantasiert, ruft das verkoppelte Empfinden von Bedrohung, Angst, Lähmung und sexueller Lust hervor – es kann von ihr im Zustand der Denkklarheit, den sie in der analytischen Situation erreicht, klar der Inzestsituation zugeordnet werden. Andererseits entsteht beim Ausgeschlossensein *vor der Tür* eine tiefe Verlassenheitsangst, die sie beschreibt als Gefühl von Liegengelassensein, Leere und tiefer Verzweiflung. Frau H. inszeniert diesen zentralen Konflikt mehrfach, was nun jeweils rascher gedeutet und verstanden werden kann. Z.B. kommt sie einmal mehr als eine ganze Stunde zu früh, während ich zu einer Supervision weg bin und meine Schreibtischlampe angelassen habe. Sie sieht mein Fenster von außen und bemerkt später süffisant lächelnd, in meinem Zimmer habe „schummriges Licht gebrannt". Nun kann sie phantasieren, vielleicht hätte ich da was mit einer Patientin gehabt und die Tür verschlossen – sie kann mich jetzt also auch in der Rolle eines Verführers und Mißbrauchers erleben! Nachdem wir solche, insbesondere die aggressiven Reaktionen auch als Fortschritt verstehen konnten, der die Patientin vor dem Absturz in die Depression bewahrt, gelang es besser, die aggressiven Seiten der Patientin zu deuten. Parallel dazu wurde es mir möglich, mich aus der – laut Patientin – „hundertprozentig guten" Ecke hervorzuwagen.

Dazu brachte mich die Patientin schließlich endgültig in der 280. Std. Kurz vorher hatte sie erneut versucht, ihre Beziehung zum mittlerweile masochistisch duldenden Partner Stephan zu beleben, bei dem sie Sex fast nur noch mit Ekel erleben konnte. Sie berichtete von einem neuen „Messemann", den *sie* auf einer Betriebsfeier in einem zwar alkolisch, aber bewußt inszenierten „Filmriß" nahezu vergewaltigt hatte. Sie schildert die Situation fröhlich-unschuldig, so als habe niemals Therapie stattgefunden. Beim Zuhören ärgere ich mich schwarz, gerate in Wut, die ich nicht mehr kontrollieren kann, auch nicht mehr will, gleichzeitig fühle ich mich sadistisch gequält. Es wird so schlimm, daß ich gar nicht mehr mitschreibe. Nach meinen Impulsen bin ich kurz davor, die Patientin anzuschreien und rauszuschmeißen. Die Situation kommt mir verrückt vor. Schließlich frage ich mühsam beherrscht Frau H., was ich ihrer Meinung nach jetzt gerade fühlen würde. Sie hat es exakt wahrgenommen und meint fast fröhlich: „Also, ich an Ihrer Stelle wäre wütend – und Sie sind das, glaube ich, auch. Vielleicht wollen Sie mich am liebsten vor die Tür setzen!" Sie setzt die Provokation aber fort: „2 bis 3 Tage im Jahr brauche ich eben so einen Filmriß, was ist schon dabei ... [...] Ich weiß auch nicht, wie ich das Aufregende hierher reinbekommen kann!" Meine Intervention, sie bringe sich in die Position einer quälenden

Täterin, mich in Wut und schließlich dazu, daß ich sie rauswerfen möchte und zu ihr wie damals der Vater zur Mutter zu sein, bewirkt rein gar nichts. „Ich weiß aber nicht, ob ich auf dieses Gefühl verzichten will. Ich habe mich ja immer erst dann als etwas wert gefühlt, wenn sich Vater mir zugewandt hat!“ Damit hat sich die perverse Szene zwischen uns ganz hergestellt. Ich merke eine Mischung aus Wut und Resignation, auch Lust nach Rache, fühle mich als ganz miserabler Analytiker, sage mir aber, ich müsse jetzt den Kopf oben behalten. Ich sage: „Haben Sie eine Idee, was *ich* an Stephans Stelle machen würde?“ Das geschieht nicht mit kühler Überlegung, aber ich versuche damit, in die direkte Auseinandersetzung zu kommen. Frau H. zwitschert scheinbar unberührt weiter: „Oh, Sie würden mir wahrscheinlich meine Sachen in die Hand drücken und mir auf Wiedersehen sagen!“ – Ich: „Nein! Ich würde sagen: ‚*Hau ab!* Jetzt reicht's! Verschwinde!“ Die Patientin schweigt und sagt nach längerer Pause: „Das war unangenehm – – aber ich merke, wie ich erleichtert bin – wie nach einem tiefen Seufzer. Komischerweise ist es, als ob Sie mich besser verstehen, obwohl Sie ja wütend sind.“ Ich: „Wenn ich wütend werde, dann sind Sie mir ja nicht gleichgültig!“ Patientin: „Ganz genau! {...} Ich sehe mich wie eine Glassäule, wenn ich nicht bemerkt werde. Das geht weg, wenn Wut kommt oder Sex. Und auch besonders, wenn Schlagen dazukommt ...“ Ich: „Nach dieser Logik hätte Ihr Vater ja auf verquere Weise den Bruder und die Mutter sehr geliebt.“ Patientin: „Ja – z.T. hatte ich damals sogar etwas wie Neid auf die beiden. Ich hatte Neid auf meine Mutter. Wenn er sie schlug und sogar rauswarf, bis sie weinend vor der Tür stand.“ Ich: „Und gerade haben Sie versucht, daß ich Sie rauswerfe – wie der Vater die Mutter – daß Sie dann draußen stehen und klopfen ...“ Frau H. verstummt und grinst dann breit: „Ja, *das* wäre ein intensives Gefühl! Und wenn Sie dann noch die Tür abschließen würden ...“ Ich erinnere plötzlich eine Szene als Student, in der ich eine betrunkene Freundin über die Schulter schmiß und von einer Fete wegtrug und sage: „Sie haben mich also intensiv getestet, ob ich solche Gefühle entwickeln kann. {dann humorvoll-sarkastisch} Also, wenn ich Sie schon nicht mißbrauche, dann soll ich Sie wenigstens rausschmeißen, nicht wahr?“ Die Patientin nickt heftig und kichert. Kurz danach bestätigt sie, daß sie mich lange als beschützend, im guten Sinne mütterlich fand. Dies bedeutet ja, daß nun etwas in der Analyse gefehlt hat. In der Supervision verstanden wir diese Sequenz und meinen Ausbruch so, daß die Patientin mich als männlichen Therapeuten dazu gebracht hat, nicht nur verständlich und verstehend zu sein, sondern auch die harten Seiten zu zeigen, fast wie ein „Chauvi“ von der Messe. Das bedeutet, sie wollte mich dazu bringen, vor ihr ein Mann zu sein, der *beide* Seiten integrieren kann. Eine kreativ gelingende Integration von bislang durch Spaltung getrennt gehaltenen triebhaften Anteilen, wie sexuelle Lust und Aggression, und von fürsorgenden, Sicherheit gebenden Anteilen, ist ja auch ein Hauptziel der Therapie.

7.4 Protokoll der 299. Stunde: ***Das gestaffelte Bild***

In der Zeit nach der geschilderten, recht dramatischen 280. Stunde erlebte die Patientin das Gefühl, „total weiterzukommen." Es gehe in der Analyse so gut voran, sie habe nun gelernt: „Man kann was ändern". Als einmal jener Exfreund anrief, der damals auf den Auto-Vordersitzen mit einer anderen Frau geknutscht hatte und gerade wieder von einer aktuellen Eroberung prahlte, löste dies bei ihr „merkwürdige", aber auch sehr glückliche Gefühle aus (298): „Ich habe das Gefühl, ich bin ein vollkommen anderer Mensch als vor 3 1/2 Jahren! Dabei ist es nur erstaunlich, daß die anderen genauso geblieben sind wie früher." Eine zunehmende Rolle spielt in dieser Zeit die Klärung, daß eine enge Beziehung zu anderen Menschen auch auf nicht-sexueller Ebene möglich ist. Die Patientin erinnert sich: „Schon als Kind bin ich anderen Erwachsenen immer aus dem Weg gegangen, weil ich dachte, die wollen mir an die Wäsche!" Ich: „Und umgekehrt gilt es wohl auch: Sie können kaum glauben, daß Sie jemand mag und attraktiv findet, auch wenn er Ihnen nicht unter den Rock faßt ..." Pt: „Genau. Das ist es." Im weiteren bestätigt sie nochmals, daß sie es kaum glauben kann, daß ich mich mit ihr beschäftige und mich sogar an ihrer Attraktivität als Frau freuen kann, ohne die Absicht, sexuell zu handeln und sie zu mißbrauchen.

Zur **299. Stunde**, einem Dezemberabend 2 Wochen vor Weihnachten, kommt Frau H. beschwingt herein, sie strahlt mich an, wirkt dabei ruhig, konzentriert und gefaßt.

„Heute merke ich es besonders: Seit einigen Tagen schon habe ich gute Laune. Das Tolle ist, ich muß das niemandem vormachen. Ich fühle mich *tatsächlich* so – es kommt von innen. Als ob ich in mir ruhen kann. Ich kann ganz bei mir sein. Das Komische ist auch noch, ich komme gar nicht in Situationen, wo ich mich unwohl fühle. Und auch sonst, in allem: Ich habe ein *ganz schönes Gefühl in mir, fast wie noch nie!*"

Ich: „Das freut mich! Das freut mich sehr." {*Ich zeige also meine Teilnahme offen, alles andere wäre mir unecht und spitzfindig erschienen. Dabei bin ich überzeugt, daß eine andere Reaktion von der Patientin emotional auch gar nicht verstanden würde, obwohl sie sich zu einer entsprechenden, vielleicht eher den ‚Regeln einer absoluten Neutralität folgenden' Intervention nicht kritisch geäußert hätte.*}

„Und am Wochenende, da habe ich es endlich genauso gemacht wie ich's mir immer vorgestellt habe. Das war *so* toll! Ich war viel an der frischen Luft, Spazierengehen, dann viel Lesen und Ausruhen. (Schweigen) Manchmal denke ich jetzt sogar, nichts kann mich mehr erschüttern ..." Sie erzählt dann, wie sie letzten Donnerstagabend erstmals seit langer Zeit eine Party bei sich zuhause veranstaltet hat. Sie lebt nach dem Wegzug ihrer Freundin dort allein. Neben ihrer besten Freundin Kati waren mehrere Arbeitskollegen zu Glühwein mit selbstgebackenen Kuchen und Keksen eingeladen. Darunter waren auch zwei Chefs. „Von dem einen habe ich eine hohe Meinung. Er ist erst Anfang 30, hat aber schon so viel hingekriegt. Der blieb ganz lange dabei. Dabei hatte ich dauernd Phantasien: er langweilt sich oder findet es bei mir überhaupt nicht interessant, obwohl er ja blieb und blieb." {*Das bekannte Thema, daß sie sich als Person nicht selbstverständlich existenzberechtigt fühlen kann. Ich höre aufmerksam zu, heute gemütlich im Sessel noch ohne größere Spannung, obwohl sie bei Erwähnung eines ‚Chefs' in ihrer Wohnung langsam steigt. Dabei merke ich zunächst ein gewisses fürsorgliches Mich-Kümmern, etwa wie für eine große Tochter, die ich schützen und begleiten möchte. Ich ertappe mich bei abschätzigen Kommentaren zu diesem Chef: Wird schon so ein jungscher Geschäfts-Schnösel mit silberfarbenem BMW sein, der seine Angestellten anbaggert. Ist das Eifersucht? Väterliche? Vielleicht ist aber auch etwas wie eine gewisse „Onkelhaftigkeit" da? Betrachte ich die Kleine bei ihren weiteren Schritten auf dem gesellschaftlichen Parkett?*} „Dann kam wieder so eine typische Situation! Wir, Kati, Torsten und ein paar andere redeten, und ich erzählte von der Tanzgruppe, dem Fitneßstudio und dem Skifahren in ein paar Wochen. Und dann guckt der eine Chef so blöd ..."

Ich: „Welcher denn? Ach, und können Sie ihn mir noch beschreiben? Wie ist er für Sie?" {*Ich habe eine dunkle Ahnung, die ich nicht fassen kann, etwas Bedrohliches, Schädigendes*}

„Ach so, der *bedeutsame* Chef, Thomas heißt er. Wie sieht er aus? Hm – ach (Patientin wird verlegen und ruckelt auf der Couch hin und her) – komisch – also von allen Chefs, die ich habe, ist er Dietmar {*der „quälend geniale Programmier-Elefant"!!*} und vom Typ meinem Vater am ähnlichsten. Er ist ziemlich unbeholfen und überhaupt nicht trainiert. – Ach so! Fiel mir noch gar nicht auf! – Und dieser Chef jedenfalls bölkt da los: „Wie?? *Du* machst Sport???" Richtig laut, und guckt mich dabei so fies grinsend an und schaut auch noch in die Runde. {*Ich bin empört und würde diesem Idioten am liebsten in den Hintern treten, melde mich aber nur mit einem mißbilligenden Brummen*} Das hat mich wirklich sehr getroffen. Ich habe nur noch geradebrecht: ‚Wieso? Ist das denn so außergewöhnlich?' Aber danach ging meine Stimmung sehr rasch runter. Ich habe zwar noch lachen können, auch Spaß haben, alle waren ja lustig. Aber meine Stimmung war völlig am Boden!"

Ich: „Ist das nicht eine Wiederholung? Von diesen Szenen, die Sie doch gut kennen – vom Vater, der sich abfällig über Sie ausgelassen hat, wenn Sie mit Ihrem Tanzkostüm vor ihm standen? Er hat doch dann immer an Ihrem Hinterteil gemäkelt und gesagt, das schaffst du nie. Aber derjenige, der sich da aufbläst, tut das doch fast so grotesk wie Ihr Vater! Der dicke Thomas da hat von sich aus genauso viel Berechtigung zum Spott wie Ihr Vater, der große nordische Recke!" {*Der Vater war eher schwächlich, 1,70 m klein, mit dürren Armen und Beinen, fettigen Haaren und einem großen Alkohol-Wanst. Ich versuche aus meiner offen gezeigten Empörung heraus, die Patientin aus der hilflos-masochistischen Haltung zu einer Neubewertung der Verhältnisse zu ermutigen*}

Frau H. kichert etwas, wirkt nun aber extrem gespannt. Die nächsten Abläufe sind zu schnell zum Mitschreiben. Sie klagt weiter über die Abwertung und Beschämung durch den Chef, bekommt dabei ihre ängstlich-gespannte, kindlich-piepsige Stimme. Ich mache sie darauf aufmerksam: „Bemerken Sie, wie Sie gerade sprechen?"

„Als Sie das eben sagten, mit dem Hintern, da hatten Sie fast den Tonfall von meinem Vater! Da habe ich mich wieder genau so gefühlt! Und da war eine Erinnerung. Etwas wie ein merkwürdiges Bild. Nein, als ob ein anderes Bild vor einem früheren steht. Das frühere erkenne ich nicht. Auf dem vorderen erscheint, wie der Vater hinter mir her ist, und dann die ganzen Sprüche zu meinem Hintern und diese gemeinen Blicke. Sowas Entwertendes." {*Hinweis: Das gestaffelte Bild war mir in der Behandlungssituation nicht klar. Es ist wie ein Traumsymbol, das bereits auf die weitere Thematik der Stunde hinweist. In der Supervision wurde deutlich, daß hinter der männlichen, väterlichen Ebene, vertreten durch den Sport, noch die andere Ebene steht: jene der Mutter, die die Patientin allein zurückließ, sie nicht aus dieser familiären Hölle rettete*}

Wir sprechen über ihre Gefühle von Entwertung, wenn sich der Vater über die Patientin lustig machte und ihre sportlichen Bemühungen in der Tanzgruppe abwertete mit dem Hinweis, sie habe einen unmöglichen Körper dafür. Dabei traf er zielsicher und kalt verletzend jede Kleinigkeit. Währenddessen spannt sich der Körper der Patientin so an, daß sich nach der Stunde im Fußbereich der Couch Druckstellen zeigen. Ich spiegele der Patientin die Empfindungen von Scham und Sich-Entwertet-Fühlen mit dem Beispiel eines früheren Kollegen, der alle Mitarbeiter mit wenigen Worten, wie mit einer Injektionsnadel, die eigene Kleinheit und Dummheit schmerzlich fühlen ließ. {*Damit versuche ich ihr die eigene Reaktion als völlig nachvollziehbar und angemessen einzuordnen, daneben auch am eigenen Modell zu zeigen, daß ich dieses Gefühl ebenfalls kenne und überstanden habe.*} Frau H. erinnert mehr:

„Stimmt. Auch mein Vater war so. Der hat nie aufgehört. Wenn er gemerkt hat, man wird rot und verlegen, dann hat er mit Freude nachgebohrt und immer weitergemacht. Der hat immer noch was gefunden, wo er gemeine Sprüche machen konnte. Das war richtig sadistisch. – Und mein Bruder, der ist da übrigens ganz ähnlich: Wenn der sowas findet, macht er dann auch weiter. *Ich* versuche jedenfalls, so eine Situation zu vermeiden, also andere zu verletzen. {*Allmählich wird mir mein bedrohliches Gefühl verständlicher. Ob sich in unserer Beziehung hier etwas Entwertendes, von mir gegenüber der Patientin, abgespielt hat? Zumindest meinen Stimmklang hat sie mit dem Vater in Verbindung gebracht. Und außerdem merke ich heute viele sarkastische, gemeine, abwertende Impulse, den Narrativen der Patientin gegenüber ebenso wie zu den dort auftretenden Figuren. Auch empfinde ich die Patientin seit Stundenbeginn weiter entfernt als üblich, ‚ich bin nicht so dicht dran'. [Sarkastische Anmerkung beim Tippen: Deshalb ist auch dieses Protokoll genauer als sonst und entgeht zufällig dem Schicksal vieler anderer Stunden!]*} Aber nach dem schönen Wochenende, wo ich mich um mich gekümmert habe, geht es mir ja wieder viel besser."

Frau H. schildert nun ihren Arbeitskollegen Torsten, bei dem sie befürchtet, er könne sich in seinen Freundschaftskontakten für eine andere Kollegin entscheiden. „Ich habe Angst, das geht dann gegen *unsere* Freundschaft. Dabei geht mir Anja total auf die Nerven – ich dachte aber, das muß ich aushalten. Auch wenn die blöd ist. Ich muß das schon aushalten, wenn er dann auch *allein* mit ihr ins Kino geht, wenn ich mal gerade nicht mitkann."

{*Mir kommt eine Idee: Es ist wieder die Montagsstunde, die letzte am Abend. Hat die Patientin wie neulich die Phantasie, ich gehe danach gleich zu meiner Frau? Sie hatte gesagt (290): „Wenn ich raus bin – manchmal stelle ich mir vor, daß dann Ihre Frau anruft – dann kann man die Tür zumachen – Job beendet – und ich bin wieder allein". Sie hatte gedacht, sie falle mir abends am Montag zur Last, das müsse so spät doch anstrengend sein ... Vor vier Wochen hatte ich ihre Stunde ausnahmsweise um zwei Stunden vorverlegt, um noch Zeit zum Schreiben der Kasuistik zu bekommen. Doch auch bereits eine Verlegung ihrer Stunde um 10 Minuten (wegen der Anfahrt nach einer Supervision, die sogar ihr galt!) hatte sie als Abgeschobenwerden erlebt und mit Enttäuschungswut und kaum verborgener Eifersucht reagiert. Ich entschließe mich zu einer vielleicht längst fälligen Übertragungsdeutung.*}

Ich: „So wie Sie meinten, ich gehe mit meiner Frau weg und vergnüge mich, als ich einmal Ihre Montagsabendstunde vorverlegt hatte. Und *Sie* müssen dann allein bleiben."

Die Patientin wird sehr verlegen und grinst. Sie sagt gedehnt und etwas belustigt-abwehrend: „Jaa-aa, Jaa! {*Sie bringt sofort ein Gegenbeispiel, was meiner Erfahrung nach in solchen Fällen als Bestätigung gelten kann*} Aber dieses Wochenende war es anders! Das müssen Sie auch sehen! Beim Sport war eine Frau da, eigentlich eine ganz nette, mit der ich schon ein paarmal geredet habe. Später kam noch ihr Freund dazu. Früher hätte ich mich nicht getraut, sie danach nochmal anzureden."

Ich: „Ist es nicht wie hier? Wo Sie befürchten, wenn ich zu meiner Frau gehe, können Sie mit mir weniger gut sprechen, bis hin zur Befürchtung, ich sei nicht mehr an Ihnen interessiert?" {*Man sieht, ich bleibe hartnäckig an der Inner-Übertragungsdeutung ... Ich sage das sehr humorvoll, freundlich. Kommentar: Erst später fällt mir eine subtile, verspottende Entwertung daran auf, die mir keinesfalls bewußt war. Ihre Angst, verlassen zu werden, nehme ich in diesem Moment nicht als ihre ursprüngliche kindliche Angst wahr, die heftig, verzweifelt und kummervoll ist. Es ist das verborgene, hintere Bild, das ich nicht erkenne. Ich erlebe die Patientin im Augenblick vor allem im Sinn der ödipalen Konkurrenz und beharre auf meinem Leben als Paar mit meiner Frau. Vielleicht liegt das auch an der Eingangsszene, in der ich eine „große Tochter" erlebt hatte. Jedenfalls stehe ich ziemlich auf dem Schlauch!*}

Die Patientin {*interessiert sich überhaupt nicht für diese zweite, nachfassende Übertragungsdeutung. Sie läßt mich, durchaus aggressiv, völlig auflaufen und droht Schlimmes für Paare an. Sie entfernt sich von Trauer und Angst und entwickelt folgende freche List zwecks Rückkehr zu ödipalen Anspielungen. In ihrer Ent-Idealisierung scheint mir aber bereits eine gewisse Bewältigung zu liegen*}: „Ich weiß ja, daß Sie verheiratet sind, da geht man eben mal weg. Aber auch wenn

Paare weggehen, kann einiges passieren. Mein Chef, dieser Thomas, z.B. lernte seine zweite Frau auf der CEBIT {Computermesse} kennen, während er mit der ersten dort war. – Aber diese Frau im Sportstudio nochmal, da war es anders. Ich habe sie dann unter der Dusche getroffen, und da habe ich sie gefragt, ob ihr Begleiter ihr Freund ist. Und da sprach sie davon, daß es gar nicht so gut läuft, gar nicht so ideal ist, wie ich dachte. Und plötzlich habe ich es gar nicht mehr so idealisiert, dieses Paar."

Es folgt ein kurzer intensiver Dialog, wie Frau H. mit dem Erleben ihrer Eltern als Paar umging. Plötzlich folgt eine Wende in ihrer Stimmung. Die Patientin wird tief traurig und bekommt eine leise, erstickte Stimme. {*Innerhalb einer Minute erscheint sie mir wie ein kleines Kind auf der Couch. Sie wirkt entsetzlich verlassen; die große Tochter ist verschwunden. Ich spüre wieder den Impuls, sie in eine Decke zu wickeln, Kakao zu bringen, ihr übers Haar zu streichen und vorzulesen. Erst langsam wird mir klar: Es geht offenbar um das Verlassensein, das sie immer wieder von der Mutter erlebt hat, und ich bekomme den Gegenimpuls, eine gute Mutter zu sein. Das hieße, sie muß sich vorher wohl auch von mir verlassen gefühlt haben?*}

„Ich habe so eine Angst, verlassen zu werden. Es ist eine unerträgliche Vorstellung, weiterzuleben, wenn auch meine Mutter gestorben ist. So, wie ich an ihr hänge. So wie ich sie immer gebraucht habe. Jedesmal, wenn sie ging – diese Angst – in der Wohnung. (Frau H. weint – sie hat eine tränenerstickte Stimme, schluchzt nur wenige Male. Dann spricht sie todtraurig weiter.) Ich stand dann hinter den Beinen des Vaters, da konnte ich noch hindurchgucken. Ich habe ihn so gebeten, ihn angefleht, die Mutter wieder reinzulassen. Sie stand draußen, ich drin, ich habe geweint und geschrien: ‚Mutti, geh nicht weg, bitte, bitte, bleib hier!' Sie wartete auch noch etwas, aber dann ging sie weg. Dann war alles so still. Die Mutter ist einfach gegangen, für Tage!" {*Frau H. weint still, wischt sich die Tränen. Ich bin erschüttert, traurig. Und gleichzeitig bekomme ich Wut auf die Mutter, die das kleine Mädchen einfach verlassen hat. Die Zeit zwischen der Kindheit der Patientin und heute erscheint mir weg. Es ist beängstigend aktuell.*}

Ich: „Das finde ich so erschütternd. Weil Sie damals wirklich allein waren. Und ihnen niemand geholfen hat." {*Ich teile schlicht meinen Affekt mit und hoffe, daß die Patientin merkt, daß ich sie nun verstanden habe*}

Frau H. nickt, wischt sich die Tränen ab. Sie erinnert sich an die Ferienlager, wo sie von der Mutter getrennt war und tagelang heimlich weinte. Dann kommt sie wieder auf die elterliche Wohnung. „Es war so unheimlich – so still dann. Ich war doch als Kind überzeugt, daß es *verboten* ist für die Mutter, zurückzukommen! Er hat sogar das Schloß ausgetauscht. Er war wirklich so brutal. Jetzt habe ich wieder das Bild vor mir – wie er an meiner Mutter so rumzerrt, wie sie schreien. {*Sie kann nicht weitersprechen, weint, holt schluchzend Atem und versucht die Fassung zurückzuerhalten. – Ich bin einfach nur anwesend, sitze wie eine Mutter am Bett und höre zu. Merkwürdigerweise habe ich gerade das Gefühl, als spreche ich ihr tröstend, aber schweigend zu, und die Patientin merke das*}. Wie oft habe ich danach im Dunkeln gelegen. Dann habe ich versucht, etwas zu sehen. Da sah ich helle Punkte und farbiges Licht, wenn ich die Hände auf die Augen preßte. {*Exakt das Gleiche habe ich als fünfjähriger Junge oft getan; es war so wunderbar tröstlich wie einsamkeits-verstärkend; die Patientin spricht gerade für uns beide und ich hänge eigenen Erinnerungen nach. Dieser Effekt hat mich nebenbei erstmals für Neurobiologie interessiert: Wie kann man Licht sehen im Dunkeln, wo doch keines da ist? Machen die Augen selber Licht?*} Da habe ich oft gelegen und auf meinen Herzschlag gehört."

Ich: „Sie beschreiben Ihre große Angst – eine große Einsamkeit – ein schwarzes Meer von Angst und Einsamkeit. Das kann ich sehr gut nachvollziehen. Wie Sie das eben in Worte gefaßt haben – das war sehr anrührend."

„Hm." {*Frau H. wirkt erschöpft, aber nun ruhig. Ich spüre eine große Verbundenheit, als säßen wir nebeneinander an einem Berghang auf einer Bank und schauten hinunter*}

Ich: „Ich frage mich, wie Sie das überstehen konnten. Was mag Ihnen geholfen haben?" {*Dies interessiert mich zum einen, zum anderen möchte ich der Patientin helfen, Zugang zu ihren eigenen Ressourcen zu finden*}

„Es ist so, wie Sie das mal gesagt haben. Mein Empfinden ging zurück. Ich habe nur noch wenig gespürt damals. Alle Gefühle waren wie weg. Denken ging noch einigermaßen. Ich glaube, zwischen 9 und 12 Jahren habe ich wirklich nicht mehr viel gefühlt. Und dann kam langsam wieder das Leben. Ich weiß noch das erste Mal, wo ich es wieder ganz intensiv gespürt habe: beim Karnevalstanzen war das. {*Was die tiefe Kränkung durch den schofeligen Chef zusätzlich erklärt!*} Später dann, als ich von einem Mann berührt und geküßt worden bin."

Ich: „Das war wie eine Lebensbestätigung."

„Genau – ich war richtig süchtig danach. Ich konnte gar nicht mehr aufhören mit dem Gefühl. Freitag/Samstag war ich dann immer unterwegs, in den Diskos. Ich habe kaum geschlafen, war kaum vor 6 Uhr morgens im Bett."

Ich: „Da war ein riesiger Appetit nach Leben. Wie ausgehungert. Es bekam dann sowas Unersättliches."

„Stimmt. Ich habe mich mit Leben vollgeproppt, unersättlich. Ich wollte ganz viel. Das mit Vater war vorbei. Ich wollte davon nichts mehr wissen."

Resümee: Zunächst kann als Behandlungserfolg verbucht werden, wie selbstfürsorgend Frau H. inzwischen mit dieser massiven Kränkungssituation umgehen kann. Sie rutscht also am Wochenende nicht ab in Depression oder selbstschädigende Verhaltensweisen. Dieser Erfolg hat sich seither mit den üblichen Rückfällen konsolidiert. In dieser Stunde wird vor allem deutlich, wie ich in der Übertragungsbeziehung beide Elternbilder repräsentiere. Ich bin zum einen der kritisierende, entwertende Vater – sichtbar auch an meinen eigenen unbewußten Abkömmlingen, bis hin zu meinen teilweise entwertenden Kommentaren in diesem Text. Aber zum anderen bin ich auch die Mutter, die die Patientin einsam zurückgelassen und sie nicht geschützt, nicht gerettet hat. Daraus ergab sich dann das aktuelle Thema in der Behandlung, das auch die weiterbestehende Bindung an den Vater verständlicher macht. Der Vater hat die Patientin nicht allein gelassen, trotz aller zerstörenden Perversion, trotz des Mißbrauchs. Auf verquere Weise war sie mit ihm nicht völlig einsam. Mit ihm wurde die Einsamkeit vorübergehend durch Sexualität und den ödipalen Triumph beschwichtigt. Die Mutter ist aber einfach gegangen – eigentlich schon lange vor dem Mißbrauch. Sie hat die Patientin einfach zurückgelassen, über Tage. Für Kinder ist das eine Ewigkeit. *Das* hat die Patientin auch nie vergessen.

Im Rückblick läßt sich der zurückliegende Behandlungsabschnitt wie folgt ergänzend ***zusammenfassen***. Die „kastrierenden“ Anteile der Patientin, die sie vor allem am Partner agiert hat, wurden in der Übertragung dann zugänglich, als deutlich wurde, wie Frau H., zwar auch als Schutzhaltung verständlich, mich lange Zeit als nahezu asexuelles Wesen phantasiert hatte, dem sie die sexuellen, aufregenden Seiten ihres Lebens zwar erklären, aber von ihm kein wirklich nachvollziehendes Verstehen erwarten konnte. In weiteren Szenen wurde die Identifikation der Patientin mit dem Aggressor deutlich, z.B. in der verächtlichen Kommentierung junger Mädchen, damals ihrer Klassenkameradinnen, die im Gegensatz zu ihr von den „wirklichen Seiten des Lebens“ nichts verstünden. Während ich in solchen Situationen mit der kleinen Tochter identifiziert war, wurden von der Patientin die dazu passenden Deutungen mit einem spezifisch süffisantem Lächeln abgewehrt, wodurch ich die Hilflosigkeit des Opfers und erleidend die Aggression des Täters zu spüren bekomme. Auch in der Induktion einer bislang nicht, auch nicht zeitparallel in anderen Fällen, auftretenden extremen Müdigkeit stellte sich bei mir das komplette „Übersehen“ der Mißbrauchsproblematik her, das Wegsehen der Mutter auch in anderen familiären Bereichen. In der Übertragungsbeziehung kam ich so in eine Mischung beider Elternrollen: zum einen wurde ich der verführende, z.T. verführerische, aber auch entwertende Vater, zum anderen die ihre Tochter einsam zurücklassende Mutter. Trotz aller Perversion und Zerstörung im Mißbrauch hat der Vater die Patientin nie allein gelassen, ein für sie wichtiger Punkt. Die Mutter hingegen ging einfach, ließ die Kinder über Tage allein zurück. Zeitweilig wird der Patientin nun bereits deutlich, wie das „Vergessen“ des hier therapeutisch Erarbeiteten („sobald ich auf dem Flur bin“) dem „Vergessen“ der nächtlichen Mißbrauchsszenen ähnelt („sobald ich die Wohnung verließ und zur Schule ging“). Anhand dieser szenischen Darstellungen wurde also zunehmend möglich, an das unbewußte Konfliktmaterial und die z.T. bewußt hergestellte Beziehungskonstellation zu gelangen und dies dann zu bearbeiten.

8 Der perverse Kern der Neurose: Die zweifache Verwandlung und ihre Verbindung zur Inzestsituation. Die Schutzfunktion des analytischen Rahmens

Nach der 280. Stunde ergab sich wie erwähnt viel neues Material, über das Frau H. erstmalig sprechen konnte. Sie bestätigte, daß ihr meine relativ harte, ruppige Reaktion das Aussprechen von peinlichen Dingen erleichtert hat. „Wenn Sie manchmal etwas schroffere Worte gebrauchen, fühle ich mich *schon* mehr verstanden – das erinnert mich auch an zuhause! Und gleichzeitig sind Sie anders."

Wie schon lange angedeutet, findet sich im Kern dieser schweren Neurose eine Perversion. Weibliche Perversionen sind insgesamt sehr viel seltener als perverse Mechanismen bei Männern, alle folgen jedoch ähnlichen Prinzipien, wie sie von Reimut Reiche in einem ausgezeichneten Übersichtsartikel (1997) dargestellt werden. Daneben habe ich mich an den Beschreibungen von Stoller (1975) und Wurmser (1993) orientiert. Die für mein Verständnis wichtigsten Punkte werden im Anhang (Kapitel 10) referiert und seien hier vorausgesetzt; dieser Anhang enthält auch einige Details zum besseren Verständnis der perversen Kernphantasie bei Frau H.

Kurz zusammengefaßt: *Psychodynamisch erfüllt die Perversion demnach eine Bewältigungsfunktion.* Diese hat zum Ziel, die meist überwiegend in der Kindheit passiv erlittene Demütigung und extreme Hilflosigkeit der traumatischen Erfahrung in irgendeiner Form kontrollieren zu können. Im Idealfall kann sie in einen wenigstens nachträglichen Triumph verwandelt werden. Der Triumph erwächst hier aus einer Wendung vom Passiven ins Aktive, wobei die reaktiv entstandene, sehr ausgeprägte Aggression ausagiert und dabei fast untrennbar mit sexueller Lust verkoppelt wird. Stoller spricht deshalb von der „erotischen Form von Haß". Ich finde diese Wortschöpfung nicht ganz gelungen, denn Haß kann per se nicht *erotisch* sein, auch keine erotische Form annehmen; er kann höchstens erotisiert oder sexualisiert werden. Je nach Struktur der Person wird sich dabei die Aggression gegen anderes Leben richten (Sadismus), gegen das Selbst (Masochismus) oder wechseln zwischen beiden Formen (Sadomasochismus), wobei dieser Wechsel in der Realität sicher am typischsten ist und Reinformen eine Abstraktion sind. Als bedeutsamstes Element in der Dynamik der Perversionen erscheint mir nicht die sexuelle Komponente, sondern jene der *Macht und Kontrolle im Dienst einer rächenden „Wiedergutmachung"*, analog zum Ungeschehenmachen des Zwangs. Insofern liegen Zwang und Perversion eng beieinander. Im Fall von Frau H. enthält dieser Mechanismus die bekannte intensive Gebundenheit an den Schmerz, der erstens – und das sind die Gewinne aus dem neurotischen Symptom – wie schon in der ursprünglichen Auslösesituation mit sexueller Lust verknüpft ist, zweitens wird dieser Schmerz nun *kontrolliert*, da der Quäler nach einem von der Patientin phantasierten Drehbuch handeln muß. Das Erleben der vollkommenen Kontrolle löst dann intensivste Lust aus, also den

„Triumph über das Trauma". Eine zentrale Rolle spielt in diesem Zusammenhang das Prinzip der *Verwandlung*, worauf besonders Wurmser (1993, persönliche Mitteilung zu diesem Fall 2002) hingewiesen hat. Dies taucht auch in der nachfolgend wiedergegebenen Kernphantasie von Frau H. auf. Nach der perversen Logik kann es also keinen größeren Triumph geben, als aus Schmerz und Hilflosigkeit anstatt gedemütigter Verzweiflung schließlich *Lust* zu ziehen! Damit wäre auch der Versuch des ursprünglichen Aggressors, den Betroffenen unter seine völlige Kontrolle zu bekommen, ad absurdum geführt – ein Motiv, das wohl auch in manchen indianischen Kulturen eine Rolle gespielt hat, wonach solche Männer als Tapferste galten, die Marterungen mit Hohn und Spott über die Feinde und durch Singen von fröhlichen Liedern zu beantworten vermochten. (*Anmerkung:* Vermutlich wäre der Spaß für die vielen Persönlichkeitsgestörten in den heutigen Lederclubs der Industriestaaten sofort dahin, wenn ein Spielverderber auftritt, der sich *nicht* an die zwanghaften Rituale hält und *ohne Drehbuch* quält! Nebenbei liegt eine groteske Ironie darin, daß deshalb Verhalten und Umgang der Beteiligten das strenge Regelwerk eines Kleingärtnervereins bei weitem übertreffen. Perversion ist in Wahrheit die größte anzunehmende sexuelle Unfreiheit und bedeutet eine Störung der Person im Kern, d.h. innerhalb der „limbischen Programme", was sich nicht nur auf die Sexualität, sondern quer durch alle Persönlichkeitsbereiche bis weit in die Kognition auswirkt.)

Die perverse Kernphantasie von Frau H. stellt sich nun folgendermaßen dar.

Zusammengefaßt, und von der Patientin unter großer Scham in vielen Bruchstücken erzählt, dreht sich ihre **„ideale" perverse Szene**, die eine optimale Orgasmusbedingung herstellt, darum, daß die Patientin von einem zunächst sehr höflichen, zuvorkommenden Mann zum Essen ausgeführt wird. Dieser ist gut gekleidet, gut aussehend und hat ausgesuchte, eher zurückhaltende Manieren. Er spricht viel mit der Patientin und hört ihr zu, ist also an ihr als Frau, d.h. als Person, sehr interessiert. Nachdem sie mit ihm in ein Hotelzimmer gegangen und die Tür hinter ihnen abgeschlossen ist, legt der Mann plötzlich jede Höflichkeit ab, verwandelt sich gleichsam (= die *erste Verwandlung*), und fällt in wildem sexuellen Begehren über die Patientin her, völlig egoistisch, ohne jede Rücksicht auf sie. Der Mann sollte nun keinerlei Interesse an ihr als Person zeigen. Sie sollte sich dabei nicht bewegen können, am besten gefesselt und versklavt sein. Dem Mann ganz zu Diensten, wird sie oral und vaginal vergewaltigt. Währenddessen muß der Mann sie mit Worten erniedrigen und beschmutzen. Ihre Orgasmusbedingung ist der Satz: *„Das willst du doch auch!"* Beim Orgasmus des Mannes, den sie gezwungen, aber aktiv als Lustsklavin durch verschiedenste ausgefeilte Techniken hervorruft, empfindet die Patientin dann kurzzeitig ein überwältigendes Macht- und Triumphgefühl. Danach – als *zweiter Verwandlungsschritt*, verstehbar als Bewältigungswunsch der reinszenierten traumatischen Szene – wird der „Messemann" zum verständnisvollen, zärtlichen Partner („Förster"), der mit der Patientin spricht und sich um sie kümmert, sie also eben *nicht* liegenläßt.

Aus zurückhaltender Höflichkeit eines idealisierten Mannes wird in der ersten Verwandlung somit wilde, sexuelle Lust – wobei die Perversion gekennzeichnet ist durch die entwertende, versklavende Unterdrückung bei unerbittlicher Machtausübung – und die zweite Verwandlung geht über in nahezu mütterliche Fürsorge. Die perverse Szene enthält dabei fast überdeutlich alle wichtigen Elemente der Inzestsituation, verbunden mit dem erfüllten Wunsch nach ihrer Bewältigung (Machtausübung, Nicht-Liegengelassen-Werden). Zu vermuten ist, daß zukünftig noch weitere perverse Elemente aus der Szene auftauchen, wie in der von Reimut Reiche gebrauchten Metapher von der „russischen Puppe in der Puppe".

Wesentlich erscheint der sukzessiv mögliche Zugang zu Gedächtnisinhalten aus der **Inzestsituation**, obwohl sich das Erinnern sehr lange hinzieht und wie beschrieben immer wieder radikal angezweifelt wird. Vor allem die Aspekte des ödipalen Triumphs über die Mutter sind dabei extrem schuldbesetzt („Mir ist es noch nie so bewußt geworden: ich als Tochter, und meine Mutter, wir haben den Vater auf gleiche Weise angefaßt!" (229) und noch dezidierter (278): „Ich war mir meiner Sonderstellung schon bewußt – ich war die Einzige in der Familie, die den Vater noch zu irgendetwas bewegen konnte. Und da dachte ich oft über die Mutter: Sie kann ihn nicht erreichen, aber ich!"). Die Patientin kann jetzt vor allem das Gefühl von Machtausübung in jenem Moment erinnern, wenn sie den Penis des Vaters in der Hand oder im Mund hatte. Diesen Zusammenhang erlebt sie bei seiner Vergegenwärtigung – nachvollziehbar – als so ungeheuerlich, daß sie am eigenen Gedächtnis zweifelt. Parallel stellt sich jedesmal eine extreme Form des „tuning down" ein, ein Abschalten aller Gefühle, so daß sie vollkommen unempfindlich wird. Dieser Moment war jedoch in der sonst weitgehend machtlosen Situation des jahrelangen Mißbrauchs der einzige, bei dem sie das „Vater-Monster im Griff hatte". Sie sagt (240): „Ich kann mich ja an das eklige Gefühl von Sperma an meinen Fingern erinnern", gleichzeitig auch über die Messemänner, mit denen es zu sexuellen Handlungen kam: „Dann waren sie nicht mehr so fein in ihren Anzügen". Im Übertragungsgeschehen spielt sich der Triumph der Patientin über mich wohl auch in steter Wiederholung über die Umstände ihres Erinnerns ab. So kommt sie oft in Stunden und berichtet von Einzelheiten, die ihr zuhause, also *nicht* in der analytischen Situation eingefallen sind.

Teile dieser perversen Kernphantasie hat die Patientin in einigen früheren Kontakten ausagiert, danach bestand für ihre Handlungen aber stets eine fast komplette Amnesie, die sich durch dissoziative Mechanismen erklärt. Frau H. kann inzwischen vor allem eine Begegnung detailliert erinnern. Darin hatte sie noch vor Beginn der Analyse einen ihr unbekannten Mann von der Messe, der behauptete, kein Hotel mehr bekommen zu haben, in ihr Zimmer mitgenommen, mit der Vorgabe, er solle vor ihrem Bett auf dem Fußboden schlafen. Der – wichtig für den ödipalen Triumph: verheiratete – Mann beschwerte sich über die harte Lagerstatt. Darauf ergaben sich alle sexuellen Handlungen, beinahe wie in der berühmten HB-Reklame, „wie von selbst", und endeten damit, daß der Mann auf dem Brustkorb von Frau H. hockte, die sich nicht mehr bewegen konnte, und sie oral fast vergewaltigte. Ihre abschließende Bitte nach etwas Zärtlichkeit, sie nach allem doch noch in den Arm zu nehmen, wies er hingegen empört ab: schließlich sei er verheiratet! – und drehte sich schnarchend zur Seite. Auffälligerweise war ihr nie das Empörende beim Verhalten dieses Geschäftsmannes im feinen Zwirn aufgefallen – das Benutztwerden und seine gespaltene Moral hatte bei ihr nie Zorn und Wut hervorgerufen. Frau H. hatte stattdessen über die von ihr als langweilig phantasierte Ehefrau des Mannes triumphiert, die „nicht wußte, wie man Männer befriedigt" (= ödipaler Triumph), vor allem aber depressiv auf das „Liegengelassenwerden" reagiert, ohne je das Handeln des Mannes oder gar eine Eignung von Männern seines Typs als potentielle Partner in Frage zu stellen. Woraus sich nochmals die zentrale, überragende Macht jenes von der Mutter präödipal erzeugten emotionalen Vakuums erweist, das nicht nur in diesem Fall pathogener als das Täterintrojekt erscheint.

Bisher empfand Frau H. vor allem Erleichterung, daß sie diese lange verborgenen Phantasien endlich mitteilen konnte, ohne von mir verurteilt zu werden. Dazu mußte ich jedoch meine im guten Sinne „bemutternde" Position in der Übertragungsbeziehung aufgeben. Logischerweise ergeben sich aus der neuen Situation auch entsprechend neue, auch aggressive Gegenübertragungsphantasien, wie z.B. mir ansonsten ziemlich fremde – in anderem Kontext eher *lächerliche* – Impulse, die Patientin zu fesseln. In anderen Gegenübertragungsphantasien, die sich vereinzelt schon seit einigen Monaten einstellten, gerate *ich* dabei in die Rolle des masochistischen Opfers (was mir sonst ebenfalls ziemlich fernliegt!!) und erstmals manipuliert die Patientin dabei mich, was ihre Übernahme der Täterrolle im Übertragungsgeschehen anzeigt. Beeindruckend erscheint mir wiederum die offensichtliche Kommunikation zwischen unbewußten bzw. vorbewußten Prozessen zweier Personen im analytischen Prozeß.

Frau H. reflektiert zu dieser Entwicklung, noch vor wenigen Wochen hätte sie solche Phantasien in der analytischen Situation gar nicht bekommen. *Diesen Schmutz habe sie mir doch nicht zumuten können.* Es entstand so, unter dem Schutz der Abstinenz, ein Freiheitsraum für Phantasie. Dadurch wurde inzwischen auch möglich, daß Frau H. offen sexuelle Phantasien zu mir aussprechen kann, zunächst in humorvoller Weise, was – sehr wichtig – gleichzeitig den unbewußten Verführungsdruck spürbar senkt. „Eigentlich wären Sie der ideale Partner für sowas: Sie wüßten ja alles, und könnten am besten all diese Bedingungen herstellen!" Sie will mehr über Perversion wissen. Als ich ihr schließlich einen Film nenne („Die Klavierspielerin"), der wohl sämtliche relevanten Elemente des perversen Agierens bei einer Frau vorführt, geht Frau H. zwei- oder dreimal ins Kino und ist ebenso schockiert wie erleichtert (286): „Ich habe mich gewundert, wie genau diese Gefühlsschwankungen getroffen wurden. Ich war sehr berührt. An mehreren Stellen habe ich sehr weinen müssen. Da gab es aber auch groteske Situationen: Manche Leute lachten, weil es ihnen zu absurd vorkam. Und ich habe mich darin so wiedergefunden. Bei mir ist es nicht *so* schlimm, aber es sind genau diese Mechanismen. Als ob jemand mit dem Daumen auf die Wunde drückt, wo es am schmerzlichsten ist. (...) Ich war so froh, daß ich den Film gesehen habe. Dabei war ich vollkommen bei mir, und ich konnte die ganze Zeit etwas fühlen und empfinden. Am liebsten würde ich ihn jeden Tag gucken, um was zu fühlen."

Der Schutz, den der **analytische Rahmen** unter solchen Umständen herstellt, und zwar vor allem gegen das Ausagieren der Phantasien – d.h. gegen ein Reinszenieren des Mißbrauchs in der Therapie! – besteht zum einen darin, daß Frau H. sehr deutlich wurde, daß ein sexuelles Agieren eben *nicht* zum Aufhören der eigenen Problematik führen würde. Stattdessen würde die Neurose fortgeschrieben, wobei sich die Patientin auch der wichtigsten Möglichkeit zum Gewinn einer tatsächlichen inneren Freiheit berauben würde. Zum anderen besteht der Schutz – und das halte ich für entscheidend! – in der persönlichen Erfahrung des Analytikers, auch seiner sexuellen, und der inneren Ausgeglichenheit, aufgrund derer er nicht das Bedürfnis entwickeln muß, noch irgend etwas „nachholen zu müssen." In diesem Sinne kann er also, wie im Eingangs-Motto dieser Kasuistik, „eine Frau auf den Arm nehmen und über den Morast tragen", und sie nach getaner Arbeit bis zur nächsten Stunde „stehen lassen" – jedenfalls ohne größeren inneren Aufruhr. Die Verführbarkeit des Analytikers scheint mir jedenfalls besonders dann gegeben, wie auch Grunert (1989) betont hat, wenn er eben *nicht* in der Lage ist, allen möglichen erotischen und perversen Phantasien folgen zu können – weil sie ihn in eine innere Schieflage brächten. Vielleicht läßt sich dieser Prozeß auch mit verdeckten Ermittlern oder „Profilern" vergleichen: diese müssen sich möglichst perfekt in die innere Situation der Täter hineindenken und mit ihnen zusammensein können, ohne jemals selbst die Schwelle zu Straftaten zu überschreiten. Um es pointiert zu formulieren: Ich vermute, daß ein guter Analytiker solcher Fälle, auch zwecks Ausgeglichenheit der Mittel, seinen Patienten in der *Fähigkeit zu* pornographischen und perversen *Phantasien* durchaus einen Schritt voraus sein sollte. Anderenfalls könnte der verborgene, narzißtische Stolz perverser Menschen auf ihre ungewöhnliche, über die „tristen Durchschnittsmenschen" erhabene Lebensform ohne gleichgewichtige Antwort beim Analytiker bleiben, dadurch die Spaltung zwischen Therapie und „draußen" aufrechterhalten und der Analytiker im stillen ob seiner „langweiligen" inneren Welt verachtet werden. Der entscheidende Unterschied liegt in drei Punkten: daß solche Phantasien beim Analytiker weder jenes pathologische Ausmaß von Obsession erreichen noch die emotionale Qualität eines unvermeidbaren und unaufschiebbaren Bedürfnisses, vor allem natürlich in der stabilen Fähigkeit des Analytikers zur inneren Bewertung perverser Elemente, auch unter heftig andrängenden affektiven Impulsen. Kurz: Ein guter Analytiker sollte dort flexibel in der Phantasie *spielen und denken können*, wo es für einen perversen Patienten (fast) um Leben und Tod geht und er *handeln muß*. Vielleicht ist dieses Handelnmüssen in der Perversion ein Zeichen unzureichender Phantasie und mangelnden Vermögens zum klaren Denken. Denn wer dies wirklich kann, hat den limbischen Impulsen ausreichend viel entgegenzusetzen (vgl. Abschnitt C im Theorieteil) und muß das Quälen nicht noch *tun*. Wie mir die parallel zu Frau H. durchgeführte Analyse eines ausgeprägt perversen Mannes gezeigt hat, kann – nach mehreren hundert Stunden ernsthafter analytischer Arbeit – eine meist humorvoll-spielerische Relativierung des perversen Materials durch den Analytiker, die sich vor allem in seiner inneren Haltung mit vielen „stillen Deutungen" zeigt, schließlich auch den Gewinn einer inneren Distanz des Patienten zu seiner Obsession erleichtern. Der schützende Rahmen der Analyse ermöglicht so die Entfaltung und erst danach die Überarbeitung der perversen Phantasie. Der gnadenlos tödliche, humor- und einfühllose Ernst der Perversion kann so im besten Fall in ein befreiendes Gelächter münden – über die in Wahrheit bizarre und groteske Komik, vor allem die komische Verwechslung, die in jeder Perversion steckt.

9 Die Suche nach dem „Messeförster". Erneutes Trauma und unsere Beantwortung

Den Verlauf der letzten Wochen fasse ich abschließend nur kursorisch zusammen. Vollständigkeit ist nicht zu erreichen, es gibt sicher noch interessante Stränge, die wesentlichen Punkte zum Übertragungsgeschehen erscheinen aber gesagt. Inzwischen konnte Frau H. ihre Mutter dazu bringen, zwecks Verlängerung der Analyse eine Stunde wöchentlich privat zu finanzieren. Dies empfindet sie zu Recht als gewissen Ausgleich für die frühere Haltung der Mutter. Auch nach Ablauf der Kassenfinanzierung, die nach bisheriger Stellungnahme des Gutachters wohl bei 380 Stunden enden wird, möchte die Patientin die Behandlung noch fortsetzen und notfalls bei reduzierter Stundenzahl selbst zahlen. Die Arbeit wird also noch länger fortgesetzt, falls möglich mit dem Ziel einer weitgehenden Aufhebung auch der perversen Problematik.

Die gewohnheitsmäßige Macht, die ihre perversen Mechanismen über sie haben, faßt Frau H. in die Worte (282): „Es ist so ähnlich, als ob ich rückwärts laufen müßte statt vorwärts. Ich kann mir so schwer vorstellen, daß Lust irgendwann in anderer Weise geht!" Im Rahmen ihrer Spaltung der Männer in langweilig-saubere und lustvoll-schmutzige beharrt sie darauf, daß sie solche Ideen doch keinem normalen Mann zumuten könne. Sie kommt dann für einige Wochen auf die Idee (283), sich in obsessiver Weise mit einem Kollegen aus einer anderen Stadt pornographische Kurznachrichten aufs Handy zu senden, in denen sie sich – „ohne jede Beziehung!" – „ganz schmutzige schlimme Dinge sagen, was wir alles miteinander anstellen". Das wird ihr bald lästig und langweilig. Auch mit dem kalt entwertenden Chef Thomas (vgl. 299. Stunde) tanzt sie bald darauf wieder betrunken auf der Weihnachtsfeier und kann einen Geschlechtsverkehr nur knapp vermeiden. Sie begründet dies wie im Vorjahr, sie müsse schließlich „schmutzige Dinge tun", das Leben in der Analyse sei ja nicht intensiv. Die Patientin quält mich mit dieser Thematik über einige Stunden. Schließlich wird es mir irgendwann zu bunt und ich bemerke, daß ich an Sex gar nichts Schmutziges finde. Es sei ja nur schade, daß sie sich Lust mit wohlwollenden Männern noch vorenthalten müsse. Frau H. kommt dann auf die Idee: *„Tja, ich bin ja wohl auf der Suche nach dem* ***Messeförster!*** *"*

Ein Partner, der beide Anteile in sich integriert halten kann – und sich daher nicht „verwandeln" muß! – wäre nach ihrer Einsicht somit „ideal". Erstmals erwägt sie die Möglichkeit, daß dies keine bloße Phantasie bleiben muß, sondern daß solche Männer tatsächlich existieren. In den zurückliegenden Wochen unternahm sie mehrere Versuche, zu solchen möglichen Partnern in Kontakt zu kommen. Besonders jedoch deutet eine Tatsache auf eine abgelaufene, sehr wesentliche Veränderung hin: Frau H. kann nun zunehmend besser allein bleiben, muß nicht mehr wie bisher ihre Zeit und besonders die gefürchtete Leere der Wochenenden vollstopfen. Sie ist nicht mehr auf stundenlange Telefonate angewiesen. Sie kann es jetzt wirklich genießen, allein in der Wohnung zu sitzen, zu lesen, Musik zu hören, für sich etwas zu kochen und auch sonst für sich zu sorgen. Fast nebenbei berichtet Frau H. zudem, daß sie im Vertrieb ihrer Firma mittlerweile zu den erfolgreichsten Verkäufern In Deutschland gehört. Im Gegensatz zum Analysebeginn spielen Zweifel an der eigenen Arbeitskompetenz kaum noch eine Rolle.

Zum Abschluß dieser Kasuistik gehe ich auf den Umgang mit einer äußeren stark retraumatisierenden Situation ein. Die Patientin hatte mir noch vor der Rückkehr aus ihrem Skiurlaub auf dem Anrufbeantworter mit erschreckter, brüchiger Stimme eine Nachricht hinterlassen. Falls ich – es war Wochenende – in die Praxis käme, bitte sie mich, auf ihre Unterlagen besonders zu achten. Vielleicht könnte auch bei mir eingebrochen worden sein; das habe ihre Freundin Kati befürchtet. Jemand sei während ihres Skiurlaubs in ihre Wohnung eingedrungen und habe ganz viele persönliche Dinge gestohlen. Zur 316. Stunde erscheint Frau H. wie im Schockzustand. Auch ich bekomme beim Hören ein unheimliches Gefühl, das ich zunächst nicht verorten kann, bald aber eine unbändige Wut.

Ihre Wohnung war offensichtlich nicht gewaltsam aufgebrochen worden; die demonstrativ offengelassenen Fenster waren nicht beschädigt, so daß auch die Polizei davon ausging, jemand sei mit einem Schlüssel hineingelangt. Es fehlten sämtliche Fotoalben, einschließlich aller Fotos aus der Kindheit der Patientin, die für ihre Erinnerungsarbeit so viel bedeutet hatten, da sie manchmal darüber an Gefühle gelangen konnte. Zielsicher waren Schachteln, vor allem mit Fotos, aus hintersten Schrankwinkeln gefunden und alle Dinge, die der Patientin etwas bedeuteten, entfernt worden. Wie ein sadistischer Chirurg erschien mir der Täter, der vermutlich in stundenlanger, kalter Wut und grenzenlosem Haß wie in einer Vivisektion alle identitätsstiftenden Besitztümer der Patientin aus ihrem Leben geschnitten hatte. Dies waren z.B. eine persönliche Tasse, die ihr besonders viel bedeutete, ihre Lieblingsbücher und -musik, besondere Bücher zum Thema Kindesmißbrauch, alte Liebesbriefe und zahllose Erinnerungsstücke, spezielle Kochbücher und eine Körperfettwaage, daneben besonders bedeutsame Kleidung, insbesondere ihre Tanz- und Sport-Kleidung, intime Wäschestücke wie Slips, bis hin zu Kosmetika und Tampons. Einige Gegenstände, wie ein Kalender, waren gezielt zerstört. Wirkliche Wertgegenstände, die gefühlshaft neutral für die Patientin waren, fehlten nicht. Die Wohnung war sonst weitgehend unversehrt und aufgeräumt. Es wirkte auf mich wie das Werk eines sadistischen Qälers, der sich schweigend am leicht vorstellbaren Entsetzen und Schmerz der Patientin weidet. Ich war zunächst fast sprachlos.

In dieser Situation habe ich spontan mein Entsetzen und meine Anteilnahme, aber auch meine Wut bekundet. Zunächst klärte ich mit Frau H. wichtige Maßnahmen und teilte mit, daß ich bereits ihren Aktenordner aus der Praxis entfernt hatte. Ich empfand den Einbruch auch als Attacke auf unsere gemeinsame Arbeit, was ich ihr klar benannte. Sodann klärte ich, warum sie bisher nicht die Kriminalpolizei eingeschaltet und sich lediglich auf die Routinemaßnahmen der Einbruchsuntersucher verlassen hatte. Es ging ja um eine klare Attacke auf ihre Person, ebenso begann ich mir Sorgen zu machen, ob dem Einbruch weitere und schlimmere Übergriffe folgen könnten. Deutlich wurde die Traumatisierung auch in ihren Worten: „Da wird mir schon wieder so ein Stück Erinnerung genommen“ und „Ich fühle mich wie halb vergewaltigt“. Dann besprachen wir die Wichtigkeit, auf diese zerstörende Attacke nicht mit Schweigen oder Nicht-Handeln zu antworten – wie damals in der Familie –, sondern zumindest das Mögliche zu tun, um den Fall zu klären. Frau H. gelang es, sich ringsum Hilfe zu organisieren, und viele Freunde und Bekannte halfen ihr auf unterschiedlichste Weise und mit großer Anteilnahme: „Im Gegensatz zu früher kann ich jetzt nach Hilfe fragen. Früher hätte ich mich verkrümelt und niemandem was gesagt.“ Wir überlegen auch gemeinsam sehr genau, wer als Täter in Frage kommen könnte. Alle Indizien sprechen für ihren früheren Freund Stephan, jenen endlos geduldigen und „lieben Mann“, der als einziger solche Details kennen konnte. Andere Personen kamen für solche intimen Kenntnisse nicht in Frage. Zudem hatte er sie nach jener Weihnachtsfeier in mehrfachen Handy-Kurznachrichten rüde und entwertend beschimpft, sie „Schlampe“ und „Hure“ genannt, die nun „auch noch mit den Chefs ficken“ müsse, und ob er sie noch bezahlen solle. Frau H. entschließt sich zu einer Anzeige; die Staatsanwaltschaft erwirkt dann eine richterliche Anordnung zur Haussuchung bei Stephan geraume Zeit später. Wie zu erwarten, ist bei ihm nichts zu finden. Er reagiert gelassen und kalt und droht ihr noch eine Verleumdungsklage an. Wie die Patientin seinen Andeutungen entnahm, teilt er der Polizei vermutlich mit, daß sie schon länger so merkwürdig sei; vielleicht sei sie ja selbst bei sich eingebrochen und habe das inszeniert. (Diese Möglichkeit haben wir ebenfalls erörtert; sie erscheint mir ebenso ausgeschlossen wie ein Einbruch durch mich – ein Gedanke, auf den die Patientin übrigens nicht kam, was auch ihr Vertrauen belegt.)

Wenn die Patientin ihrem Exfreund nun täglich bei der Arbeit begegnet, hat sie nach längerem Zweifeln – das mich an die Vorgänge zur Mißbrauchssituation erinnert – nun nach eigenen Worten „eine Art innere Klarheit: Niemand wird ihm was nachweisen können. Aber ich weiß, daß nur *er* es sein kann. Er tut völlig unschuldig, fast wie mein Vater später, der einfach im Garten saß. Aber diesmal habe ich nicht geschwiegen, sondern mich gewehrt, auch wenn alle Dinge verloren sind." Zu diesem Bereich, d.h. der *Person* der Patientin, die real betroffen ist, verhalte ich mich also in dieser Situation keineswegs „neutral", sondern klar, eindeutig und unterstützend.

Hierzu konstatiert Frau H. einige Stunden später (318): „Wenn wir darüber nicht so klar gesprochen hätten, hätte ich wieder keine Anzeige erstattet." – Und sie bestätigt nochmals: (319) „Vor drei Jahren, vor der Analyse, hätte ich Hilfe gar nicht annehmen können." Wieder ist es ihre Mutter, die wenig hinschaut auf die Bedeutung des Einbruchs. Sie erkundigt sich bei der Patientin lediglich, ob es denn mit der Versicherung klappe?? „Meine Mutter hat mir nie wirkliche Unterstützung gegeben!"

In diesem Zusammenhang erzählt Frau H. einen Traum, den sie in der Nacht zuvor hatte: „Der Traum ging über hier, auch über die Mitpatienten. Da waren 2 bis 3 Mitpatienten, die waren wie ein Team, alle miteinander verbündet. Wir standen vor dem Therapieraum zusammen. Wenn ich sonst vorher immer Konkurrenz gespürt hatte, war es nun wie ein *gemeinsames Gefühl*, wie eine Gemeinschaft. Ich mußte nicht mehr allein sein. Und ich wußte: Selbst auf der Couch muß ich nicht mehr allein sein. Andere machen das ja auch."

Ich sage: „Nun wird mir gerade deutlich, wie wichtig es war, daß ich mich nicht hinter einer analytischen ‚Neutralität' verschanzt habe, sondern das Problem mit Ihnen gemeinsam und ganz konkret versucht habe zu klären. Wir waren in diesem Fall ein Team, und Sie waren in der Tat nicht mehr so allein. Und vielleicht deshalb können Sie jetzt auch ertragen, daß Sie nicht die Einzige hier sind auf der Couch, denn Sie wissen, daß es anderen ähnlich geht wie Ihnen."

Geben wir für diese Kasuistik der Patientin das letzte Wort! Die theoretische Begründung für meine Interventionsform habe ich im Abschnitt C, Kapitel 4 des Theorieteils niedergelegt.

Frau H. sagt nach einer Weile: „Das war *sehr wichtig! Daß Sie sich nicht komplett rausgehalten haben!* Sonst hätte ich es wieder getrennt. Da passiert was Furchtbares, aber ich muß damit allein fertig werden. Es wird überall hingeguckt, aber nicht darauf. Wie damals von der Mutter. *Das haben Sie nicht getan.* Wenn Sie nichts gesagt hätten, dann hätte ich gedacht, so ist das eben, Analytiker müssen neutral sein, die reden doch nicht über Dinge wie Einbruch und Kripo. Ich hätte es von Ihnen nicht einmal erwartet. Ich hätte gedacht, so muß das sein. Aber eigentlich denke ich jetzt gerade, wenn Sie nichts dazu gesagt hätten, dann hätte ich mich doch innerlich mehr zurückgezogen. Ich hätte weniger Vertrauen gehabt, obwohl ich *das* Ihnen bestimmt nicht gleich mitgeteilt hätte. – Warum habe ich gerade diesen Traum von hier *jetzt* gehabt? {*Ihre Selbsterforschungsfunk-*

tion ist in den letzten Wochen deutlich gestiegen!} Ich hatte immer wechselnde Haltungen zu anderen Menschen, meist war das oben und unten. Ich habe noch nie gesehen, daß wir auf gleicher Ebene sein könnten. Das war sonst immer wie ein „Abchecken". Es war das erste Mal anders. Das erste Mal habe ich so ein *Mitgefühl* mit ihnen."

10 Exkurs: Psychodynamische Überlegungen zur Verarbeitung von Trauma und narzißtischer Problematik mit perversen Mechanismen

Nachfolgende Bemerkungen sind lediglich stichwortartig und dienen der Zusammenfassung und Diskussion. Die Perversion hat im Fall von Frau H. offenbar nicht sämtliche fünf klinischen Kriterien erfüllt, die Reimut Reiche (1997) aufgestellt hat. Diese fünf Kriterien betreffen (1) den obligaten Fetisch, (2) die perverse Szene, (3) die Bedingung für den Orgasmus, (4) die süchtige Unaufschiebbarkeit und (5) den strukturellen Aufbau der Perversion-in-der-Perversion, wie bei einer russischen Puppe-in-der-Puppe. Zumindest die Bedingungen (2), (3) sowie weitgehend (4) sind erfüllt. Einen Fetisch konnte ich nicht erkennen, hingegen gibt es offenbar Triggerreize, die den Prozeß auslösen (spezifische Verhaltensmerkmale von Männern, die eine Übergriffigkeit und Entwertung signalisieren). Auch scheint mir die Perversion keinesfalls das Leben in so schwerwiegendem Ausmaß zu bestimmen und einzuschränken wie in anderen mir bekannten Fällen. Zwar ist die „Plombenfunktion" i.S. Morgenthalers deutlich, doch sind weitere Persönlichkeitsanteile weitaus geringer gestört als etwa im Fall eines von mir behandelten Fetischisten, der parallel extreme sadistische Impulse und Quälphantasien gegenüber Frauen und Kindern entwickelt hat.

10.1 Zwei Schienen in der Verarbeitung von Traumata durch Perversionsbildung

(a) Ungültigmachen des Traumas durch die spätere Perversion mittels Sexualisierung. Prinzip: aus der Niederlage einen Triumph machen, d.h. aus Scham = sexuellen Genuß, aus Angst = Lust. Entspricht dem meistverwendeten Schema zur Erklärung. Das Motiv ist also die Angst vor dem Trauma. Die Sexualisierung entspricht einer kompletten Umkehr der früheren aussichtslosen Situation. Die Sexualisierung läuft schon parallel während des Traumas, insbesondere während eines sexuellen Mißbrauchs an: bereits dabei werden die Lustgefühle wahrgenommen und an die Situation des Gedemütigt- und Erniedrigtwerdens gekoppelt.

(b) Abwehr des entstandenen Über-Ich-Drucks (= Abwehr von Schuld und Scham). Dieses Prinzip ist genauso wichtig, wird bislang offenbar selten beachtet und ist zudem unbewußt. Das Motiv besteht in der Angst vor dem „inneren Richter", d.h. vor der Verurteilung durch ein unbarmherziges, verfolgendes Überich, in das das Introjekt des Täters verankert wurde (Nach Wurmser: „Der innere Richter hat dabei das Erbe des bösen Täters angetreten").

Wie ich es verstehe: Die traumatische Situation erzeugt, wenn sie gleichzeitig an Lust gebunden ist, zwangsläufig durch diese Verkopplung das Erleben von Scham und Schuld. Das Schuld- und Schamerleben ist später im Über-Ich zu verorten. Die Abwehr des Über-Ich-Drucks geschieht in der *ersten Abwehrlinie* durch klassische Mechanismen wie Dissoziation, Spaltung, Verleugnung und Verdrängung. Die Funktion wäre dann: Genießenkönnen der Lust durch Blockade der sonst drohenden Beschämung und inneren Verurteilung (z.B. im Fall von Frau H.: die Amnesie nach der Nacht mit dem Arbeitskollegen, die aktive Herbeiführung des „Vergessens" durch den alkoholischen ‚Filmriß'). Versagt diese erste Abwehrlinie, kann der Über-Ich-Druck in einer *zweiten Abwehrlinie* dadurch vermindert werden, daß der innere Richter – in anderer Notation: das böse, verfolgende Täterintrojekt – im perversen Akt wieder in den Quäler ausgelagert wird, d.h. präzise, es wird re-externalisiert. Wenn der Quäler in der perversen Szene bestraft, wird somit erstens die *Schuld abgegolten* – damit läßt der Verurteilungsdruck aus dem Überich nach, so daß die „Erlaubnis zum Genuß" eintritt. Zweitens wird durch die Re-Inszenierung der traumatischen Situation auch das *Gezwungensein* wiederhergestellt, was ebenfalls von eigenverantwortlicher Schuld entlastet. Wenn nun in der perversen Szene der Quäler noch aktiv vom Masochisten gesteuert wird, entsteht als dritte Komponente die *Kontrolle* über die zuvor bzw. früher in der Realität vollkommen hilflos erlebte Situation. Der kurzfristige *Triumph* in der perversen, in diesem Fall masochistischen Szene – und als Erklärung der entstandenen intensiven Bindung des Opfers an den Täter (hier der Patientin an den Vater) – besteht folgerichtig darin, daß der Quäler nun seinerseits, in seinem Orgasmus, die Kontrolle verliert und sich damit an den Masochisten (= in der perversen Kernphantasie an die Patientin) hingibt. Damit wäre das Bewältigungsprinzip der Perversion – aus der Niederlage einen Triumph machen – vollständig hergestellt. Dieses Modell folgt der Sicht von Robert J. Stoller (1975).

Vgl. hierzu besonders die Darstellung bei Léon Wurmser (1993: Das Rätsel des Masochismus). Besonders auf S. 50 und 51 referiert er die Perversionsbildung nach Arnold Cooper (1991). Cooper sieht demnach das „Kerntrauma in manchen, wenn nicht allen Perversionen" [...] im „Erlebnis einer schreckerregenden Passivität gegenüber der präödipalen Mutter, die als gefährlich böse, übelwollend und allmächtig gesehen wird und sowohl Gefühle der Ehrfurcht wie der Unheimlichkeit weckt. Die Entwicklung einer Perversion ist eine mißlungene Heilung dieser Verwundung, im Grunde durch Dehumanisierung des Körpers und der Konstruktion von drei Kernphantasien, die darauf angelegt sind, die Unerträglichkeit der hilflosen Passivität aufzuheben." Coopers *3 Kernphantasien bei der Perversion* betreffen speziell die *Mutter* als grausames, „zerschmetterndes, kastrierendes, riesengroßes“ Wesen (*Anmerkung E.G.:* nach meiner Einschätzung läßt sich dies auch erweitern auf die Konstellation beim sexuellen Mißbrauch durch den *Vater*, wie im Fall von Frau H., und ganz generell auf jeden als „Täter“ unter entsprechendem Kontext in Aktion tretenden Menschen):

3 Kernphantasien bei der Perversion in Kurzform: „1. Sie existiert nicht [d.h. der quälende Täter ist dehumanisiert, verdinglicht, E.G.]. 2. Ich existiere nicht [d.h. Ich bin verdinglicht, ein Sklave ohne eigenen Willen]. 3. Ich zwinge sie, nun als ein nicht-menschliches Es, mir Lust zu geben [d.h. ich kontrolliere den Quäler und mache dadurch aus der ursprünglichen Passivität und Niederlage einen Triumph, E.G.]. Dies stellt offenbar den Kern der Perversion dar: zum passiven, toten und verformten Gegenstand der übelwollenden Frau [d.h. des Quälers, E.G.] zu werden.“ – Cooper resümiert: „Die *Perversionsdynamik* ist immer dann gegenwärtig, wenn eine Handlung oder Phantasie von der Verleugnung unbewußter Passivität beherrscht wird, und zwar mittels der dreifachen Phantasien von der *Verdinglichung des Objekts, der Verdinglichung des Subjekts und der Bewerkstelligung masochistischer Lust.*“

10.2 Zur Vertiefung: Der Mechanismus der Sexualisierung und Dissoziation beim Mißbrauchserleben

(1) **Sexualisierung**: Die Mißbrauchssituation ist schon *während* der Attacke *auch* lustvoll durch die sexuell-körperliche Stimulation. Dies geschieht aber nicht nur durch klassische Konditionierung wie bei den Pawlow'schen Gesetzen. Wenn ich Léon Wurmser richtig verstehe, ist es zusätzlich bereits ein Bewältigungsvorgang im mentalen Raum, also durch eine Bedeutungsgebung. Damit wird der ohnmächtig machenden, quälenden Situation eine entgegengesetzte Bedeutung (= Lust) zugeschrieben.

Dies entspricht übrigens einer Möglichkeit der *symbolischen Streßbewältigung* (Coping, vgl. Theorieteil, Abschnitt C), wonach ein Stressor dann als weniger furchtbar verarbeitet werden kann, wenn ihm eine auch noch so abstruse *Bedeutung* zugeschrieben werden kann.

Anmerkung: Das Buch Hiob ist jedenfalls für mich ein entsprechender, in diesem Fall religiöser Bewältigungsversuch, in dem einer Kette von furchtbaren Ereignissen die Bedeutung einer göttlichen Prüfung zugeschrieben wird. Analoges sehe ich in der Sinnschöpfung des muslimischen „Märtyrers“, dem interessanterweise nach seinem Heldentod als ewige Belohnung ein recht sinnenfrohes Leben mit schönen Jungfrauen (!) im Jenseits versprochen wird. Und vielleicht läßt sich spekulieren, daß es gerade *diese* Verknüpfung war, die einen offenbar sexuell schwergestörten Mann Lust mit Frauen ausschließlich für *sein Jenseits* akzeptieren ließ – weil sie nach dem „Märtyrertod" dann gottgewollt war: das zufällig erhalten gebliebene Testament von Mohammad Atta, Massenmörder des 11. September, drückt so etwas aus. Attas Testament ist ein weiteres Beispiel für die die gnadenlose Unbarmherzigkeit mit den realen, *lebenden* Frauen, allgemein mit dem Leben, die entsprechende Umdeutungen der Wirklichkeit durch Sinnstiftungen aller Art hervorrufen kann – von der Inquisition über die „Herrenrasse" bis hin zur „Weltrevolution" (vgl. die zahlreichen Presseberichte im SPIEGEL, Ende 2001).

(2) Dissoziation: Da das Lusterleben beim Mißbrauch aber nicht freiwillig abläuft, sondern erzwungen ist, wird es mit extremer Scham und Schuld beantwortet (Offenbar nach dem Muster: „Wie kannst du etwas so Schreckliches, was Dir angetan wird, auch noch lustvoll finden?!?"). Die Verurteilung aus dem Überich würde jedoch die Triebbefriedigung unterdrücken. Diesem Dilemma wird vom Unbewußten schwer traumatisierter Menschen mit Dissoziation (= senkrechter Spaltung) begegnet. Dann gibt es *einen Teil* der Person, der die Lust genießt und dabei *überhaupt keinen* Ekel empfindet und völlig schamlos ist. Hier werden die übrigen Umstände durch Dissoziation ausgeblendet, später besteht keinerlei Erinnerung mehr an die Situation (= Verhalten der Patientin als „Sexmaschine" bei den Messemännern). Der *andere Teil* der Person verleugnet die Sexualität hingegen nahezu komplett, und sexuelle Situationen werden sofort mit Angst und Ekel beantwortet (= erträglich sind dann nur „Förster"). Beide Teile sind aber unvollständig, „jeder schreit nach der fehlenden Seite"!

10.3 Folgen der Verarbeitung und Versuch der ‚magischen Verwandlung' in der perversen Szene

Wenn Lust auftritt in anderem Kontext, z.B. bei Masturbation, kann es zu einer massiven Selbstverurteilung und Beschämung kommen (dies ist auch bei der Patientin zu beobachten, so daß sie dann Porno-Videos sofort wegtun muß und sie nach dem Orgasmus sofort nicht mehr oder nur mit größtem Ekel ansehen kann). Dies ist das Ergebnis der Schuld- und Schamproblematik aufgrund der Verankerung im Über-Ich. Diese Über-Ich-Thematik ist also mit extremer Beschämung verbunden. *Zu deren Lösung wird versucht, aus dem beschämenden/verurteilenden „inneren Richter" eine verzeihende, annehmende, liebende innere Instanz zu machen.* Dies wird in der perversen Kernphantasie der Patientin in der *zweiten Verwandlung* dargestellt – also in der Verwandlung des quälenden Messemann zum fürsorglichen Förster im Anschluß an die erniedrigende, vollkommen kontrollierend-unterdrückende sexuelle Szene, wobei ja wichtig ist, daß die ungezügelte Lust zuvor nicht verurteilt wird.

Es geht dabei letztlich um einen Vorgang, den auch die Analyse mit dem Ziel eines milderen Über-Ichs herzustellen sucht. Nur geschieht es dort in anderer Weise, d.h. in Anlehnung an die äußere, allgemeine Realität und zwischenmenschliche Logik und eben *nicht* im Rahmen einer perversen „Neben-Logik“ in der „Parallelwelt” der perversen Menschen. Dies entspricht der Erleichterung, die die Patientin empfand, als ich ihr die Onanie „erlaubte“ und für selbstverständlich-natürlich einstufte. Bezeichnenderweise bestand ja auch in der Familie der Patientin jene für Mißbrauchsfamilien charakteristische Spaltung zwischen äußerer Verleugnung bis Verbot der Sexualität („anständig sein”) und einem Zulassen von ungeheuerlichem Ausagieren von sadistischer Macht, sexueller Gier und Gewalt im Mißbrauchsgeschehen.

10.4 Zusammenfassung und Gesamtsinn der perversen Symptomatik nach Léon Wurmser (nach meinem Verständnis)

Durch die Sexualisierung des Traumas wird dieses „weniger furchtbar“: Es wandelt sich vom Schrecken zur Lust. Die Bindung an den Schmerz, der durch den Quäler ausgelöst wird, begründet sich aus der unbewußten Sehnsucht und Hoffnung, schließlich – aus dem Leiden und der Ohnmachtsposition heraus – doch noch zu Macht und Liebe zu gelangen. Wenn sich die Masochistin genügend quälen läßt, erhofft sie sich also eine magische Verwandlung des Mannes vom Quäler zum Verzeihend-Annehmenden und Tröstend-Fürsorglichen (= die jetzt zutage tretende Kernphantasie der zweifachen Verwandlung des Mannes).

Funktion der sadistischen Phänomene: Die Umkehrung von der masochistischen in die sadistische Position geschieht durch den Mechanismus der Verkehrung vom Passiven ins Aktive: Dadurch wird das zuvor erlittene Trauma aktiv kontrollierbar und so ebenfalls weniger schmerzlich.

Ich würde hierzu noch ergänzen: Diese Verkehrung behält aber auch den Verlust der Empathie und des Mitgefühls für den Schmerz anderer Kreaturen bei. Das Mitgefühl ist ausgeschaltet, ebenso wie die eigenen Gefühle im Moment der größten Traumatisierung ausgeschaltet werden („tuning down“). Die Gefühllosigkeit angesichts des Leidens anderer ist für mich das erschreckendste Resultat eines perversen Bewältigungsversuchs, wie es bei sog. Sexualstraftätern zutage tritt. „Sogenannt” deshalb, weil es nicht um Sexualität geht, sondern um sexualisierte sadistische Gewalt, eine rachenehmende absolute Kontrolle über ein anderes Wesen, dem im Quälakt jedes Gefühl und jede Lebensberechtigung abgesprochen wird. Vermutlich genauso, wie es der Täter einmal an sich selbst erfahren mußte.

11 Zur Abschlußphase der Therapie: Traumabearbeitung

11.1 Überlegungen zum traumatischen Introjekt, zum Glückserleben und zur Einbeziehung traumazentrierter Verfahren im analytischen Setting

Der Endabschnitt dieser Behandlung erstreckte sich über zwei weitere Jahre, bis zuletzt mit drei Wochenstunden, die nach Auslaufen der Kassenfinanzierung größtenteils von der Patientin selbst finanziert werden mußten. Der Verlauf kann hier nur kurz umrissen werden. Frau H. trennte sich vom Freund Stephan, dessen wahrscheinliche Schuld am Wohnungseinbruch und Diebstahl – auch mit erheblichem materiellem Schaden – nie nachgewiesen werden konnte. Er verlor jedoch im Anschluß wegen Betrugs und diverser Diebstähle in der Firma zwei Arbeitsplätze. Es kam einige Monate später zu einer neuen Beziehung mit einem Kollegen, die bis jetzt andauert und in der sich die Patientin – erstmals im Leben – auf allen Ebenen als zufrieden erlebt. Frau H., bei Therapieabschluß 31 Jahre alt, konnte sich nun sogar eine Ehe mit Torsten gut vorstellen und entwickelte Wünsche nach einem Familienleben mit Kindern. Die Vorstellung, ein Kind im Arm zu halten, zu umsorgen und seine Entwicklung zu begleiten, gewann hohe gefühlshafte Bedeutung. Parallel dazu veränderte sich ihre Bewertung für die bislang als sehr wichtig empfundene Geschäftswelt und deren Protagonisten.

In den letzten zwei Jahren ging es vor allem um die Konsolidierung der eingetretenen Veränderungen und um die Herausarbeitung der streckenweise unaufhebbar erscheinenden Verkopplungen zwischen den traumatisierenden vs. den „guten“, bindungsbedeutsamen Beziehungsanteilen zu den Eltern. Die Arbeit fokussierte auf die Identifikation mit den schädigenden Objekten, damit auf die Überarbeitung traumatischer Gedächtnisinhalte. Die Therapieergebnisse für die Patientin betrafen alle wesentlichen Bereiche. Auf dem affektiven Sektor erlebte sie, als wohl bedeutsamste und beeindruckendste Veränderung durch die Therapie, eine von ihr bis dahin nicht für möglich gehaltene Stabilisierung und Neuorientierung der Stimmung. Besonders auffällig waren die erreichte Konstanz im Erleben und Bewerten sowie erstmals die Fähigkeit, für längere Zeit das Gefühl einer tiefen inneren Ruhe, sogar von Zufriedenheit und Glück, empfinden zu können. Die Patientin beschrieb dies anhand ihrer zunehmenden Fähigkeit, nicht mehr ihre Freizeit „vollstopfen“ zumüssen, sondern auch allein sein zu können an Wochenenden, und sich dennoch nicht einsam, leer, unruhig und unglücklich fühlen zu müssen.

Diese Änderung war alles andere als leicht zu erreichen und erforderte eine Vielzahl unterschiedlich ausgerichteter Interventionen. Um schwerer traumatisierten Patientin wirksam helfen zu können, bin ich inzwischen fest davon überzeugt, daß eine Erweiterung des psychoanalytischen Interventions-Repertoires notwendig und sehr hilfreich ist. Jochen Peichl (in: Sachsse 2004, S. 119) faßt dies treffend zusammen: „Mit Fürstenau möchte ich sagen: psychoanalytisch die Dynamik verstehen, neurophysiologisch denken und integrativ intervenieren.“

Als Frau H. selbst nach langer Deutungsarbeit und ausführlichem Durcharbeiten der Konflikte noch wiederkehrende, wenn auch weniger intensive Gefühle von innerer Unruhe beschrieb und einen Mangel, in Momenten ihres Alltags einigermaßen zufrieden, sogar glücklich sein zu können, wurde klar, daß auch eine grundlegende Neuorientierung im Bereich der Selbstfürsorge erforderlich war. Selbstverständlich wurde dies von Beginn immer wieder thematisiert. Dennoch schien der Patientin noch sehr lange ein Zugang zu sich selbst fehlen, der ihr half, auch unter Druck sorgsam und achtsam mit sich umgehen zu können. Wesentlich war hier die in mühsamer analytischer Arbeit gewonnene Einsicht, daß ihre oft mangelnde Fähigkeit, sich von Schädigungen fernzuhalten, als Wirkung eines Introjekts verstehbar ist. Die Quelle der selbstschädigenden Impulse lag tatsächlich im „traumatischen Introjekt", einem inneren Bild, zusammengesetzt aus dem Vater als mißbrauchendem, schlagendem und entwertendem Täter *und* aus der Mutter, die ihre Kinder einem emotionalen Vakuum überließ. Die Mutter konnte weder ihre Kinder noch deren Schädigung durch väterlichen Mißbrauch und Gewalt wahrnehmen; sie war auch nicht in der Lage, sich selbst und ihre Kinder zu schützen.

Die eigentlich vom Täter stammende Aggression wurde nun, wie von Wurmser (1997, S. 311) eindrucksvoll beschrieben, von der Patientin in zwanghaft wiederholten Teufelskreisen überwiegend gegen das eigene Selbst gerichtet. Präziser formuliert, gingen selbstschädigende Impulse vom traumatischen Introjekt aus, das man sich zusammengesetzt aus den kumulierten affektiven Erfahrungen der Gewalt- und Mißbrauchsszenen vorstellen kann und das vorwiegend im strengen, teils grausamen Überich verankert und aufzufinden war. Besonders quälend während der Therapie war die Schwierigkeit der Patientin, mit sich selbst, d.h. vor allem mit dem eigenen Fühlen verbunden zu bleiben, wenn sie sich der traumatischen Szene des Mißbrauchs annäherte. Solange noch nicht genügend Stabilität erreicht war, kam es meist zum „Herunterfahren" (tuning down) jeglichen affektiven Empfindens, im Extremfall zum kompletten Abschalten des emotionalen Erlebens, verbunden mit einer Reduktion mentaler Funktionen auf Notfallniveau, entsprechend dem Extremstreßzustand des „Einfrierens" (freezing). Die Mißbrauchsszene wurde schrittweise immer präziser erinnert; Frau H. grenzte ihr Erleben hierzu deutlich ab vom Erleben anderer Themenbereiche. Sie konnte nun ihre rätselhafte psychische Veränderung während bestimmter Trigger-Situationen genau wahrnehmen – endlich auch ohne die lange Zeit zwangsläufig folgende Amnesie. Es gelang ihr, ihre Einengung auf ein traumatisches Funktionsniveau in Worte zu fassen, mit Derealisation und Depersonalisation bis hin zum out-of-body-Erleben, was noch lange Zeit bei sexuellen Begegnungen wiederkehrte. „Wenn mich ein Partner angefaßt hat, war es oft so, als ob mich mein Vater anfaßt!" Dabei kam es meist zu schwerer Beeinträchtigung im Wahrnehmen des eigenen Körpers, den sie dann wie „in tausend Teile zerfallen", als fremd, nicht zu ihr gehörig erlebte. Charakteristisch war eine Aufspaltung in ihren Kopf und den davon abgeschnittenen, leblos daran hängenden Körper. Besonders die Hände wurden, ihr lange Zeit vor der Therapie ganz unverständlich, als häßlich, fremd und beschmutzt erlebt. Sehr lange noch hatte das Bild von Sperma auf ihren Fingern eine durch Angst und Ekel hemmende, sie im Lusterleben mit dem Partner schwer beeinträchtigende Funktion. „Sobald ich einen Penis in der Hand habe, ist es, als ob ich die Verbindung zu mir verliere, als ob ich jemand anderes werde. Früher hatte ich sogar das Gefühl, als ob ich gar nicht mehr da war. Es war wie ein Theaterstück, dabei habe ich mich von oben beobachtet. Es war auch keine normale Lust, die ich hatte, sondern irgend etwas Verdrehtes. Früher mußte ein Sexpartner am nächsten Morgen auch sofort gehen." Frau H. erinnerte allmählich auch sich ihr als Kind aufdrängende Imaginationen, die sie damals als schmerzlindernd erlebte: darin war sie aus der Wohnung leicht wie eine Feder, wie ein fast körperloses, ätherisches Wesen geschwebt und so dem Grauen entkommen.

Am auffälligsten war jedoch lange Zeit das Ausbleiben jeglichen aversiven Affekts gegenüber dem Täter-Vater, mit dem sie in solchen Situationen identifikatorisch verschmolzen schien. Umgekehrt fehlte dann fast vollständig die Einfühlung in das Leid des Kindes, das sie selbst gewesen war, bis hin zu einer zynischen emotionalen Kälte, die tief erschrecken und verstören konnte und eine Anschauung davon gab, mit welcher Intensität Haß und erbarmungsloser Sadismus sich bei – früher selbst traumatisierten – Tätern auswirken können. Diese direkte Konfrontation mit den Wirkungen des sadistischen Täters löste häufig quälende, heftige Gegenübertragungsreaktionen bei mir aus. Ich hatte oft Probleme, meine Wut auf die Eltern, insbesondere den Vater, zu kanalisieren und zu kontrollieren. Eine durchgängige „analytische Neutralität" und vollständige Entsagung in solchen Fällen einzuhalten, erscheint mir inzwischen, besonders unter dem Aspekt der Aufrichtigkeit und der notwendigen Fürsorge für das frühere traumatisierte Kind, als nicht hilfreich. Kommen Patienten in der Regression mit den kindlichen Gefühlen in Kontakt, sind sie gar in einem „traumatischen state", würde die Einnahme einer ausschließlich neutralen oder gar lediglich spiegelnden Position durch den Analytiker für diesen kindlichen Zustand auch ein Nicht-Wahrhaben-Wollen, ein Nicht-Unterstützen des Kindes bedeuten. Damit käme in die Übertragungsbeziehung zusätzlich die Aktivierung jener sekundären Traumatisierung, die durch die fehlende Wahrnehmung und Ahndung des Mißbrauchs seitens der Umgebung entsteht. Ich habe daher nie einen Zweifel gelassen, daß ich einerseits die Tatsache des Schlagens, der Gewalt und des Mißbrauchs durch den Vater schrecklich finde und eindeutig verurteile. Andererseits waren die Ambivalenz ebenso wie die Tatsache zu ertragen und zu respektieren, daß die Patientin wie alle Kinder ihren Vater auch zu schützen und im verzweifelten Wunsch, die Bindung zu erhalten, tatsächlich zu *lieben* versuchte. Vor diesem Hintergrund wurden die Wiederholungen in den sadomasochistischen Beziehungskonstellationen der Patientin bis ins Detail verstehbar. Außerdem ließen sich die – in mir als Therapeuten – induzierten Gefühle besser verorten und damit leichter verarbeiten.

Die Auswirkungen des väterlichen Introjekts waren somit außerordentlich schwer zu beeinflussen. Sie schienen immer dann kaum noch durch deutungsorientierte Arbeit erreichbar zu sein, wenn die Patientin in einen traumatischen Zustand (state) gelangte. Ich versuchte daher besonders von Psychoanalytikern zu lernen, die extrem Traumatisierte behandeln; sie haben für die Erweiterung der heutigen Interventionsmöglichkeiten Unschätzbares geleistet. Ich selbst verdanke bislang besonders den Arbeiten von Luise Reddemann, Ulrich Sachsse, Mathias Hirsch, Richard Kluft, Ellert Nijenhuis und Ursula Gast sehr, sehr viel. Tiefen persönlichen Dank schulde ich den Supervisionen mit Léon Wurmser und vor allem meiner praktischen Ausbildung durch die hannoverschen Analytiker Klaus Winkler (1934–2000), Anke Nohke, Monika Mecklenburg, Christoph Lehrmann, Karl Oeter und Wolfgang Lempa.

An diesem Punkt wurde für mich auch eine neue Auseinandersetzung mit Sigmund Freuds Sichtweise zum menschlichen **Glück** notwendig. Deren illusionsloser Rigorismus scheint unter Analytikern verschiedener Richtungen bis heute nachzuwirken und schwer auf der Unbefangenheit des eigenen Denkens zu lasten. Diese Klärung hat sich sehr hilfreich auf den weiteren Prozeß dieser wie anderer Behandlungen ausgewirkt. Im zweiten Kapitel von „Das Unbehagen in der Kultur" schreibt Sigmund Freud: „[...] das Programm des Lustprinzips [...] beherrscht die Leistung des seelischen Apparates von Anfang an; an seiner Zweckdienlichkeit kann kein Zweifel sein, und doch ist sein Programm im Hader mit der ganzen Welt, mit dem Makrokosmos ebensowohl wie mit dem Mikrokosmos. Es ist überhaupt nicht durchführbar, alle Einrichtungen des Alls widerstreben ihm; man möchte sagen, die Absicht, daß der Mensch „glücklich" sei, ist im Plan der „Schöpfung" nicht enthalten. Was man im strengsten Sinne Glück heißt, entspringt der eher plötzlichen Befriedigung hoch aufgestauter Bedürfnisse und ist seiner Natur nach nur als episodisches Phänomen möglich. Jede Fortdauer einer vom Lustprinzip ersehnten Situation ergibt nur ein Gefühl von lauem Behagen; wir sind so eingerichtet, daß wir nur den Kontrast genießen können, den Zustand nur sehr wenig" (Freud 1930, Studienausgabe Bd. IX, S. 208).

Ich halte diese Sicht für viel zu eingeschränkt und in ihrer pessimistischen Schlußfolgerung für gänzlich unnötig. Falsch daran erscheint aus heutiger Sicht die Einschränkung von Glückserleben auf die Metapher einer angestauten Spannung, die plötzlich entladen und vorwiegend anhand der raschen Änderung hin zu einem stark kontrastierenden Zustand erfahren wird. Hier ergeben sich faszinierende Möglichkeiten für die gegenseitige Förderung zwischen neurobiologischem und psychoanalytischem Denken. Wie könnte Glückserleben funktionieren? Und auf welchem Weg könnten wir es bei unseren Patienten fördern?

Neurobiologisch sehr stark vereinfacht, ließe sich das Problem vielleicht wie folgt umreißen (vgl. im folgenden Solms und Turnbull 2004, S. 120ff., grundlegend Panksepp (1998), einführend auch Sachsse 2004, S. 48ff.): Emotionen können als nach innen gerichtete Wahrnehmungsmodalität verstanden werden. Im

Hirnstamm, wahrscheinlich besonders in der grauen, säulenartig angeordneten Substanz um das zerebrale Aquädukt herum (periaquäduktales Grau, PAG), sowie im Tectum und dorsalen Tegmentum des oberen Hirnstamms, wird ein eine rudimentäre Repräsentation des gesamten Körpers, quasi ein „virtueller Körper" erzeugt, auf den die verschiedenen Zustandsmeldungen aus den Körpersystemen projiziert werden. Man könnte diesen Bereich mit einem zentralen Leitstand vergleichen, in den alle wesentlichen Parameter einfließen, woraufhin die „emotionale Färbung" für den aktuellen Körperzustand ermittelt und erzeugt wird. Lustvolle Empfindungen werden dabei im vorderen (ventralen), unlustvolle im hinteren (dorsalen) PAG erzeugt. Die Mischung dieser Signale spannt so i.S. eines Koordinatensystems eine basale, qualitative Matrix aus, auf der dann sämtliche „Emotions-Sinne" bzw. Emotions-Kanäle wahrgenommen werden. Bei starken Inputreizen wie Drogen oder spezifischen Stimuli wie sexuellen Reizen wird z.B. ein von Panksepp (1998) als LUST-System benanntes Subsystem aktiviert, dieses gehört zum SUCH-System und wurde lange als „Belohnungssystem" bezeichnet. Auch dieses wichtige Subsystem endet im PAG. Sein Modulator ist die Peptidgruppe der körpereigenen Opioide (vor allem Endorphine), der wichtigste Output nach Aktivierung geht ins Dopaminsystem, zeigt sich somit als weitverzeigter Dopaminanstieg, besonders bis ins Frontalhirn. Entscheidend für praktisch tätige Psychoanalytiker wird nun die Frage, in welchem Ausmaß und durch welche Reize das LUST-System eines Patienten moduliert werden kann, so daß es zu einem wahrnehmbaren Dopaminanstieg kommt. Haben lange Zeit wiederholt rasche, starke Änderungen im Opioidtonus darauf eingewirkt – z.B. bei Drogensüchtigen, Menschen, die ständig auf Suche nach stark aktivierenden Reizen sind („Sensation seeking behaviour", auch im Rahmen von Perversionen) sowie Menschen nach chronischen, schwer traumatisierenden Erfahrungen – dann kommt es u.a. zur Herunterregelung („down-regulation") der Opiatrezeptoren, zur Verringerung der Dopaminantwort und zur Abnahme der generellen Sensitivität und Reagibilität des LUST-Systems. Weniger starke Reize können demnach keine ausreichende Befriedigungserfahrung mehr vermitteln, die Person bleibt durch durchschnittliche oder schwache Stimuli im Erleben unberührt bis indolent. Über diesen Mechanismus des dysfunktionalen Belohnungssystems – lerntheoretisch ein Ausbleiben ausreichender Verstärkung – wird daher auch ein Erfolgs-Lernen blockiert, nämlich anhand der Erfahrung, daß Spannungsabbau, das Gefühl von Freude und anschließender innerer Ruhe verläßlich immer dann eintreten, wenn ein spannungserzeugendes Problem gelöst wird.

Eine erste Hypothese hierzu wäre: Wenn diese innere Regulation gut gelingt – d.h. wenn das Erleben von Kompetenz bei geringem Streßniveau, also niedrigem physiologischen arousal, möglich ist – dann können auch geringere Schwankungen im Opioidtonus differenziert wahrgenommen und mit dem Affekt „Freude" verknüpft werden. Dies wird vermutlich noch erleichtert, wenn das Kompetenzerleben im Verlauf der Entwicklung mit wenig aversiven Affekten und eher niedrigem arousal verkoppelt ist. Eine zweite Hypothese: Häufiges Erleben des Affekts „Freude", und zwar auch außerhalb starker Affektspitzen, etwa im Rahmen von Kreativität und Bindungserfahrung, bahnt das Erleben des Gefühls „Glück". Glück ist nach der Erfahrung von Menschen, die sich als überwiegend glücklich erleben können, auch ohne dauerhafte Beteiligung starker Affekte und für längere Zeit möglich. Entgegen Freuds Annahme berichten diese Personen keinesfalls eine bloße Fortdauer von angenehmen Situationen, die lediglich ein „laues Behagen" erzeugen. Glück erscheint hingegen immer wieder „neu und frisch". Das Gefühl Glück ist nach meiner Beobachtung also auch mit der Bereitschaft und Fähigkeit verbunden, bei bereits bekannten Situationen immer wieder den subjektiven Eindruck von Neuheit verbunden mit dem Affekt Freude erleben zu können. Glück ist sicher im „Schöpfungsplan" für höhere Organismen vorgesehen – was anderes erzeugt denn z.B. Verliebtheit beim Menschen, die zu einer lang anhaltenden Liebebeziehung führt? Was sichert Bindung zwischen Individuen besser als Glück? Und was anderes als Glück bewirkt das langfristige Erleben von Freude bei einer kreativen Tätigkeit oder beim Wahrnehmen von Kunst, zumindest bei denjenigen, die das Privileg haben, dafür offen zu sein? Es erscheint merkwürdig und untersuchenswert, daß Freud in Bezug auf das Gefühl Glück – zumindest in seinen Veröffentlichungen – so skeptisch war! Ich selbst habe mich von dieser Skepsis gründlich gelöst. Mit wachsender eigener Behandlungserfahrung, in der ich Darlegungen von Luise Reddemann und anderer traumaorientierter Therapeuten oft bestätigt fand, wurde das Erlebenkönnen von Glück für mich ebenfalls ein sinnvolles, mögliches und realistisch erreichbares Behandlungsziel im Rahmen analytischer Therapien.

Um Glückserleben erreichen zu können, ist eine weitgehende Überarbeitung der o.g. dysfunktionalen Netzwerke im SUCH- (bzw. Belohnungs-) System erforderlich. Für Drogensucht, generell schwere Persönlichkeits- und Dissoziative Störungen wird dieser Schritt zentral bedeutsam. Wie ausgesprochen schwierig und langwierig eine erfolgreiche Überarbeitung ist, hat Wurmser (1997) bereits in seiner frühen Studie „Die verborgene Dimension" zum süchtigen Erleben beschrieben. Neben den innerhalb des analytischen Settings durch das Mittel der Deutung erzielbaren, tiefen emotionalen Einsichten, die, als Domäne der psychoanalytischen Therapie, einen „mutativen Charakter" haben, sind es viele Schritte der „Durcharbeitung" – also bewußt eingeleitete Maßnahmen mit dem Ziel einer Veränderung im Denken, Fühlen und Handeln – die zu einer nachhaltigen Veränderung der psychischen Struktur führen. Meinem Eindruck nach haben solche Maßnahmen bei schwerer traumatisierten Patienten einen vergleichbar hohen Anteil an der schließlich erreichten Veränderung wie die Arbeit mit Deutungen.

Ich habe daher – in bewußter Abweichung vom analytischen Therapie-Kanon! – der Patientin auch viele konkrete Empfehlungen gegeben, z.B. in einer Yoga-Schule Verfahren zur Entspannung und Meditation zu erlernen, was sie als außerordentlich hilfreich, beruhigend und Glücksgefühle auslösend erlebte.

Ebenso wurden zahlreiche andere Möglichkeiten zur Selbstfürsorge thematisiert. Im gesamten Verlauf habe ich mit Frau H. zudem wichtige Bestandteile der Theorie diskutiert, z.B. zur Streßphysiologie, zum Gedächtnis wie zur unterschiedlichen Speicherung traumatischer Erfahrungen, oder zur Funktion von Introjekten. Dies ermöglichte die Einordnung von lange als ungewiß oder bedrohlich erlebten Phänomenen und erleichterte damit weitere differenzierte Deutungsarbeit. Eine Trennung von Interventionen in „supportive" oder „edukative" vs. genuin psychoanalytische erscheint mir vor diesem Hintergrund künstlich und willkürlich. Sie ist in der Praxis weder notwendig noch hilfreich, da beide Seiten zum Fortgang des Prozesses beitragen und sich – im Gegensatz zu anderslautenden Behauptungen – überhaupt nicht gegenseitig hindern. Meine Patienten über solche Zusammenhänge *nicht* zu informieren, käme für mich inzwischen dem Vorenthalten einer hilfreichen Maßnahme gleich. Als einfachster, aber entscheidender Faktor erscheint mir jedoch die Persönlichkeit des Therapeuten und dessen Authentizität: Über zahlreiche Kanäle vermittelt sich dem Patienten vor- und unbewußt, ob man selbst in der Lage ist, Glück zu empfinden. Ist dies nicht ausreichend der Fall, helfen auch keine Techniken.

Ein Exkurs wird hier dringend nötig, er tut in Deutschland sogar bitter not. Ich bin einer der deutschen Nachkriegs-Psychoanalytiker, und mein gymnasialer Geschichtsunterricht endete noch Anfang der siebziger Jahre – selbstverständlich gänzlich unbeabsichtigt von der Kultusbürokratie! – aus purem „Zeitmangel" anno 1932. Danach kamen die „12 dunkelsten Jahre." Umso detaillierter wurde sich damals monatelang mit diversen mittelalterlichen Staufern und Welfen beschäftigt. Auch vor diesem Hintergrund wird Freuds tiefe Skepsis gegenüber dem Glück verstehbar. Er hatte bei seiner Biographie und Denkfähigkeit mehr als genug Gründe, am menschlichen Glück zu zweifeln. Die Basis für seinen kulturellen Pessimismus findet sich in den subtilen bis offenen Demütigungserlebnissen als Sohn eines armen jüdischen Wollhändlers in der – selbstredend – antisemitischen Donaumonarchie Österreich-Ungarn, hinzu kam der schwierige wissenschaftliche und ärztliche Werdegang mit langer Isolation von einer oft ignoranten bis feindlichen Kollegenumwelt. Die Erfahrung des ersten Weltkriegs, der plötzliche Tod seiner geliebten Tochter Sophie in der Grippeepidemie 1920 und seine Erkrankung bald danach an Gaumenkrebs, mit zunehmender schmerzvoller Behinderung auch seines Hauptmittels, des Sprechens: all das trug sicher zumindest affektiv zur Konzeptualisierung seiner Idee eines „Todestriebs" bei – wiewohl Freud diese Deutung vermutlich vehement als zu subjektiv bezogen abgelehnt hätte. Und was sollte der unendlich arbeitsame Freud eigentlich denken über den gesellschaftlichen Aufstieg eines Zeitgenossen – vom Wiener Männerwohnheim in die deutsche Reichskanzlei – eines ausschließlich rhetorisch begabten Langschläfers, in Wahrheit faulen Schwätzers und narzißtischen Schwadroneurs, dem das Lesen längerer Texte unbequem-unmöglich war, der lieber Traktätchen und Zeitungsartikel ausschlachtete und mit lediglich gutem Zahlengedächtnis nie über Schulfunk-Niveau hinausgelangte? Konnte Freud in einem Europa, das sich eine Zeitlang in unheimlich wirkender Kumpanei dem Nationalsozialismus andiente, Achtung haben vor einem Machtträger, der, statt zu arbeiten und ernsthaft zu analysieren, sich lieber jede Nacht vor willfährigen „Gefolgschaften" mit krudestem Schwachsinn besoffen monologisierte? Ian Kershaws epochale Biographie und Zeitgeschichte zu Hitler (1998, 2000) gibt viele Gründe für Freuds Pessimismus. Die Verbrennung seiner Bücher gleich 1933, die zumindest kurzfristige Annäherung von kulturellen Größen wie Martin Heidegger und Gottfried Benn an die Nazis, selbst von ehemaligen Gefährten wie C.G. Jung, muß Freud tief getroffen und erbittert haben. Nur seine Berühmtheit und der Einsatz von Marie Bonaparte bewahrten ihn vor dem Schicksal seiner Schwestern, die selbst er nicht mehr aus seinem Londoner Exil heraus vor den deutschen Mordkommandos retten konnte. Vier seiner fünf Schwestern wurden später im Greisenalter deportiert und 1942/43 in Theresienstadt, Treblinka und im Vernichtungslager Maly Trostinec umgebracht. Das alles geschah konform mit dem Welterleben der meisten deutsch-österreichischen Bürokraten, die stolz „dem Führer entgegenarbeiteten" (und hernach die schulischen Lehrfahrpläne – hoppla! – sich etwas verspäten ließen). Für jeden Psychotherapeuten halte ich nach wie vor eine sehr intensive Auseinandersetzung mit der Nazizeit für unabdingbar. Diese nahezu unfaßbare Mischung – aus fehlender Empathie, banaler Dürftigkeit und bornierter Dummheit, Lüge, sadistischem Haß und Lust am Morden, Ressentiment und narzißtischem Größenwahn, später verbunden mit unerreichbarer Unbelehrbarkeit – demonstriert die menschlichen Möglichkeiten zum Bösen auf besonders bedrückende Weise. Aus diesem Grund möchte ich auch keine meist nur herablassend wirkende Kritik an Freuds Problem mit dem Glück anbringen. Dennoch bleibt es dabei: Er hat, aus seiner damaligen Sicht heraus, viel zu pessimistisch geurteilt. Und sein so abschließend wirkendes Statement ist heute nicht mehr gültig.

Im vorletzten der sechs Therapiejahre wirkte die Szene des Mißbrauchs auf Frau H. wie eine im psychischen Raum verbliebene, durch die analytische Arbeit endlich freigelegte und auf kognitiver Ebene weitgehend verstandene Bombe, die in ihrer affektiven Wucht aber noch nicht entschärft war. Annäherung an dieses Material führte noch zu häufig zur Affektblockade, zur Verleugnung bereits gewonnenen Erinnerungsmaterials und zum „Vergessen" von Einsichten. Gelegentlich kam es zur Passiv-zu-Aktiv-Umkehr (Weiß 1993), wobei die Patientin mich „testete", indem sie mich so behandelte, wie sie selbst vom Vater dehumanisiert worden war. Ich hatte aber dann oft Mühe, an der Interpretation dieses scheußlichen Vorgangs als Beziehungstest festzuhalten. Hierbei konnte mich Frau H. am stärksten dadurch unter Druck setzen und quälen, indem sie scheinbar gar nichts mehr erinnerte, für Deutungen völlig unzugänglich wurde, unsere gesamte Arbeit anzweifelte oder die Tatsache des Mißbrauchs nonchalant in erschreckender Weise bagatellisierte. Charakteristisch bei den Passiv-zu-Aktiv-Tests (i.S. einer „Täter-Opfer-Wippe") war eine etwas höhere, gepreßte Stimme mit einem „Kieksen" an bestimmten Wortenden, was solche Sequenzen schließlich aufgrund langer Erfahrung erkennen half. Jeder Therapeut wird bestätigen, daß er am Stundenbeginn bereits nach dem Hören weniger Silben Rückschlüsse auf den Affekt des Patienten ziehen kann. Da ich die Patientin regelmäßig über eine Türsprechanlage ins Institut einließ, konnte ich allmählich schon nach Aussprechen ihres Nachnamens ihre Stimmung recht zuverlässig einschätzen. Daraus ergeben sich auch Anregungen für die Prozeßforschung in analytischen Therapien: Das Erreichen von spezifischen konflikthaften oder traumatischen Themen wird sehr wahrscheinlich von einer streßinduzierten Veränderung im Stimmfrequenzspektrum begleitet. Eine Arbeitshypothese wäre hier beispielsweise, daß bestimmte Beziehungstests mit erhöhtem arousal und entsprechenden Spektraländerungen einhergehen. Gemeinsamer Nenner solcher Situationen war: Nur selten und eher schwach ausgeprägt richtete sich der Wutaffekt auf den Täter, weitaus stärker aber auf die Umgebung oder sich selbst, öfter auch auf mich – doch nur selten mehr als subtil ausgeprägt.

Insgesamt war Frau H. inzwischen so stabil, daß wir die bereits in der Supervision avisierte Traumabearbeitung mittels EMDR (Eye Movement Desensitization and Reprocessing) beginnen konnten. Natürlich hatte sich die Patientin durch Stabilisierungsmaßnahmen, wozu ich sie anleitete, hierauf vorbereitet, dies auch anhand des Buches „Imagination als heilsame Kraft“ von Luise Reddemann (2001) – z.B. lernte sie in der „Tresorübung,“ quälendes traumatisches Material, das intrusiv über sie hereinbrach, auf einem Computerschirm zu visualisieren, auf eine DVD zu brennen und als beschriftetes Päckchen in einem großen Tresor „wegzuschließen.“ Außerdem arbeitete sie mehrere Monate zuvor an der Vorstellung eines „Sicheren Inneren Ortes,“ hierbei half ihr z.B. die Vorstellung eines unsichtbaren Schutzschildes, von dem alles Schlimme oder Böse, das immer wieder einzubrechen drohte, abprallte wie Fliegen von einem elektrisch geladenen Drahtgitter. Parallel zur analytischen Therapie bei mir behandelte meine psychoanalytische Kollegin Sylvia Fischer aus Hannover die Patientin traumatherapeutisch über 15 bis 20 Sitzungen, verteilt über mehrere Monate. Es ergab sich nun eine sehr konstruktive Ergänzung des Settings. In den EMDR-Sitzungen erlebte Frau H. sehr intensiv traumatische Sequenzen wieder, verbunden mit starkem Anwachsen von Erinnerungsmaterial. Die davon ausgelösten Gefühle ebenso wie die Rekonstruktion und Präzisierung der kindlichen Gedächtnisinhalte waren selbstverständlich Gegenstand des analytischen Vorgehens. Insgesamt war diese Verteilung auf zwei Behandler damals sicher kein Nachteil. Psychoanalytisches Setting und der engere direkte Kontakt beim EMDR schienen sich aus meiner früheren Sicht nicht – oder nur ausgesprochen schwer – in ein und demselben Therapeuten unterbringen zu lassen. Zu unterschiedlich erschien das Vorgehen in beiden Verfahren, obwohl ich meine damals noch fehlende Traumatherapieausbildung bedauerte. Die Aufteilung entsprach so aber auch, wie die Supervisorin treffend zusammenfaßte, dem ebenso tröstlichen wie aktivierenden Erleben einer gelingenden Triangulierung mit einem gesunden Elternpaar. Selbstverständlich gelang dies nicht ohne Konflikte, doch erlebte die Patientin die Entscheidungen als tragend und hilfreich. Dies zeigte folgender Traum kurz nach den ersten EMDR-Sitzungen, die viele belastende Bilder des Vaters evoziert hatten, und wenige Tage vor meinen Sommerferien:

„Ich liege auf der Couch, Sie sitzen wie immer auf dem Sessel. Plötzlich kommen Torsten [der Freund] und Kati [Freundin der Patientin, die ebenfalls eine Analyse macht] ohne sich anzumelden herein. Torsten setzt sich an den Schreibtisch, guckt sich Ihre Unterlagen an, Kati setzt sich auch, macht aber nichts. {*Diese Sequenz haben wir im Kontext mit dem Rest des Traums weniger als Grenzverletzung verstanden, sondern mehr als hilfreiche Erweiterung des Behandlungssettings gedeutet. Die Entwicklung gab dieser Sicht recht.*} Dann kommt etwas, womit ich gar nicht gerechnet habe: Ab morgen müßte ich zu einer Kur, einer ganz außergewöhnlichen Kur, da sei ich angemeldet. Ganz selbstverständlich fahre ich dahin weg. Aber dennoch habe ich Sie und die anderen als sorgend, ganz fürsorgend empfunden. Die anderen wußten das schon und begleiteten mich hin. Da seien ‚Leute wie ich', sagt man mir. Dort angekommen, ist es wie ein riesiges ‚Freigehege', wie ein Ferienlager. Man kann rumklettern, rumtoben, ganz phantasievoll, man kann sogar in die Luft fliegen, es wirkt wie im Märchen. Alles ist schön und hell, viel Natur. Erst bin ich ganz ängstlich und traue mich nicht, etwas auszuprobieren, aber doch ganz optimistisch, da andere Leute dort sich offenbar frei und glücklich fühlen können. Plötzlich sind Sie da. Wie aus dem Himmel herab kommt ein Seil. Sie halten mich fest, um die Hüfte rum, und sich selbst am Seil fest, und dann geht es ganz hoch in die Lüfte – man sieht über das ganze Gelände, als fliege man hoch von einem Trampolin, alles wird schwerelos. Sie sagen: ‚Sie sehen doch, es geht ja!' Dann macht es Spaß, das Leben unten wirkt wie ein Teil von mir, ich empfinde es so gut. Dort unter den anderen, die kennen das alles, womit ich mich herumplage. Ich muß denen das nicht mehr erklären."

Diese Traumbilder empfindet Frau H. als schön, „ein Stück erleichternd nach all diesen Bildern" während der Traumakonfrontation, in der sie das Gesicht des Vaters quälend deutlich sah: „Ich sehe, es ist mein Vater, und das gibt mir einen Stich. Im Stillen habe ich immer noch gehofft, daß er mich im geheimen mag. Dieses Unfaßbare – daß jemand dazu in der Lage ist – mich wie einen Gegenstand gebraucht hat – das muß ich noch mal neu verkraften. Aber er hat das getan. Als ob ich jetzt gefühlshaft einsehen kann: Er ist es!" Wir verstehen den Traum dann nicht vorwiegend – wie vielleicht naheliegend anzunehmen wäre – als getarntes Derivat eines sexuellen Aktes, wozu der Patientin ebenso wie mir diesmal nur wenige Einfälle kommen. Wir verstehen es vorwiegend als Spiel, als Befreiung, wobei das immer höhere Hüpfen und Schweben, neben der sicher *auch* sexuellen Konnotation, ein Hinweis zu sein scheint auf die bevorstehende zunehmende innere Befreiung und wachsende Übersicht über die Zusammenhänge ihres Lebens. Die Landschaft wird in den Folgemonaten denn auch ein Symbol für die Verbundenheit mit anderen, gesunden, unverletzten Kindern, für das ersehnte Land ihrer Kindheit. Frau H. baut sie imaginativ ein in die Vorstellung ihres ganz persönlichen „sicheren inneren Ortes," sie taucht später regelmäßig auf, wenn es gilt, den schrecklichen Bildern von Gewalt und Mißbrauch etwas entgegenzustellen. Das immer höhere Hüpfen verknüpft die Patientin später mit dem immer umfassenderen emotionalen Verstehen und Überblick, zu dem sie in der gemeinsamen analytischen Arbeit gelangt ist. Dieser Traum, entstanden – nach langer analytischer Stabilisierungs- und Verständnisarbeit! – als innere Antwort auf die Konfrontation mit dem Grauen der Kindheit, bildet so in den letzten Therapiemonaten den Kern ihres wachsenden Erlebens von Glück.

Zwar ist völlig klar, daß der Rahmen der analytischen Therapie mit seinen Grundregeln für den Gesamtverlauf gilt. Ebenso bedeutet es unter dem Aspekt der konsequenten Anwendung psychoanalytischer Technik eine Herausforderung, so weit wie möglich damit zu kommen. Aber wenn es um eindeutig traumatische Zusammenhänge geht, arbeite ich diese inzwischen, aufgrund der hier beschriebenen Erfahrungen und übereinstimmend mit den Ergebnissen der Traumatherapieforschung (Sachsse 2004), zunächst lediglich heraus. Mit der weiteren Konfrontation warte ich, bis genügend Stabilisierung erreicht ist. Dies entspricht – um im Bild dieser Therapie zu bleiben – zunächst mittels analytischer Technik der Verortung von „Bomben", also traumatischen Sequenzen, die dann später zusätzlich durch traumaorientierte Verfahren in wirkungsvoller Weise „entschärft" werden.

Ganz zum Schluß zeigt mir Frau H. erstmals ein Porträtbild ihres Vaters aus seinen letzten Jahren, auf dem er mit seiner ordentlichen Kleidung, seinen zurückgekämmten Haaren und dem kurzen Bart auf mich wirkt – ich kann mir nicht helfen – wie das Fahndungsfoto eines untergetauchten, getarnten Straftäters. Der trotzige, leicht spöttisch-arrogant und doch sehr selbstunsicher wirkende Blick seiner Augen läßt eine Mischung aus weinerlichem Selbstmitleid und erbarmungslos kalter Grausamkeit ahnen; Mitgefühl oder gar die Fähigkeit zur Trauer, zum Bedauern, sind nicht wahrnehmbar. Dieser schmächtige Mann löst eine unwillkürliche, unbeeinflußbare Empfindung von kalter Angst aus. In seiner bornierten Glattheit erinnert er mich, obwohl von ganz unterschiedlichem Typus und längst nicht so „bedeutend" im Gestus, an Aufnahmen von Heydrich. Vermutlich sind es nur die mir bekannten Hintergründe, die solche Gefühle spontan induzieren, vielleicht sind es rein projektive Ängste – aber ich kann nur allzu gut verstehen, daß sich Kinder vor diesem Menschen ohnmächtig, wie eingefroren und ausgeliefert fühlen mußten. Daß die Patientin mir dieses Bild, das für mich etwas Entlarvendes hat, am Schluß zeigen kann, verstehe ich als inzwischen mögliche Distanzierung. Sie gerät nicht mehr in einen Loyalitätskonflikt zwischen der trotz allem verbliebenen sehnsüchtigen Liebe und ihrer eigenen Befreiung, zu der sie sich mit dem Therapeuten verbinden mußte. Eines der letzten Mosaikstücke dieser Behandlung bildet wenige Tage vor dem Abschluß ein öffentlicher Vortrag des Bremer Hirnforschers und Philosophen Gerhard Roth am Lehrinstitut für Psychoanalyse und Psychotherapie Hannover. Da sich Frau

H. sehr dafür interessiert und auch etwas von ihm gelesen hat, vereinbaren wir, daß sie daran teilnehmen kann. Sie kommt zusammen mit ihrer Freundin, schaut sich mit ihr noch einmal die Räume der zurückliegenden sechs Jahre an und erlebt auch mich nicht mehr in der Exklusivität des Therapieraumes, sondern in der Diskussion mit meinen analytischen Kollegen. Dies trägt zur weiteren Relativierung, wenn auch noch nicht gänzlichen Auflösung der Übertragungsbeziehung bei. Auf jeden Fall erlebt Frau H. den Plan, ihre Therapie als Beispiel für den Vorteil von Erweiterungen und Modifikationen in der analytischen Behandlungstechnik darzustellen, als etwas Bleibendes, auch Verbindendes, was über den bevorstehenden Abschied tröstet. Auch die Möglichkeit, andere Menschen mit ähnlicher Problematik vielleicht für eine Therapie ermutigen zu können, spielt eine Rolle.

Als sich Frau H. nach fast sechs Jahren gemeinsamer Arbeit verabschiedet, geht eine nachdenkliche, aber heiter und zuversichtlich wirkende junge Frau aus dem Institut, vor der sich neue Möglichkeiten auszubreiten scheinen. Ich habe neben der leisen Trauer über den Abschied vor allem das Gefühl, einem gequälten Kind zum Leben und kreativer, sicherer Zukunft verholfen zu haben. Dies beantwortet auch eine lange wiederkehrende Frage von Kommilitonen, ärztlichen Kollegen und nicht zuletzt meinen eigenen Eltern: „Warum machst Du so was? Warum willst Du nicht ein *richtiger Arzt* sein?"

Kann man als Arzt mehr verlangen, und gibt es ein größeres Glück, als einen Menschen in sein neues Leben begleitet zu haben?

11.2 Die Therapie aus Perspektive und Erleben der Patientin

Frau H. hatte von mir erfahren, daß über ihre Analyse eine Kasuistik geplant war. Es war so viel an Austausch und Vertrauen möglich geworden, daß sie der Veröffentlichung nach sorgfältiger Klärung schließlich gern zustimmte, selbstverständlich unter ausreichender Anonymisierung. Natürlich sollte sie die Arbeit vorher lesen können. Wenige Wochen vor Abschluß der analytischen Behandlung entschlossen wir uns daher, ich selbst noch unter einigen Rest-Zweifeln, daß die Patientin den gesamten Text erhalten solle. Ebenso las sie später alle nachfolgenden Passagen. Entgegen meinen Befürchtungen vor möglichen Grenzüberschreitungen war sie von der Darstellung sehr berührt. Sie fühlte sich umfassend verstanden und erlebte die Kasuistik auch als eine Art Geschenk an sich – und der Text ist ja tatsächlich ein Ergebnis, die Geschichte unserer gemeinsamen Arbeit. Frau H. brachte zudem Mut und Offenheit auf, anderen die Therapie aus ihrer eigenen Sicht zu schildern. Sie wollte anderen den Weg in eine Therapie erleichtern und wählte dazu das folgende Pseudonym.

„Franka Helmchen“: Meine Geschichte

Ich war 25, als ich Dr. Gehde als meinen Analytiker kennenlernte. Ich kam damals auf Empfehlung zu ihm und hatte von mir selbst ein sehr zwiespältiges Bild. Nach außen hin versuchte ich lebensfroh, sorgenfrei und kontaktfreudig zu wirken, hatte mein Leben oberflächlich betrachtet im Griff.

Jedoch wich meine innere Wahrnehmung extrem davon ab. Ich hatte keine Verbindung zwischen meinem Körper und meinem Gefühl, hastete mich von einer Ablenkung in die nächste und hatte das Gefühl, nicht liebenswert, unsichtbar und verachtungswürdig zu sein.

Ich kam damals nach mehreren gescheiterten Beziehungen zu ihm, weil ich merkte, daß irgendetwas mit mir nicht stimmte und ich aus Gründen, die mir damals vollkommen unklar waren, nicht in der Lage war, eine langfristige normale Beziehung zu führen.

Ich wuchs zusammen mit meinem 2 Jahre älteren Bruder in einer Familie auf, deren Zusammenleben von Angst, Lieblosigkeit und Grausamkeit geprägt war.

Wenn ich meine Mutter heute als sehr gefühlseingeschränkt und in keiner Weise reflektionsfähig bezeichne, so entspricht diese jetzige Wahrnehmung nicht jener, die ich als Kind von ihr hatte. Sie entstammt vielmehr der heutigen Erkenntnis und Einsicht, daß ihre fehlende Zuwendung und Sorge, ihr Nicht-Sehen-Wollen, für mich im frühesten Kindesalter den Grundstein für den späteren Mißbrauch meines Vaters an mir gelegt hat.

Als Kind war sie für mich ALLES. Ich lebte in einem grauen emotionslosen Vakuum und jede noch so kleine Geste erlebte ich damals als sehr intensiv und großartig.

Der Grund für diese vollkommen verschobene Wahrnehmung war hauptsächlich in dem Verhalten meines Vaters zu finden. Zu sagen, daß er ein sadistisches, boshaftes Monster war, trifft noch nicht den Kern seiner Grausamkeit. Er war ein Mensch, der absolut unfähig war, auch nur die kleinste empathische Regung zu zeigen, Mitgefühl oder Zuneigung zu empfinden. Er zog oft eine sadistische Freude daraus, uns – seine Familie – zu quälen. So wuchs mein Bruder 14 Jahre seines Lebens auf, ohne auch nur jemals eine Geste der Zuneigung, ein Zeichen des Beachtetwerdens von ihm zu erfahren. Er wurde regelmäßig von ihm geschlagen und es wurde ihm eingetrichtert, was für ein wertloser nichtsnutziger Mensch er sei.

Unser Leben war von meinem Vater geprägt, alles war danach ausgerichtet, nicht mit ihm in Konflikt zu geraten. Doch das war unmöglich, weil er in seinem Jähzorn unberechenbar war.

Der Mißbrauch meines Vaters an mir begann zwischen meinem 5. und 6. Lebensjahr. Diese Erinnerungen hatte ich mehr als 15 Jahre meines Lebens komplett verdrängt. Erst nach ca. einem Jahr Analyse, in dem ich noch immer sehr mißtrauisch Dr. Gehde gegenüber war und doch schon etwas Vertrauen gefaßt hatte, begann ich mich bruchstückweise zu erinnern. Es hat dann nochmals 5 Jahre intensivster Analyse gebraucht, um die Situation nahezu komplett zu erinnern und vor allen Dingen diese Erinnerung zu halten, da ich mich lange innerlich dagegen gesträubt hatte, eine regelrechte Todesangst hatte, mich den damaligen Ängsten zu stellen.

Mein Vater ging immer gleich vor. Im Unterschied zu seinem „normalen" Verhalten, bei dem wir ihm eher lästig waren und er immer etwas fand, mit dem er uns drangsalieren konnte, war er anfangs aufmerksam, freundlich und interessiert. Und schon die Tatsache, als Tochter überhaupt beachtet zu werden, verursachte bei mir ein intensives Glücksgefühl. Ich brauchte dieses „kleine Streichholz von Wärme", das Gefühl seiner Aufmerksamkeit. Mit etwas Alkohol machte er mich immer müde, und dann im Ehebett wollte er mich nur noch ein wenig „streicheln". Ich wollte mich so gern in diesem warmen wohligen Gefühl fallen lassen, diesem Gefühl, daß für einen Augenblick mal alles schön und gut ist. Doch dann änderte sich schlagartig die Situation: Er „verwandelte" sich zu einem Monster und er befahl mir, ihn zu befriedigen. Bei mir lief dann immer ein Film ab. Ich redete mir ein, daß es „gar nichts sei" und daß es gleich zu Ende ist – und dann ist er wieder lieb zu mir. Nur leider hörte es nicht so schnell auf und es wurde immer nur noch schlimmer. Ich war unfähig, mich dagegen zu wehren, auch in späteren Situationen nicht. Für mich waren seine „Aufmerksamkeiten" im ersten Moment Futter für meine Seele und irgendwann blendete ich mich aus, schaltete ab und funktionierte nur noch wie eine Maschine, bis es vorbei war. Meine Hoffnung, daß doch am Ende alles gut wird, zerstörte er immer wieder aufs Neue, wenn er aufstand und mich liegenließ und mir das Gefühl gab, schmutzig, das absolut Letzte zu sein, etwas, das man nicht einmal mehr anfassen kann. In diesem Moment hatte ich für mich jede Berechtigung, jeden Bezug zum Leben verloren. Bis ich mich äußerlich wieder aufpäppelte, mich zwang, aufzustehen und weiterzuleben.

Die ganze Situation wurde dadurch verstärkt, daß sich im Äußeren nichts verändert hatte, keiner bekam was mit und ich konnte es niemandem erzählen. Er machte mir klar, daß mir niemand glauben wird. Ich hatte das Gefühl, von niemandem tatsächlich Hilfe bekommen zu können. Es war dann in der Analyse auch sehr schwer für mich, erkennen zu müssen, daß ich von meiner Mutter wahrscheinlich tatsächlich keine Hilfe hätte erwarten können, denn sie konnte all das sehr erfolgreich für sich verdrängen.

Es war ein Gefühl, als ob eine Bombe explodiert wäre, eine Katastrophe passiert war, aber niemand außer mir hatte etwas gemerkt, alle Menschen lebten einfach so weiter. Und so lernte ich, in zwei Teile gespalten zu leben. Der äußere Teil, scheinbar am Leben teilhabend, und der innere, der im Stillen vor sich hin wimmerte und immer mehr versteinerte.

Ca. 20 Jahre lang lebte ich so, bis ich mir schließlich eingestand, daß ich mir etwas vormachte. Als ich vor 6 Jahren die Analyse begann, dachte ich, ich hätte Schwierigkeiten, eine Beziehung zu führen. Hätte ich damals das Ausmaß meiner Probleme gesehen – vielleicht hätte mich der Mut verlassen, dieses Ganze anzugehen. Denn das Problem, keine vernünftige Beziehung führen zu können, weil mich nur Männer interessierten, die mich benutzten und verächtlich mit mir umgingen, war nur ein Puzzleteil des Ganzen, das mein ganzes Leben bestimmte. Es brauchte 6 Jahre intensivster Arbeit, genauer gesagt, drei Analysestunden pro Woche, um dieses zum größten Teil aufzulösen.

Ich hatte kein Gefühl dafür, wie verletzt und kaputt mein Innerstes war und wie viel Arbeit notwendig sein würde, mich davon zu überzeugen, daß ich ein liebenswerter Mensch bin, der das Recht auf eine eigene Persönlichkeit hat. Ich wußte ja gar nicht, wie sich das anfühlt.

Langsam erkannte ich, daß so ziemlich mein ganzes Leben von bewußten und unbewußten Zwängen bestimmt war.

Jeder Tag mußte seinen bestimmten Ablauf haben, und wenn überhaupt, lebte ich nur an den Wochenenden. Es versetzte mich in Panik, einen Tag lang nichts geplant zu haben. Ich verspürte ständig dieses spannungsgeladene Getriebensein, diese Unruhe. Nur unter Alkoholeinfluß, wenn ich meine Hemmungen ablegen konnte, begann das Leben zu glitzern; ich amüsierte mich und genoß die Aufmerksamkeiten, bis mich mein Schamgefühl über mein hemmungsloses Sich-Gehen-Lassen am nächsten Morgen diese Abende vergessen ließ. Ich konnte mich dann an nichts mehr erinnern, auch wenn nur wenig Alkohol im Spiel gewesen war.

Ich konnte auch keine tragfähigen Freundschaften zu Menschen aufbauen, die mich wirklich interessierten, weil ich der festen Überzeugung war, daß sie sich mir nicht mit ernsthaftem Interesse zuwenden konnten – und wenn ich mich ihnen öffnete, würden sie mich dann doch am Ende verletzen und wegstoßen.

Ich spielte selbst unter den mir am nächsten stehenden Menschen ständig irgendwelche Rollen; ich wollte gefallen, nur damit mich jemand lieb hat. Es war, wie 24 Stunden am Tag auf der Hut zu sein, daß niemand hinter diese Maske guckt.

Ich war regelrecht liebeskrank nach Männern, die mich kurz „anfütterten", mich benutzten und dann liegen ließen. Ließ sich allerdings jemand ganz auf mich ein, war meine Lust dann ganz schnell verschwunden. Ich litt höllisch, wenn jemand mich schlecht und herablassend behandelte, war aber regelrecht süchtig nach diesen Männern. Ich konnte nichts empfinden, wenn jemand nett war, ich kam nicht raus aus diesem Teufelskreis. Männer, die nett und zuvorkommend zu mir waren, behandelte ich mit Verachtung, denn sie konnten nichts wert sein, wenn sie ernsthaft an mir interessiert waren.

Es war mir unmöglich, eine längere sexuell befriedigende Beziehung zu führen, denn nach kurzer Zeit vermischten sich die Situationen. Es kamen der Ekel und die Wut, und ich konnte nicht unterscheiden, zu welcher Situation diese Gefühle jetzt passen. Ich konnte dann meinen Freund und meinen Vater nicht auseinander halten, wurde wütend, wenn man mir zu nahe kam, oder mich gar noch berührte.
Aber ich mußte erst selbst begreifen, daß ich aus eigenem Antrieb daran was ändern muß – und daß es sonst nur immer so weiter gehen würde.

Ich wußte am Anfang noch nicht, daß es nach dieser langen Zeit des Quälens, des Abspaltens nicht einfach funktioniert, die äußeren Bedingungen zu verändern, sondern daß vor allen Dingen mein Inneres, das Kind von früher, „gesund" werden muß. Es war mir nicht bewußt, wie kaputt ich war, weil ich sowieso nicht mehr viel gespürt habe.

Es fühlte sich alles so falsch an. Ich hatte immer das Gefühl, meinen Körper nicht wahrnehmen zu können, keine Grenzen ziehen zu können.

Dieses ständige Denken, daß mich sowieso niemand mag, daß ich anderen nur eine Last bin. Das alles war ein Klumpen, eine verschwommene Masse, die ich nur als Ganzes wahrnahm.

Ich erkannte: egal was ich tue, werde ich so in keiner Beziehung, ob in einer Freundschaftsbeziehung mit Frauen oder einer Liebesbeziehung, jemals glücklich sein können.

Und heute, 6 Jahre nach der Erkenntnis, mir Hilfe holen zu müssen, bin ich zwar äußerlich immer noch die gleiche Person, aber innerlich eine viel stabilere Persönlichkeit.

Ich fühle mich heute, als wenn ich mein ganzes Leben lang eine tonnenschwere Last getragen hätte und diese Last immer leichter geworden ist. Ich hatte mich daran gewöhnt. Erst jetzt im Rückblick merke ich, wie schwer diese Last war und wie anstrengend es war, sie ständig mit sich herumzutragen.

Mein Leben war bis dahin ein unendliches Theaterspiel, in dem ich jede Szene kontrollierte und mich bei allem immer nur von außen betrachtete. Ich konnte nicht spüren, bzw. ich verbot es mir zu spüren und zu wissen. Niemand durfte mein wahres Ich, mein Innerstes sehen. Ich hatte Angst, wenn jemand hinter meine Maske schaut, wird er mein wahres, mein schlechtes Ich sehen und niemand wird mehr etwas mit mir zu tun haben wollen.

Die Analyse war ein langer und beschwerlicher Weg, und das letzte Stück habe ich immer noch vor mir. Ich hatte immer wieder mit harten Rückschlägen zu kämpfen. Es gab Zeiten, da zweifelte ich an allem, dachte, es bringt alles gar nichts und war ganz verzweifelt, denn nach jedem kleinen Fortschritt gab es oft einen herben Rückschlag. Ich dachte oft, daß ich meine Muster jetzt endlich verstanden hatte, bis ich es wieder „vergessen" hatte, oder beim nächsten Mal wieder den alten, destruktiven Weg eingeschlagen hatte. So oft dachte ich, es bringt doch alles nichts – die Menschen, egal wer, werden mich letztendlich doch im Stich lassen.

Diese Selbstliebe zu entwickeln, überhaupt erst einmal so etwas wie Selbstfürsorge zu haben, mit allem was dazu gehört, war der wichtigste, zugleich aber auch der langwierigste und schwierigste Teil der Analyse. So vieles hing damit zusammen, daß ich oft dachte, es ist unmöglich, diesen Knoten aufzulösen. Am Anfang der Analyse hatte ich das Gefühl, ich stehe vor einem Puzzle mit unendlich vielen Teilen und diese Teile gehören überhaupt nicht zusammen. Immer wenn wir in eine Richtung geschaut haben, taten sich dort weitere neue Probleme auf. Viele davon waren mir einfach überhaupt nicht bewußt, sie gehörten ja zu mir. Es war ein ständiger Gefühlswirbel.

Es war absolut enttäuschend zu glauben, ich hätte einen Teil verstanden und dann doch wieder feststellen zu müssen, es überhaupt noch nicht erfaßt zu haben.

Und immer wenn wir an die schwierigsten Teile rankamen, war entweder mein Kopf wie leer oder ich dachte, ich schaffe es nicht, diese Gefühle auszuhalten und ging nach einem kurzen Hinschauen sofort auf Abstand.

Im vorletzten Jahr der Analyse, als wir den größten Ballast beseitigt hatten, das Puzzle zum größten Teil zusammengesetzt hatten, und damit den Kern des Problems freigeräumt hatten, merkten wir, daß auf rein analytischem Wege dort so gut wie kein Weiterkommen mehr war. Auf Empfehlung von Dr. Gehde und seiner Supervisorin beschloß ich das Verfahren der EMDR auszuprobieren und machte mehrere Termine mit einer traumatherapeutisch ausgebildeten Analytikerin aus. Ich fand es am Anfang etwas merkwürdig, zwei Fingern vor mir mit den Augen zu folgen, wie bei einem Metronom, und dabei an tiefere Gefühle rankommen zu wollen. Ich ließ mich aber darauf ein und das Ergebnis war sehr erstaunlich.

In den fünf Sitzungen gelang es mir tatsächlich, mir Gefühle wieder ins Gedächtnis zu rufen, die ich absolut verdrängt hatte bzw. nie wirklich zulassen konnte. Das Erstaunlichste war der Gedanke, daß doch dieses Gefühl immer dagewesen war und daß ich mir urplötzlich gar nicht mehr vorstellen konnte, warum ich es nicht die ganze Zeit schon vor mir hatte. Das schmerzhafteste Gefühl und deshalb auch das am schwierigsten zu bearbeitende Gefühl war die Situation jeweils unmittelbar nach einer Mißbrauchsszene. Bis zum Ende der Analyse und darüber hinaus war es mein größtes

Problem, bewußt wütend auf meinen Vater zu sein und all die Gefühle, die jetzt in mir steckten, ihm zuzuordnen. Er gab mir jedes Mal, nachdem er mich benutzt hatte, unmißverständlich zu verstehen, wie könnte ich nur glauben, daß er *mich* gemeint hatte mit seiner Aufmerksamkeit – mich als Mensch und nicht meinen Körper. Obwohl ich mich so angestrengt hatte, seine Zuneigung zu bekommen, indem ich versucht hatte, „alles richtig zu machen."

Dieses schmerzhafte Gefühl ist übriggeblieben bis zum Schluß, auch die Befürchtung, ich könnte diesen Schmerz nicht ertragen: alles ist besser als das; ich schaffe es nicht noch einmal, durch diese Hölle zu gehen. Heute kann ich dies auch bewußt fühlen, weil ich nicht mehr verdränge oder abschalte. Früher habe ich die Aggressivität, die ständig auch ein Teil von mir war, dann gegen mich gerichtet; ich habe mich mit Essen vollgestopft oder mich betrunken, um den Schmerz nicht mehr spüren zu müssen.

Wenn man wie ich fast sein ganzes bisheriges Leben lang große Probleme damit hatte, tiefe Gefühle zuzulassen – und gerade sehr schmerzhafte Gefühle und Erinnerungen in einem ganz verborgenen Teil seines Inneren verbannt hat, weil man glaubt, es nicht ertragen, nicht aushalten zu können, wenn sie mitten im Alltag auftauchen würden – dann sind diese sehr schmerzhaften Erinnerungen, verbunden mit den dazugehörigen Gefühlen, irgendwann so tief vergraben, daß man nicht mehr so einfach herankommt.

So war es eine ganz erstaunliche Erfahrung, plötzlich zu merken, daß es doch geht.

Beispielsweise war es mir die ganze Zeit nicht möglich gewesen, auf meinen Vater wirklich wütend zu sein, auch weil ich die Mißbrauchssituation nie in solch klaren Bildern mit den entsprechenden Gefühlen erleben konnte. Und plötzlich lag alles vor mir, so als ob es das Selbstverständlichste überhaupt war, diese Puzzleteile zusammen zu sehen.

So konnte ich anfangen, mir für zukünftige Situationen, in denen mich die Gefühle wieder überrollen werden, entsprechende Hilfestellungen aufzubauen. Allerdings bin ich überzeugt davon, daß ohne die Analyse im Vorfeld, die es mir ermöglicht hat, sehr viele innere „Mauern" abzubauen und überhaupt erst einmal den Zugang zu meinem Inneren „freizuräumen," die Möglichkeit der EMDR bei mir nur sehr eingeschränkt funktioniert hätte.

Die Analyse hat keinen vollkommenen geheilten Menschen aus mir gemacht. Aber sie hat aus einem Menschen mit einer sehr löchrigen inneren Struktur ein ausgefülltes Ganzes gemacht. Das mir über diese lange Zeit von Dr. Gehde entgegengebrachte Vertrauen hat dazu geführt, daß ich eine eigene Persönlichkeit entwickeln konnte mit dem zum selbständigen Leben nötigen Selbstvertrauen. Ich habe immer noch Angst vor einer dauerhaften

Beziehung und den damit verbundenen Schwierigkeiten von Lust, Angst, etc., aber ich habe das sichere Gefühl und die Mittel, es schaffen zu können.

Es war die beste Entscheidung meines Lebens, diese Analyse gemacht zu haben, es war ein großes Glück auf einen so stimmigen Menschen getroffen zu sein, der sich so weit auf meine Probleme eingelassen hat, und ich bin Dr. Gehde zu tiefem Dank verpflichtet. Er hat mir ein Leben ermöglicht, an dem ich Freude und Stabilität und Glück empfinden kann. Mein Leben wird niemals wieder so grau und trostlos werden. Ich habe während der Analyse die Erfahrung machen können, wie befreiend es ist, zu erleben, daß sich Überzeugungen, die wie festgebrannt im Gehirn erscheinen, tatsächlich ändern können. Ich kann jetzt das Leben genießen, auch wenn es immer mal wieder Tiefschläge gibt. Ebenso kommt es vor, daß ich alten Reaktionen verfalle, doch es ist mehr die Gewohnheit als das unbewußte Agieren ohne zu begreifen. Ich stürze nicht mehr ins Bodenlose ab. Ich habe ein Gefühl für meinen Körper von innen heraus entwickeln können – und meistens mag ich mich so wie ich bin.

Ich bin jetzt an einem Punkt, wo ich mit mir selber sehr gut klar komme. Dabei freue ich mich jeden Tag über meine Fortschritte. Ich spüre, daß ich trotz der verbliebenen Angst in die Lage komme, eine ganz normale Beziehung zu führen, und meistens versuche ich mich offensiv mit meiner Angst vor der körperlichen Nähe auseinanderzusetzen. Bei auftretenden Problemen stelle ich nicht mehr alles in Frage.

Knapp 2 Jahre später

Wenn ich jetzt meine Aufzeichnungen lese, so stelle ich fest, daß vieles schon Normalität geworden ist. Das Führen eines normalen Lebens ist für mich inzwischen eine Selbstverständlichkeit.

All die Erkenntnisse, die positiven Erfahrungen und neuen Verhaltensweisen, die ich in der Analyse erfahren habe, konnte ich beibehalten und weiter ausbauen. Und doch geht es mir noch ganz oft so, daß ich innehalte, wenn ich bemerke, daß bestimmte Situationen mir *keine* Schwierigkeiten mehr bereiten. Es ist nach wie vor ein permanenter Prozeß.

Manchmal betrachte ich mich von außen und kann gar nicht glauben, was aus mir geworden ist. Mein Äußeres ist nahezu unverändert, nun gut, ein wenig gealtert, doch mein Inneres ist sehr viel stabiler geworden.

Ich führe jetzt schon seit über einem Jahr eine Beziehung zu einem sehr liebevollen Menschen, der mir jeden Tag aufs Neue hilft, meine Ängste immer weiter loszulassen. Ich bin jetzt soweit, auch körperliche Nähe genießen zu können. Das allein ist schon ein unglaublicher Fortschritt, doch ich wünsche mir, nicht immer erst die innere Mauer überwinden zu müssen.

Die letzten Geister meiner Vergangenheit haben mich noch nicht ganz losgelassen und ich habe mich dazu entschlossen, wieder einige Stunden zu Dr. Gehde in die Therapie zu gehen.

Noch immer fällt es mir schwer, mich ohne Vorbehalte auf eine körperliche Nähe einzulassen, ohne im ersten Moment das Gefühl zu haben, benutzt und überrumpelt zu werden. Und auch an meinem Mißtrauen in der Beziehung zu anderen Menschen werde ich noch arbeiten müssen. Es fällt mir immer noch schwer, darauf zu vertrauen, daß sie mich so mögen wie ich bin, auch mit meinen Fehlern. Dieses Vertrauen kann aber noch leicht erschüttert werden.

Doch wenn ich den Weg sehe, der hinter mir liegt, sehe, wie es mir heute im Vergleich zu vor knapp 8 Jahren geht, dann kann ich mit dem Wissen, daß es mir niemals wieder so schlecht gehen wird, sehr optimistisch in die Zukunft und auf den Rest des Weges schauen.

Zum Schluß möchte ich denjenigen, die dieses Buch lesen, noch einmal sagen, daß diese Analyse mir eine sehr lebenswerte Zukunft ermöglicht hat und daß ich jedem diesen Schritt nur empfehlen kann. Es ist die beste Investition ins Leben überhaupt!!

Hannover, Februar 2006

11.3 Wiederkehr: Begrenzte traumazentrierte Intervention zwei Jahre nach Abschluß der analytischen Psychotherapie

Kurz nach der Entwicklung eines neuen traumatherapeutischen Verfahrens in der Abt. für Psychosomatische Medizin der Medizinischen Hochschule Hannover, der aktiv umgestaltenden Technik (AUT) von Sack, Lempa und Gromes (veröffentlicht 2005), begann ich, angeregt durch einen Vortrag von Wolfgang Lempa, mit diesem Verfahren auch innerhalb von analytischen Therapien zu experimentieren. Vorab: Dieses Verfahren wirkt oft derart schnell, gut, intensiv und nachhaltig, daß es zunächst verblüfft und professionelle Skepsis auslösen könnte. Wie kann das funktionieren? Fest steht: Die Methode hat sich klinisch inzwischen ausgezeichnet bewährt, und sie kann problemlos auch im liegenden analytischen Setting eingesetzt werden.

Die AUT bzw. „Traumatherapie light“, wie humorvoll benannt, erlaubt ein schonenderes Vorgehen als bisher und erfolgt in drei Schritten. Die zugrunde liegende Annahme lautet, „daß die Traumaexposition umso schonender ist, je mehr eine erinnerungsverändernde Bewältigungsstrategie eingesetzt wird" (Sack et al. 2005). (1) Zunächst wird von den Betroffenen die traumatische Szene bis zu jenem Zeitpunkt berichtet, an dem üblicherweise die beschriebenen streßinduzierten Mechanismen einsetzen. Man bricht also die Szene bewußt da ab, wo es zu belastend wird. (2) Im zweiten Schritt wird für die gleiche Szene die bekannte Bildschirm- oder Screentechnik genutzt, mit deren Hilfe Patienten sich leichter dem traumatischen Material stellen können, und zwar in sicherer, strukturierender und beobachtender, aber eben nicht affektisolierter Distanz. Bewußt wird hier somit die Distanzierung eingesetzt, die es manchmal erst ermöglicht, das Schreckliche des Vorgangs überhaupt in Worte zu fassen. So spricht die Patientin nicht von „Ich", sondern z.B. von der „jungen Frau" oder „dem Mädchen". Zudem wird die Zeitstruktur des Prozesses genau definiert, was die Ichgrenzen zusätzlich schützt. Der Zeitraum der traumatischen Szene und damit das Alter der auf dem Bildschirm Erscheinenden werden immer wieder, notfalls durch Rückfrage des Therapeuten („Stop! Wie alt sind Sie gerade?") bewußt gemacht und so in klare Abgrenzung zum Alter der gerade beobachtenden Person gesetzt. Diese beobachtende Person ist in dieser Sitaution „hier und jetzt" – und damit läßt sich die Begriffsbildung der Analyse ergänzen und erweitern – *eben nicht hilflos*. Die Distanzierungs- und Differenzierungstechnik erleichtert es zudem – zentral bedeutsam für analytische Prozesse! –, die vor allem bei Beziehungstraumata unbewußt und rasch einsetzende identifikatorische Verschmelzung mit dem Täter/Aggressor zu vermeiden oder zumindest zu umgehen. Vor allem solche Identifikationsprozesse, auf die Mathias Hirsch (2004) zu Recht warnend verweist, führen ja zu den mentalen Blockaden und Übertragungsverwicklungen mit Erhöhung der Abwehr, wie sie auch im Fall von Frau H. immer wieder auftraten. Das Vorgehen beugt schließlich auch wirksam dem Regredieren in den früheren traumatischen Hilflosigkeitszustand vor. (3) Im dritten Schritt, einem stärker interaktionell orientierten Vorgehen, wird an die Beobachtung angekoppelt, daß Patienten aus ganz verschiedenen inneren Positionen heraus an ängstigende Szenen herangehen können. Werden Patienten mit dem traumatischen Material lediglich neu konfrontiert, so wirkt dies – entgegen langgeübter Praxis und verbreiteter Behauptung – einfach noch einmal schmerzlich, unangenehm oder lähmend-erschreckend. Es produziert keinesfalls zwingend und *per se* eine erwünschte Neubewertung der Situation (Reddemann 2004). Wird nun aber eine Beobachterposition gewählt, in welcher der Patient wie ein „mitspielender Regisseur" in die Situation „hineingeht" und sie verändert, dann hebt dies jenes quälende Hilflosigkeitserleben auf, das bei bloßer Wiederholung der Traumaszene entsteht. Er kann stattdessen als heutiger, somit älterer, erfahrener und kompetenterer Mensch imaginativ demjenigen, der er früher war, beistehen und die gesamte Szene verändern, er kann auch starke und mächtige Helfer hinzuziehen („Stellen Sie sich vor, daß Sie 20 Millionen Euro zur Verfühung haben und sich Polizisten, Soldaten, Ärzte, wen auch immer, zu Hilfe holen können!") Die Möglichkeit also, die traumatische Szene aktiv überarbeiten zu können und das damalige Schreckliche einer neuen Lösung zuzuführen, schafft eine erstaunlich rasch eintretende Befreiung von den traumatischen Zwängen.

Mehrere Patienten haben mit diesem Verfahren bereits erhebliche Erleichterung erfahren und ich schließe gerade die erste Stufe der Traumatherapie- und EMDR-Ausbildung ab, als sich Frau H. knapp zwei Jahre nach Ende der Analyse noch einmal meldet. Wir beschließen, uns auf die verbliebenen traumabezogenen Probleme zu konzentrieren und die Therapie auf 10 bis 15 Termine zu beschränken. Die Patientin steht wenige Monate vor einer seit langem geplanten halbjährigen Auslandsreise, auf der sie Neuseeland, Australien, Thailand, Tibet, Nepal und Indien besuchen möchte. Sie hat ihre gutdotierte Stelle gekündigt, weil sie sich schon lange nicht mehr mit den Werthaltungen identifizieren kann, die im üblichen Geschäftsleben und in ihrer Firma vertreten werden; sie hat sich auch längere Zeit mit Zen-Buddhismus und Meditation beschäftigt. Nach der Reise, von der sie schon als Kind geträumt hat, möchte sie beruflich etwas ganz anderes machen– z.B. soziale Projekte, die sie als sinnvoll empfindet, mit ihrem Insiderwissen unterstützen. Ihr größter Wunsch wäre aber eine Familie zusammen mit dem Lebensgefährten Torsten (der inzwischen ebenfalls eine Analyse wegen seiner ausgeprägten Bindungsängste begonnen hat). Insgesamt fühlt Frau H. sich recht wohl. Sie formuliert zwei Ziele:

1. *So unbefangen wie möglich die körperliche, vor allem sexuelle Nähe des Partners ertragen, d.h., „Sex endlich ohne Vorbehalt genießen können."* – Es zeigt sich hier, daß trotz intensiver analytischer Arbeit und voller Einsicht in die Zusammenhänge bestimmte Situationen nach wie vor als Trigger wirken und ihr Erleben von Intimität und Nähe blockieren. Dann tauchen wieder Bilder des Vaters auf, was mit Angst und erheblichem Ekel verkoppelt ist.

2. *Mehr Vertrauen in andere Menschen entwickeln können.* – Sie möchte nicht immer zwanghaft daran zweifeln müssen, daß die anderen sie „eigentlich doch mögen."

Zu Beginn wenden wir uns dem Problem zu, daß die Patientin häufiger ein Ansteigen von Ekel bis hin zur kompletten Blockade von lustvollen Gefühlen erlebt, wenn der Freund sich ihr körperlich annähert, insbesondere sexuell. Zwar ist er vorsichtig und verständnisvoll, doch konnte ein freundlich-zugewandtes Verhalten des Partners schon in der Vergangenheit, wie aus der Analyse bekannt, sexuelle Gefühle eher herunterregulieren als steigern. Die Fixierung in der perversen Szene bestand ja gerade in der partiellen Wiederherstellung von Unterwerfung und Hilflosigkeit, wobei die Intensität der begleitenden Angst umgewandelt („sexualisiert") wurde. Die bewußte Einsicht in diese Verkopplung ist vollständig, doch gelingt es Frau H. im allgemeinen nicht, die schlagartig ausgelösten Gefühle zu kontrollieren oder zu steuern. Dies gefährdet die Beziehung. Ich stelle hier mit Überzeugung die These auf, daß ein weiteres Analysieren der Zusammenhänge diese Fixierung nicht lockern würde, schon gar nicht aufheben.

Umgekehrt ist – wie während der gesamten Analyse – plausibel anzunehmen, daß aufgrund der Extremaffekte während der Mißbrauchsszenen Sexualität kaum losgelöst von traumatischem Streß erlebt werden kann, die zugehörigen Affekte sind vor allem Ekel und Angst.

Wir wählen zunächst die Methode der **aktiv umgestaltenden Technik** (AUT) und bearbeiten die **Angst vor Intimität in der Paarbeziehung**. Ich gebe im folgenden nur die wesentlichsten Stichworte aus dem Prozeß wieder. Natürlich sprach Frau H. weitaus mehr Worte, doch bin ich weder Stenograph noch schneide ich bislang Stunden mit, was für Forschungszwecke sicher unabdingbar ist. Das Wesentliche des Prozesses ist jedoch erfaßt. Dieser dauert in allen drei Schritten ca. 50 bis 70 Minuten. Bei genügend Routine sind AUT-Sitzungen innerhalb von 50 Minuten durchaus machbar. Für Traumasitzungen sollte man sich aber genau wie für EMDR-Behandlungen sicherheitshalber incl. Besprechungszeit 90 Minuten Zeit nehmen, um nicht unter Druck zu geraten. Selbstverständlich sind die einzelnen Schritte in der Praxis nicht so schematisch und formal voneinander zu trennen, wie es in der Darstellung erscheinen mag. Dennoch ist es sehr wichtig, daß der Therapeut den Prozeß durch klare Strukturen begleitet, da diese den Rahmen schaffen und Sicherheit vermitteln, ganz analog zum allgemeinen analytischen oder tiefenpsychologischen Setting.

Erster Schritt: Frau H. liegt auf der Analysecouch, stellt sich die Situation mit ihrem Partner vor und berichtet folgende Einfälle und Zusammenhänge: „Ich würde am liebsten weglaufen. Er will meine Grenzen verletzen, er will in mich. – Ich habe Angst, bin traurig. Fühle mich klein. Ich spüre das stark im Körper, im Bauch, im Bauchnabel. Es ist wie ein Sog nach innen. Bin innerlich total angespannt. In den Unterarmen und Waden, da fühle ich mich schwach. Wenn es so weit ist, kann ich auch nicht vernünftig reden {*die bekannte Blockade der komplexen kognitiven Funktionen unter traumatischem Streß*}, ich werde dann nuschelig, ganz leise, will überhaupt nicht reden. Wenn es so ist, mag ich ihm auch nie mein Gesicht zuwenden. Im ganzen Körper bin ich dann bewegungslos, ganz starr. {*Die Patientin wirkt nun stark angespannt, sie stuft auf Nachfrage ihre Anspannung auf einer Skala von 0 bis 10 auf 7 ein*}.

Zweiter Schritt: Frau H. stellt sich am Fußende der Couch einen großen Bildschirm vor, auf den wir beide schauen können, sie beschreibt die in der Imagination auftauchenden Bilder. Dies geht übrigens bei nahezu allen meinen Patienten unerwartet gut. Überraschenderweise haben die meisten Menschen – aufgrund der vielen Erfahrung mit den Medien? – kaum Schwierigkeiten, in dieser Situation ganze Szenen und längere Sequenzen zu visualisieren; es gelingt ihnen meiner Erfahrung nach oft leichter und schneller, als bei Beginn einer Analyse im klassischen Setting ihren eigenen Einfällen zu folgen. Es besteht jedoch sicher ein Zusammenhang zur Assoziationsfähigkeit: das freie Assoziieren bahnt die Fähigkeit zur Imagination offenbar sehr erheblich. – Die Patientin hält sich zwar nicht an die formale Vorgabe, den üblichen Ablauf zu visualisieren, sie variiert aber kreativ und beginnt mit dem Wunsch der beobachteten jungen Frau: „Ich sehe ein junge Frau im Bett, sie ist neckisch, ganz unbeschwert. Ihr Partner kommt dazu, er fängt was an – sie genießt das, kann sich dafür auch öffnen – beide wollen es – die Lust steigert sich – es geht weiter ..." *Hier kommt es zu einem oft beobachteten Shift in Bewußtseinszustand und Stimme; die Stimme wird hoch und gepreßt, wie aus anderen traumabezogenen Sequenzen gut bekannt.* „Die Frau wird jetzt total zögerlich, zieht sich eine Decke über den Kopf. Der Man freut sich wohl, daß er freien Zugang hat. Sie ist passiv, findet es zwar ganz schön – aber dann schiebt sie seine Hand weg, guckt ihn böse an." *Die Stimme wirkt jetzt sehr verängstigt, nahezu kindlich, man könnte an ein dissoziatives Phänomen denken. Ich weise Frau H. auf ihre Anspannung hin, auch auf die Tatsache, daß sie hier im Raum ist und nur einen Film beobachtet, frage auch nach ihrem Alter, mit deutlicher Wirkung; das arousal geht erheblich zurück, die Patientin entspannt sich wieder und kann beobachtend beschreiben.* „Es sieht nicht so aus wie ein wie ein normales Liebespaar. Jetzt stehen beide auf. Sie wirkt zerknirscht – unzufrieden – traurig. Er wirkt eher neutral." *Ihre Anspannung stuft sie jetzt niedriger, auf 4 ein, Frau H. beschreibt aber jetzt auch etwas wesentlich Neues, eine Affektänderung, weg von Angst und Ekel hin zur Trauer:* „Ich merke auf einmal – auch wenn ich das nur anschaue, bin ich sehr traurig."

Dritter Schritt: Die Patientin stellt sich nun vor, sie gehe als erfahrene, kompetente, erwachsene Frau zu den beiden. Sie wählt für sich als helfende Funktion die Rolle einer Art Sexualtherapeutin, vielleicht mit dem Unterschied, daß sie direkt beim Paar im Zimmer anwesend ist. Auffällig und interessant erscheint die deutliche Stimmfrequenzänderung, Frau H. wirkt nun ruhig, als erwachsene, weibliche Frau, fast heiter und humorvoll, sie beschreibt die Vorgänge mit Gelassenheit: „Es ist gedämpftes Licht, schummrig, Kerzen sind an. Beide unterhalten sich – was in der Woche war – sie sprechen über ihre Berufe, als Erwachsene {*das verhindert die Regression in kindlich-traumatische states!*}. Sie berühren sich immer mal wieder dabei. Im Gespräch fängt er an, sie zu küssen und zu streicheln. Sie sind beide fröhlich, lachen, es ist eine aufgelockerte Atmosphäre. Sie reden immer weiter. Die junge Frau macht nun schöne Musik an. Die beiden küssen sich, bleiben immer weiter im Gespräch. {*Es teilt sich tatsächlich eine angenehme, erotische Stimmung mit; diese hat etwas Ungezwungenes; ich bemerke, daß ich zu Scherzen aufgelegt bin und könnte mit der Patientin auch entspannt lachen, fast in der Art, die sie mir damals im Traum mit dem Hüpfseil zuschrieb: „Na, sehen Sie, es klappt doch!" Dabei brauche ich kaum zu intervenieren. Frau H. schafft hier fast alles selbst, ich brauche den Prozeß nur gelegentlich durch Nachfragen, Klären oder aufmunternde Kommentare zu unterstützen.*} Ich bin da und helfe der jungen Frau, erzähle und rede mit ihr direkt, verfolge auch, wie es im Bett vor sich geht. Da gebe ich auch ein paar Hinweise. Ich gebe ihr eine Vorstellung, wie es sein wird. Die Frau kann es annehmen, es hilft ihr auch, was ich ihr sage.

{Diese Sequenz ist möglicherweise ein Hinweis auf die tatsächlich beruhigende Funktion des Frontalhirns, was in diesem Fall offenbar so effizient ist, daß auch die lang etablierten limbischen traumatischen Netzwerke in ihren automatischen Alarmfunktionen gebremst werden.} Frau H. stuft ihre Anspannung nun auf nahe Null ein, entschließt sich aber für eine 1: „Ich hatte dann noch Bedenken – so schnell kann das doch nicht gehen. Auf jeden Fall bin ich jetzt viel entspannter."

Tatsächlich ist die affektive Spannung während der dritten Phase nicht vergleichbar mit der hochgespannten der ersten. Frau H. wirkt nun locker, gelöst, beschwingt-heiter, so, wie ich sie nicht oft in den Jahren zuvor erlebt habe. Sie geht lächelnd aus der Tür.

Bereits beim nächsten Termin eine Woche später berichtet sie, der Effekt habe angehalten. Sie hatte viel nachgedacht, war auch die beschriebene Szene wiederholt in Gedanken durchgegangen. „Ich konnte es gleich anwenden. Aber das Schlüsselerlebnis ist: Ich bin wirklich kein Kind mehr. Natürlich wußte ich das immer, aber jetzt konnte ich es gefühlsmäßig verstehen. Und da hatte ich mal eine total plausible Erklärung: Die Reaktion eines Kindes im Gegensatz zur Reaktion einer Erwachsenen. Das versuche ich jetzt oft; ich frage mich, wie alt bin ich da gerade, wenn ich etwas fühle." Frau H. erzählt, sie habe das Zusammensein mit Torsten sehr viel mehr genießen können. Vor allem sei der Ekel erheblich gemindert, sie merke viel weniger Wut und weniger Impulse, sich mit dem Partner zu streiten. Als starke Ekelauslöser können wir erwartungsgemäß die direkt mit dem Mißbrauch verknüpften Elemente einkreisen: Ekel entsteht noch auf spezifische Reize, z.B. beim Stöhnen eines Mannes, dann kommt manchmal urplötzlich rasende Wut auf, ein weiterer Trigger ist der Penis kurz vor dem Eindringen ins Genitale. Intensiv ist der Ekel aber noch beim Sehen, noch stärker beim Berühren von Sperma, die schlimmste Bedingung: „Ich dachte oft, ich würde alles dafür tun, damit kein Tropfen Sperma in den Mund kommt!" Diese Trigger sind sicher noch stark an den Täter gekoppelt. Allerdings war ihr nach der ersten AUT-Sitzung – als sie Sex zumindest eine Zeitlang vom Vater abgelöst erleben konnte – auch der Einfall gekommen: „Da ist ja gar nichts dabei!"

Es waren ihr auch zahlreiche Erinnerungen eingefallen. Sie kann nun besser abschätzen, welche bedeutsame Rolle Alkohol gespielt hat; seit dem 12./13. Lebensjahr hatte sie regelmäßig bei verschiedensten geselligen Anlässen hochprozentige Getränke konsumiert. Das war in der damaligen DDR, besonders in ihrer Verwandtschaft völlig üblich; noch neulich sah sie gerade eine Mutter, die ihrer 14jährigen Tochter zur „Jugendweihe"-Feier ganz selbstverständlich immer reichlich Curaçao in den Orangensaft mixte. Sie hatte auch viele frühere Situationen erinnert, bei denen sie die Entscheidung, ob sie eine sexuelle Situation genießen kann, immer in den ersten Momenten verorten konnte. War sie erst einmal über eine Barriere hinweg, d.h. kommt es in diesen ersten Momenten nicht zu Triggern, die an entsprechende traumatische Netzwerke rühren, dann konnte sie sich auf Sexualität einlassen. Umgekehrt wirkten Berührungen oft als

Trigger: Das Anfassen der Brust hatte bei ihr schon immer Wut und Aggression auslösen können, wodurch sie den Impuls bekam, Partner schlagen oder heftig wegschieben zu müssen. Seit kurzem konnte sie das auch beim Berühren der Clitoris wahrnehmen, was verstehbar sein könnte als inzwischen präziseres Wahrnehmen der Situationen, ohne daß es zu einem Gefühlsabschalten kommt. Dies verstehe ich auch als Zeichen einer gewonnenen Stabilität. Die Patientin bestätigt dies; sie äußert auch den Wunsch, sich bald in EMDR-Sitzungen nochmals mit der Mißbrauchsszene auseinanderzusetzen. *„Solange ich die Situation nicht richtig abrufen kann – solange immer noch diese Wut da ist – solange bin ich nicht geheilt."*

Die Patientin weist hier selbst sehr nachdrücklich hin auf ein mögliches Mißverständnis in der unter Analytikern seit Jahrzehnten geführten Debatte um den Stellenwert von Erinnerung und Rekonstruktion. Sie möchte ganz klar eine möglichst objektive Erinnerung erreichen, auch wenn „absolute Wahrheit" unmöglich ist. Hier ein kurzes Wort zum „**Wahrheitsbegriff**" in der Psychotherapie und meiner persönlichen Position. Ich persönlich vertrete die Auffassung, daß es in Analysen keineswegs vorwiegend um rein subjektive narrative Wahrheiten gehen sollte, die, sofern sie biographisch und patientenimmanent ausreichend plausibel erscheinen, bereits das Ziel der Arbeit seien. Mir erscheint das als unbefriedigender Rückschritt auf relativistische Positionen, die sich unter Verweis auf die letztlich fehlende Objektivierungsmöglichkeit mit der Rekonstruktion der subjektiven, inneren Welt des Patienten begnügen. Dies mag für relativ klar gelagerte klassische Neurosen mit gut abgrenzbaren Konfliktkonstellationen noch hingehen. Was aber tun bei traumaassoziierten Störungen mit weitreichenden Gedächtnisblockaden bis hin zur Kindheitsamnesie? Was ist mit dissoziativen Identitätsstörungen, aus heutiger Sicht die Hauptdiagnose bei Freuds ersten Patientinnen in den „Studien über Hysterie", z.B. „Anna O." (Breuer J, Freud S 1895)? Was ist in diesen Fällen „subjektive Wahrheit"? Und soll man sich auf die Analyse der aktuellen Übertragungsprozesse im „Hier und Jetzt" beschränken, aus denen man angeblich doch das Wesentliche herauslesen könne? Im vorliegenden Fall von Frau H. hätte man dann entsprechend früh die Akten schließen können! Vielleicht wäre der Vater von anderen Behandlern auch ganz verschont und der therapeutische Fokus auf die ödipale Rivalität mit der Mutter und die narzißtischen Phantasieprozesse der Patientin verschoben worden? Mir jedenfalls graut vor solcherlei Subjektivität und „analytischer Neutralität." Hätte ich *so etwas* gemacht, wäre es für mich schlichte Wahrnehmungsverleugnung und unterlassene Hilfeleistung. Gern wurde in der analytischen Ausbildung auch auf die unterschiedlichen Wahrnehmungspositionen der in den Primärfamilien beteiligten Personen verwiesen. Mir erscheint das heute rückwirkend als intellektuelles „Hütchenspiel": Man schiebt die Positionen so rasch auf dem Tisch herum und verwirrt so lange, bis andere die Suche nach Wahrheiten entmutigt aufgeben. Auch die Relativierungsversuche gegenüber einem objektivierbaren Wahrheitsbegriff haben mich philosophisch – ich gestehe es gern – niemals überzeugen können. Insofern bin ich teilweise ein vielleicht „altmodischer Detektiv“ und lasse mich von geisteswissenschaftlich Orientierten gelassen als „Positivist“ in der Tradition von Bertrand Russell und Karl Popper einsortieren. Vor diesem Hintergrund halte ich die Debatte über die angeblich prinzipiell fehlende Möglichkeit, Ursache und Wirkungen im therapeutischen Prozeß zu finden, für intellektuell unredlich, nicht ausreichend aufrichtig, wenn nicht – aus detektivischer Sicht – sogar für „ermittlungsfaul“. Leider hat auch die Psychoanalyse mit ihrer Betonung der Phantasieprozesse dazu beigetragen, was zwar sehr hilfreich war, aber auch Willkür und unzureichender Ermittlungs- und Rekonstruktionsarbeit die Tür geöffnet hat. Der Verweis auf Phantasieprozesse kann so als Legitimation mißbraucht werden, Zusammenhänge nicht sorgfältig zu untersuchen. Ich bin inzwischen davon überzeugt, daß die Kapitulation vor der Komplexität des subjektiven Materials durch einen Teil der psychotherapeutischen Gemeinschaft die „false memory“-Debatte gut unterfüttert hat. Dies erzeugte eine zeitlang einen idealen Resonanz- und Nährboden für Täter aus dem Bereich der organisierten Kriminalität, die daran größtes Interesse haben mußten und sich an der Diskussion subversiv und desinformativ beteiligten. Es entlastete endlich auch Gutachter und Justiz. Wo es keine Objektivität gibt, winkt schließlich Straffreiheit und sogar ein Dutroux darf aus der Bibliothek entkommen ... Meine Position hierzu ist: Zwar sind im Bereich von Psychotherapie und Psychoanalyse keine Befunde von kriminaltechnischer Güte zu erwarten. Aber ich lasse auch in Behandlungen nie einen Zweifel daran, daß es eine objektive Wahrheit gibt und gegeben hat und unsere Aufgabe darin besteht, uns ihr asymptotisch anzunähern, bei aller Vorsicht gegenüber subjektiven Sichten. Daher begrüße ich jede Möglichkeit, Erinnerungs- und Gedächtnisprozesse zu fördern, eine möglichst präzise Rekonstruktion der traumatisierenden Vorgänge anzustreben und durch weitere Forschung Analyse und Neurowissenschaften einander anzunähern. Die neueren traumatherapeutischen Methoden sind darin auch brauchbare Werkzeuge, um psychoanalytisch gewonnene Hypothesen in Therapien anhand neu erreichbarer Gedächtnisinhalte überprüfen zu können.

In der folgenden Sitzung bearbeiten wir mit **AUT** die **Mißbrauchsszene**. Die Patientin beschreibt im ***ersten Schritt***, wie sie mit dem Vater im Ehebett der Eltern liegt, erinnert Widerwillen und Wut, als er sie berührt. Er nötigt sie, ihn anzufassen, stöhnt dabei. Die begleitenden Gefühle sind Angst, totale Hilflosigkeit, das Erleben von Entwertung („ich werde jetzt mißbraucht – ich bin nichts wert“), schließlich auch Wut. Alles ist verbunden mit extremer körperlicher Anspannung. Die Patientin erlebt diese vor allem im Gesicht als nicht steuerbar: Ihr Gesicht erlebt sie als verzerrt in einem Dauerschrei, „wie auf dem Gemälde von Edvard Munch. Es verschwinden dann sämtliche Geräusche und Gerüche – ich bin nur noch konzentriert auf Schweiß, Sperma, Alkohol und seine Geräusche.“ Den Anspannungsgrad schätzt sie auf 5. – Im ***zweiten Schritt*** in der Beobachterposition auf dem Bildschirm fällt der Detailreichtum auf, mit dem sie die Szene schildern kann: Die Möbeloberflächen, den Bettbezug, die Fransen der Nachttischlampe. Der Mann erscheint ziemlich ungepflegt, mit fettigem Haar, weißem Unterhemd und gepunkteter Unterhose. Das Mädchen wirkt viel kleiner als in der subjektiven Position der ersten Phase, es wirkt auf die Patientin „ziemlich verängstigt, es weiß nicht hin und her.“ Jetzt kann sie aus der Distanz besser beurteilen, was ein siebenjähriges Mädchen überhaupt einem 29jährigen Mann entgegensetzen könnte an Widerstand. Sie sieht sich aus der Position der heutigen Erwachsenen erstmals mitfühlend an, ohne von den traumatischen Gefühlen überschwemmt zu werden. Die manuelle Stimulation durch den Täter kann sie in der Ambivalenz beschreiben als „anfangs angenehmes Gefühl, aber sie will das nicht – sie kneift die Augen zu, als wenn sie einen Film sieht ...“ Die Masturbation des Vater-Täters, die er mit Befehlston erzwingt, wird aus der Beobachterposition von Frau H. nun mit Mitgefühl für das Kind und Empörung wahrgenommen: „Ich sehe das Mädchen – sie ist gezwungen, etwas zu tun, was sie total kaputt macht.“ Die kurzen Befehle des Vaters werden plötzlich präsent bis in den Wortlaut. Das Mädchen „hält die Luft dabei an, in der Hoffnung, es ist zu Ende, wenn sie weiteratmet.“ Nach der Ejakulation rekonstruiert sie das Gefühl der Verachtung, das im Mädchen für den Penis, das Sperma und diesen Mann („er ist wie ein Sack“) entsteht und das gegenüber späteren Partnern oft auftauchte. Danach wird sie vom Vater unter verächtlichen Worten und Beschimpfungen liegengelassen und sitzt wie erstarrt sehr lange da: „Sie traut sich nicht, sich zu bewegen – als ob sie auf Befehle wartet! Sie hofft immer noch auf ein Gefühl der Zuneigung. Sie will das Sperma abwischen, aber kann es nicht. Sie darf nichts zeigen – muß ihr Gesicht anstrengen – um nicht zu weinen. Sie ist versteinert, aber schließlich bewegt sie sich und schleppt sich in ihr Kinderzimmer.“ *Während dieser Passage, die ich ebenfalls als sehr belastend empfinde, habe ich sehr darauf zu achten, nicht selbst dissoziativ zu reagieren, gerate aber einmal identifikatorisch an den Rand einer tranceartigen Gefühlsabschaltung. In diesen Momenten ist der vorgegebene Ablaufsplan sehr hilfreich; ich kann dann am besten handeln, wenn ich in einer unabhängigen, aber dennoch hilfreichen Position am Rand bleibe und darauf achte, daß die Belastung für Frau H. nicht zu groß wird. Sie schätzt am Ende ihre Anspannung auf 7 ein.* – Im ***dritten Schritt***, der aktiven Umgestaltung der Szene, fällt sofort die erwachsene Position auf, aus der heraus Frau H. die Lage beschreibt. Erstmals in der gesamten Therapie gibt sie spontan eine metrische Angabe – das Schlafzimmer mißt ca. 3 x 4 Meter – es wirkt fast polizei- oder militärstrategisch. Die Patientin hat sich in der Imagination Helfer geholt: „In dem Moment, wo er beginnen will, ihre Beine zu streicheln, kommen Soldaten, wie von der Deltaforce, schnell in den Raum; sie haben Maschinenpistolen, schwarze Mützen und bemalte Gesichter, sagen gar nichts, sondern stellen sich verteilt an den Wänden um das Bett auf. Der Mann wendet sich ab, setzt sich auf, guckt sehr erstaunt. Ich hole das Kind hervor aus der Decke, halte sie fest im Arm. Die Kleine ist total verschüchtert, ganz verstört. Ich sage ihr: ‚Das ist vorbei – es wird nie wieder passieren!‘ Meine Oma ist auch dabei, aber jetzt ist sie viel aktiver, viel resoluter als sonst früher, es ist eine stärkere Frau. Mit ihr gehen wir in eine paradiesische Umgebung. Es ist ein schönes Dorf. Das Mädchen kann da bleiben. Die Oma schützt und sorgt für das Kind." Frau H. schildert eine behütende Umgebung für das Kind: viel Natur, ein Garten mit Schmetterlingen und Tieren, Pferde auf der Koppel. Es sind auch andere Kinder da. {*Alle Elemente tauchten allmählich im Verlauf der Analyse auf, wurden im Traum verdichtet und werden hier einer aktiven, kreativen Gestaltung zugeführt.*} Das Haus ist wie in Dänemark sehr gemütlich mit warmen hellen Farben. Das Mädchen kann in ein eigenes großes Zimmer ziehen, mit einem schönen Schrank und Kindermöbeln. Sie bekommt einen großen zottligen Hund, wie ein Tibet-Terrier, nur groß und wuchtig, der sprechen kann. Der Hund ist nur für das Mädchen da. Er hat eine tiefe Hundestimme – solange er da ist, kann ihr gar nichts passieren. Er kuschelt mit ihr in guter väterlicher Weise. Der Hund wird im Gegensatz dazu aber nie alt und stirbt auch nie. {*Die Einführung eines „inneren Helfers"; man könnte sicher analysieren, welche Elemente aus der Analyse-Erfahrung hier wohl gespeichert sein mögen. Aber es ist so märchenhaft klar, kreativ und schön, daß ich dies nicht stören möchte; angesichts dieser vielen eindeutig heilsamen Gegenbilder in der inneren Welt hielte ich dies auch für töricht und zerstörend.*} Die Oma dagegen ist klar, resolut, setzt alles daran, das Kind zu schützen. Den gesamten Ort, an dem das Kind wohnen wird, läßt die Patientin noch durch die Soldaten schützen, die „unter der Erde wohnen" und „sobald was ist, sind sie sofort da."

Ich frage: „Und was machen wir mit dem Vater?" – {*Die Maßnahmen sind hart und drastisch, wie in den Grimm'schen Märchen, die ich immer mehr auch als Gegenbilder zur jahrhundertealten Qual an den Kindern dieser Welt sehe. Aber die Strafen sind nur ebenso archaisch wie die Mischung aus Willkür und Sadismus, die ja auch den Kindern im Märchen oft widerfährt.*} „Er soll nicht sofort sterben, das wäre zu schnell. Zuerst wird er von den anderen festgehalten. Dann trete ich ihm in die Eier, auch ins Gesicht. Dann wird er eine Stunde lang mit Lederriemen verprügelt. {*das erinnert an die Schlageorgien, in denen der Vater mit dem Bruder von Frau H. seinen ganzen Haß abführte.*} Man könnte auch seine Finger, mit denen er so lange das Kind gequält hat, abhauen." Da ich in Traumasitzungen eine sehr präsente, aktive Position beziehe, biete ich oft auch probeweise Lösungen an. Wir einigen uns dann zunächst darauf, daß der Täter-Vater lebenslang weggeschlossen bleibt, in einer ähnlichen Einrichtung wie in der forensischem Psychiatrie. Frau H. kommt hier auf die Idee, den Vater in der Gefängniswäscherei zu beschäftigen, weil Waschen dem Vater stets „ein Horror" gewesen sei. In späteren Sitzungen bauen wir das weiter aus: Sollte der Vater irgendwelchen Ärger machen, gibt es Einzelhaft im Kerker, auch „sportliche Ertüchtigung", die er stets gern bei anderen gesehen hätte. Vor allem aber bekommt er für den Rest seines Lebens nie wieder einen Tropfen Alkohol. Die Spannung am Ende der sehr ausführlichen Bearbeitung gab Frau H. dann noch mit 2 bis 3 an. Sie sei recht entspannt: „Ich bin jetzt mehr entspannt als traurig!"

In der nächsten Sitzung wenden wir erstmals **EMDR** an und ich sitze zum ersten Mal der Patientin nah gegenüber. Es ist wahrscheinlich zunächst für Analytiker schwer vorstellbar, das Setting in dieser Weise zu ändern. Es könnte eine

Aufhebung der neutralen analytischen Haltung bedeuten, sich seiner Patientin auf gegenüberstehenden Stühlen so nahe zu setzen, daß man sich berühren kann. Vielleicht löst es auch die Furcht aus, nun in Freuds ursprüngliche, aber wohlbegründet aufgegebene Position der Hypnosetechnik oder gar in den früheren „Druck auf die Stirn" und die damit verbundenen Suggestionen zurückzufallen. Diese Änderung des Settings, dazu das Hin- und Herbewegen der Finger vor dem Gesicht der Patientin, hat zugegebenermaßen zunächst etwas sehr Merkwürdiges, Manipulatives, scheinbar „Vor-analytisches" an sich. Wer zudem genau auf die ausgelösten Gegenübertragungsgefühle zu achten gewohnt ist, kann auch das stets mögliche, drohende Überschwemmtwerden durch Impulse wahrnehmen, die aus Täterintrojekten stammen. Es könnte die Befürchtung sein, die „analytische Haltung" und das Arbeiten mit Bedeutungen, freien Assoziationen und „freischwebender Aufmerksamkeit" endgültig zu verlieren. Aus diesen Verwicklungen ließen sich genügend Begründungen herleiten, warum ein Analytiker nicht EMDR erlernen und anwenden sollte. Ich kann dies anhand meiner eigenen langjährigen Skepsis gegenüber solchen Verfahren gut nachvollziehen, dementsprechend lange dauerte es auch, bis ich zu eigenen Erfahrungen bereit war.

Meine Behandlungserfahrungen haben mich dann selbst überrascht und seien vorab kurz zusammengefaßt: EMDR stört weder grundlegend den analytischen Prozeß, noch kontaminiert es die Übertragungsbeziehung in völlig unübersichtlicher Weise, ebensowenig wird die Fähigkeit des Patienten behindert, kreativ und frei zu assoziieren. Man kann in einer Person Analytiker und EMDR-Therapeut sein. Der Wechsel gelingt beiden, Patient wie Therapeut. EMDR verändert aber zweifellos das analytische Setting. Wem die „Reinheit der Methode" wichtiger ist als das Ergebnis für den Patienten, sollte es vielleicht lieber nicht anwenden, denn es erweitert den analytischen Raum in neuer Weise. Mit Sicherheit wird man zusätzlich als reale Person dem Patienten präsent, was die komplexen Projektionsprozesse verändern mag. Umgekehrt aber erfährt der Patient seinen Analytiker in neuer Weise als hilfreiche Person. Und das ermöglicht auch weiteres Arbeiten an Übertragungsmustern. Die Probleme werden zusammenfassend weiter unten diskutiert.

Das Procedere folgt dem Rahmen, wie ihn die EMDR-Ausbildung nach Francine Shapiro und dem deutschen EMDR-Institut, vertreten durch Arne Hofmann, vorgibt. Vom äußeren Rahmen her sitzen die Patientin und ich dicht beieinander auf seitlich gegeneinander versetzten Stühlen. Nach Festlegung des traumatischen Fokus, d.h. der Ausgangssymptome oder Erinnerung, die die Patientin bearbeiten möchte, werden die Inhalte in einzelnen Sets von 30 oder mehr Augenbewegungen prozessiert, bei einer Frequenz von ca. einer vollen seitlichen Hin- und Herbewegung der Augen pro Sekunde. Ich verzichte wegen der bereits ausführlich dokumentierten Methode (Shapiro 1998, Hofmann 2005) auf eine genaue Darstellung und fasse lediglich die Ergebnisse zusammen.

In der **ersten EMDR-Sitzung**, die auf die Mißbrauchsszene und das Empfinden, sich nicht schützen zu können, fokussiert, setzt die Patientin zunächst von sich aus an der Bewältigung an. Auch im EMDR folgt sie also ganz selbstverständlich mit den dadurch ausgelösten Einfällen einem Prozeß, der durch die etablierten Abwehrmechanismen und die bereits durchgeführte AUT vorgegeben ist. Die folgenden statements enthalten vollständig die gesamte Reihe kurzer Äußerungen, die die Patientin innerhalb einer einzigen Sitzung von 90 Minuten zwischen den einzelnen Sets gab. Sie sind jeweils durch einen Gedankenstrich (–) voneinander getrennt. Während der Sets, in der Frau H. die bislang stärkste Konfrontation mit dem traumatischen Material erlebte, kam es zu starken gefühlshaften Äußerungen wie Angst, Ekel, Verzweiflung, Trauer, teils verbunden mit Weinen, später auch Erleichterung. Auch bei mir kam es, gewohnt durch das analytische Vorgehen, zu deutlichen gefühlshaften Prozessen, überwiegend identifikatorisch mit der Patientin, sehr vereinzelt in späteren Sitzungen wurde ich aber auch durch Übernahme von introjizierten Täteranteilen mit entsprechenden erschreckenden Impulsen konfrontiert, die mir als ich-fremd erschienen, was den Vorgang zumindest für psychoanalytisch ausgebildete Therapeuten sehr anstrengend machen kann. Die Sequenz kann einen Eindruck davon vermitteln, daß EMDR weit mehr ist als eine quasi mechanistisch-schematische Therapie mit einfach zu handhabenden Emotionen und Kognitionen. EMDR erzeugt stattdessen eine extreme, hoch affektiv-gefühlshafte und körper-empfindungsnahe Verdichtung und Beschleunigung des üblichen analytischen Assoziationsprozesses. Die folgenden Einfälle könnten aus einer ganzen Reihe von Analysestunden stammen. Wolfgang Lempa (persönliche Mitteilung) spricht hier daher sehr treffend von „Turbo-Analyse“:

„Ich habe die Vorstellung: wie reagiert mein Vater? Ich sage ihm, wir beide rechnen erstmal miteinander ab! – Ich gebe ihm eine Chance zu seiner Verteidigung. Dann zeige ich ihm einen kurzen Ausschnitt aus einem Video; er sagt dazu nichts. Dann haue ich ihn zusammen. – Es könnte ganz spaßig sein, ihn aus meiner heutigen Position als Erwachsener zu hauen. Am liebsten würde ich ihn aus dem Fenster schmeißen und mit dem Auto drüber fahren {*die bislang aggressivste Phantasie*} – Das Schönste: er fleht, bettelt, aber nichts mehr kommt bei mir an – Es gab auch andere Momente, Federballspielen, lichte Momente, aber es reicht nicht aus – Ich merke, als Kind kann ich es mir nicht verzeihen, was war, aber als Erwachsene – {*Belastungsgrad um 7*} – Ich sehe mich als kleines Kind im Bett liegend; sobald es brenzlig wird, bin ich aber weg – Wenn es jetzt anfangen würde, würde ich als Kind neben der Erwachsenen sein, die würde mich rausholen {*die Effekte der AUT!*} – Ich sehe das Leben danach, wie sich Vater ganz normal am Abendbrottisch gab. Ich bin am nächsten Tag rausgegangen, habe Leute getroffen, war immer ganz empfindlich – Mein Körper war danach aufgegeben, er gehörte nicht zu mir – Ich bin immer mehr hart geworden innerlich; das Weiche, Menschliche habe ich ganz abgelegt, all die menschlichen Gefühle wurden heruntergefahren – Es ging aber nicht so schnell. Erst einige Male brachten mich dahin, so konnte ich mich immer eher abschalten. Ich dachte: Ich darf’s ihm nur nicht zeigen, meine Verletzung! – Ich sehe mich zweimal: klein, unbeschwert bis

4, 5 Jahre, fröhlich lachend. Und mit 12, 13, verbissen, abgeschaltet, gefühllos – Der Konflikt ist wieder da: Ich habe ihn einerseits gehaßt. Andererseits konnte ich ihn nie aufgeben, hoffte, irgendwann ist es doch noch gut! – Aber was jetzt kommt, ist zu schwierig – Jetzt bin ich mir selbst überlassen, ich schalte mich trotzdem ein. Alles stürzt auf mich ein – Für mich ist es so: er hat mich ein für alle Male beschädigt, beschmutzt; ich kann es niemandem abgeben, alles liegt bei mir – In dem Moment, als er rausging, war es, als ob er was von mir mitnahm, was Unbeschädigtes, und ich wie in einer Kloake lag – Ich kann gerade keine Verbindung zu mir finden. Mein ganzer Körper, der Kopf saust; es ist ein Dröhnen und Ohrensausen. Ich kann keinen klaren Gedanken mehr fassen – {*damit sind wir direkt am traumatischen Funktionszustand, den zu erreichen es vorab einer langen Stabilisierungsarbeit bedarf. Dies direkt angehen zu wollen, würde eine erhebliche Gefährdung der Patientin ebenso wie der therapeutischen Beziehung bedeuten. Frau H. ist aber so stabil, daß sie, und das ist offenbar auch ein hilfreicher Effekt der EMDR, ihren Zustand nach wie vor verbalisieren kann, obwohl er mit dem traumatischen Streß eng verkoppelt ist*} – Bin jetzt total betäubt, wie narkotisiert, alles ist schwer. Halbschlafender Zustand. Ich stehe auch vor der Szene. Am liebsten würde ich den Kopf unter das Kopfkissen stecken. – Bin total betäubt in meinem Bett. Später kam die Mutter nachhause, sie sagte Hallo – Und ich sehe noch mal die Szene am frühen Nachmittag davor – Es ist alles dreckig, eklig, alles stinkt, ich bin reingeschmissen in ein Faß, in dem alles schlecht ist, eklig, stinkend – Wieder die Szene, und ich bin verzweifelt, daß es passiert, daß mir niemand hilft, da rauszukommen – Eben habe ich wieder angefangen zu zählen, immer 1 bis 10, 1 bis 10 – Es ist alles verschmutz, aber ich kann es jetzt nicht mehr besser machen. Ich bete um das Ende der Situation. Es ist alles egal, danach kann ich meine Wunden lecken – Jetzt tut mein Handgelenk weh, aber ich kann nicht aufhören, muß immer schneller machen – Eben sehe ich wieder das Sperma, jetzt ist die ganze Situation da. Das Sperma an der Hand ist unerträglich, es besudelt alles – Ich sitze da, warte Befehle ab, habe keinen eigenen Gedanken. Bin wie ein Roboter, traue mich nicht zu bewegen – Als ob der Vater aufsteht und sagt: ‚Sieh zu, daß Du in Dein Zimmer kommst!' Die Stimme ist ganz kalt und streng – {*Es folgen zahlreiche Körperempfindungen*} – schweres Gefühl im Körper – Gefühl, vom Vater zwischen den Beinen berührt zu werden – ein massiger Körper an meiner Seite – er zieht seine Unterhose raus und macht Selbstbefriedigung – Ekel, starker Abscheu – ich sehe mich von außen, wie ich mich mehr verkrampfe, versteife mich total, auch von außen habe ich ebenso enge Gefühle, werde wütend, weil ich nicht wegkommen kann – Alles ist nur noch eklig, das ganze Bild verseucht. Ekel und Wut sind da. Ich bin da, ausgeliefert, komme nicht weg, mache mich jetzt unsichtbar – Ich habe riesige Wut, auch Hilflosigkeit und Trauer. Wann ist das endlich vorbei? Ich muß ihn am Penis anfassen – {*Es kommt zu einem deutlichen affektiven Umbruch. Die Patientin wirkt plötzlich entschlossen, ganz klar, sehr ernst, aber nicht mehr ausgeliefert-hilflos. Sie imaginiert nun den sicheren Ort, an den sie das Kind während der AUT gebracht hat*} Ich muß mich noch mal um das kleine Kind kümmern, das ich war! Ich muß ein paar Wochen lang nur was Schönes machen, mich kümmern, an diesem schönen Ort. Dort kann ich mal wirklich Kind sein. Andere Kinder sind auch da – Jetzt kann ich mich erinnern, wie sie waren, das Mädchen, das ich war, und ihr Bruder."

An dieser Stelle muß der Prozeß unterbrochen werden. Der Anspannungsgrad als Maß der subjektiven Belastung (SUD = Subjective Unit of Disturbance) liegt jetzt zwischen 1 und 2. Ich frage nach dem Grund, warum er noch nicht bei Null liegt. Frau H. nennt dafür ihre Skepsis und ihre noch verbliebene Angst. Wir „verankern" die Ergebnisse entsprechend den Empfehlungen daher nicht, sondern unterbrechen den Prozeß bis zum nächsten Mal. Ich instruiere die Patientin über die möglichen nachfolgenden Phänomene wie flashbacks, Intrusionen und „Nachprozessieren", worauf sie aber anhand der schon lange geübten Stabilisierungsmaßnahmen genügend vorbereitet ist.

Zum nächsten Termin berichtet Frau H. von noch tagelang anhaltenden, schwer erträglichen Gefühlen. Sie war sehr traurig und hatte große Schwierigkeiten, sich von Torsten berühren zu lassen. Es war erst in den letzten Tagen besser geworden. Insofern findet sie die Bildschirmtechnik verständlicherweise angenehmer und „besser." Umgekehrt hatte sie gestern einen Traum, in dem ihr Chef auftauchte, der in der Analyse wiederholt eine Rolle zwischen Retraumatisierung und Verführung spielte. Er hatte ihr kurz zuvor gestanden, daß er in sie einmal verliebt war. Im Traum ist der Kontakt zu ihm dann freundschaftlich, schön, warmherzig; die Patientin gewinnt dabei den Eindruck, *alles ist jetzt gut.* Wir verstehen das als Hinweis auf die im und nach dem EMDR abgelaufenen Überarbeitungsprozesse. Die **zweite EMDR-Sitzung** bringt eine vertiefte Durcharbeitung des traumatischen Materials. Am Ende taucht folgende Sequenz auf, in der die Patientin aus tiefer Verzweiflung in die beruhigenden, heilsamen Gegenbilder übergehen kann:

„Es ist für mich nicht vorstellbar, wie ich weiterleben kann. Ich bin so beschmutzt. Ich habe keine Kraft und keinen Willen, mich sauberzumachen. Ich kann nichts denken, es ist wie ein Tosen und Rauschen in mir – Bin wie ein Tier kurz vor dem Verenden; verletzt, mit offenen Wunden. Vielleicht kommt jetzt jemand und kümmert sich um mich – Ich kann nicht sprechen. Keine Kraft, was zu sagen. Als ob ein Deckel draufkommt. Die Sache ist aber eingebrannt. Dieser ganze Rhythmus geht weiter; ich lebe wie in einer Blase – Es ist wie eine in Stein gemeißelte Gewißheit: Niemand wird kommen, jeder Tag bestätigt mir das. Es ist ein schreckliches Gefühl – {*Ich möchte die Patientin an dieser Stelle etwas von den traumatischen Gefühlen distanzieren und sie entsprechend der AUT auch in eine Beobachterposition bringen. Es erscheint mir hilfreich, sie nicht länger alleinzulassen, wie es ihr in der realen Situation als Kind ergangen ist. Ich sage daher, vielleicht könne sie die Szene noch einmal von außen betrachten*} Ich sehe mich jetzt als Kind – ich möchte da rein und das Kind herausholen, aber es geht so schwer {*Ich sage: „Doch, Sie können es, Sie wissen bereits, wie es geht"*} – Ich habe es jetzt woanders hingebracht, an einen anderen Platz, einen sicheren Ort. Das Kind ist jetzt gebadet, gekämmt, eingecremt, sitzt sauber im Bademantel {*dies entspricht der wachsenden Selbstfürsorge der Patientin, und ich verstehe, warum Ulrich Sachsse von der „Mütterberatung" spricht, die in der Therapie traumatisierter Menschen so eine zentrale Rolle spielt*} – Es ist ein großes Haus mit Garten, ein Zaun ringsum – Mein großer flauschiger Hund ist da, er weckt mich. Elfen, Feen, sie fliegen herein, schützen mich. Kobolde machen Hausarbeiten {*noch einmal die Funktion der inneren Helfer*} – Ich als Erwachsene koche das Essen. Es sind Spiele da, ein Baumhaus. Das Kind genießt es, denkt schon kaum noch an die schrecklichen Dinge – Ich als Erwachsene tröste das Kind. Es kann ins Bett gehen. Es ist alles in Ordnung."

Die Reaktionen darauf waren in den nächsten Tagen das Gefühl, sehr mitgenommen zu sein, wie gelähmt, erschöpft und „redefaul." Frau H. bemerkte starke Trauer: „Daß es so was gibt – und daß es so vielen Menschen immer wieder passiert!" Ab und zu tauchte der kurze Gedanke an den Vater auf: „Wie gut, daß er jetzt tot ist! Wie konnte sich dieser Mensch so frei bewegen?" Auch die Cousine der Patientin hat nun bestätigt, daß der Vater ihr öfter unters T-Shirt gefaßt hatte. Frau H. denkt sehr an ihren Bruder, der sich in den letzten Jahren immer stärker in eine eigene Welt zurückzieht. Das Wichtigste aber ist: *Sie kann die Berührungen des Partners ohne Angst und Ekel ertragen, spürt dabei keine Wut mehr!*

Es folgen noch zwei weitere EMDR-Sitzungen, die die Ergebnisse bestätigen und konsolidieren. Unter anderem gelingt es der Patientin, den Geschmack von Eierlikör der Mißbrauchsszene nochmals eindeutig zuzuordnen: Der Vater hatte sie damit zuvor meist betäubt. Das erklärt ihr nun auch die früher häufige Verknüpfung von Alkohol und ihren Wiederholungen von sexuell mißbräuchlichen Szenen, mit jeweils anschließender nahezu vollständiger Amnesie. Eine weitere Sitzung dient der Bearbeitung der aus der Analyse bekannten Situation, wenn die Eltern stritten, die Mutter geschlagen und vor die Tür gesetzt wurde, dann aber die Kinder ihrem Schicksal überließ; nach ihrer Rückkehr wurden die Vorgänge verleugnet. So hat die Mutter inzwischen einen neuen Lebensgefährten, der die Patientin in vielem an den Vater erinnert. Hilfreich ist für die Patientin dann das Lösungsmodell, zu dem sie nun auch in der EMDR automatisch übergeht: Sie fliegt zusammen mit dem Bruder mit einer hilfreichen Fee an den Ort, an dem schon viele Kinder wohnen, die alle das Gleiche erlebt haben wie sie; es taucht also wieder das Traummotiv auf. Der Mutter wird erklärt, sie könne die Patientin dort besuchen, sie muß sich jedoch mit Unterstützung ändern; sie soll auf jeden Fall eine Chance zur Veränderung bekommen. Im Lauf der Überarbeitung zieht die Mutter dann auch an diesen Ort; die Patientin besucht dort zusammen mit ihrem Bruder eine Schule, in der eine kindgemäße, behütende Umgebung verwirklicht ist.

Diese kurze Traumatherapie konnte wenige Sitzungen später beendet werden. Frau H. begann nun ihre lang ersehnte Weltreise. Wir vereinbarten, daß sie sich per email an mich wenden kann, falls sie das möchte. Ich denke, daß in Richtung beider von der Patientin genannten Ziele – mehr Angstfreiheit und Genußfähigkeit für Sexualität und mehr Vertrauen in Beziehungen – an nur wenigen Terminen sehr wesentliche Fortschritte erreicht wurden, die vor allem Veränderungen im unbewußten affektiven Bereich erbracht haben. Frau H. resümiert zu unserer Arbeitsbeziehung: „Es gibt nichts anderes im Leben, wo ich so viel Zeit zugebracht habe – und es gab nie jemanden, der mir so viel Vertrauen entgegengebracht hat!" Diese überraschende Formulierung erfreut mich in ihrer kreativen Wendung: Denn in der Tat habe ich der Patientin immer zugetraut, daß sie ihre Schwierigkeiten lösen und gesund werden wird. Sie faßt in der letzten Stunde vor den diesjährigen Sommerferien zusammen: „Ich bin *eine* Person – früher und jetzt. Ich bin *ein* Mensch und muß das Frühere nicht mehr verleugnen. Es gehört zu mir. Ich habe es überstanden."

11.4 Der traumatherapeutische Prozeß aus Sicht der Patientin

„Juni 2006 – Zwei Jahre nach dem Ende meiner Analyse" (Franka Helmchen)

Ich habe mich also entschlossen, mein dringendstes Problem, die Angst vor der körperlichen Berührung, noch einmal zusammen mit Dr. Gehde anzugehen.

Nachdem wir besprochen hatten, um was es für mich noch geht, schlug er mir dieses Mal den Weg der EMDR bzw. der Bildschirmtechnik vor. Ich hatte ja schon einige Male sehr gute Erfahrungen damit gemacht; allerdings bei einer anderen Therapeutin.

In der ersten Stunde versuchte ich es mit der Bildschirmtechnik, die ich vorher noch nicht kannte.

Die gewohnt liegende Haltung machte es mir leicht, mich auf meine Bilder zu konzentrieren. Ich stellte mir also an meinem Fußende einen großen Bildschirm vor, auf dem mein Film ablief; also die für mich sehr schmerzhafte und bis heute nachwirkende Situation des Mißbrauchs. Wichtig dabei war es, die Distanz zu behalten, d.h. Betrachter zu sein, ohne komplett die Emotionen abzuschalten. Danach konnte ich mir dazu ein positives Gegenbild überlegen, d.h. den vorhandenen Film quasi „überspielen" und mir für zukünftige Situationen Hilfestellungen erarbeiten.

Ich bin mit einem sehr positiven Gefühl aus dieser Stunde gegangen und es hat mir in den nächsten „angstbesetzten" Situationen geholfen, mich weiter als Erwachsene in einer sexuellen Situation zu fühlen, und nicht in die Rolle des Kindes zurückzufallen. Allein die Erinnerung an das positive Gegenbild hilft dabei.

In späteren Stunden sind wir dann direkt in die EMDR eingestiegen.

Die ersten Minuten war es für mich sehr ungewöhnlich, Dr. Gehde so direkt vor mir zu sehen, hatte ich doch jahrelang nur seine Stimme in der Stunde gehört. Auch das ganze Procedere des Abfragens meiner Gefühlszustände vor und nach dem eigentlichen Prozeß fand ich in der ersten Stunde ein wenig merkwürdig und formell.

Dann aber habe ich gemerkt, daß diese Stunden sehr intensiv waren. Ich hatte plötzlich wieder Erinnerungen, Bilder und Worte aus der früheren Situation vor mir, die ich bis dato noch immer verdrängt hatte. Nach der Sitzung war ich jedes Mal besonders körperlich total erschöpft; ich fühlte mich wie nach einem Marathonlauf, und auch emotional haben mich diese Stunden und die Tage danach sehr beansprucht. Schon in der zweiten Stunde erlebte ich die Prozedur als sehr hilfreich, da sie mir half, mich auf diese Belastung besser einzustellen.

Es gelang mir, sehr tief in die Situation hineinzugehen und gefühlsmäßig auch „dranzubleiben", da ich mich nicht ganz allein fühlte. Es war so, als ob mich Dr. Gehde begleiten würde, denn wie niemand sonst kennt er meine Schreckens-Bilder. Als ob ich keine Angst haben müßte, dort allein zurückzubleiben, weil ich nach all diesen Jahren das Vertrauen hatte, daß egal was sein wird, er mich damit nicht allein lassen wird.

Während der gesamten EMDR-Sitzungen hatte ich immer das Gefühl, das Tempo und das Thema selbst bestimmen zu können. Nie fühlte ich mich in irgendeiner Weise zu etwas gedrängt.

Das in den Jahren der Analyse aufgebaute Selbstvertrauen und das damit verbundene „Hinhören auf die eigenen Gefühle" ermöglicht es mir mittlerweile auch, sehr klar zu erkennen, was ich will und was nicht.

In den wenigen Stunden der EMDR ist es tatsächlich gelungen, mich von einigen „Triggern" zu befreien. So waren vorher häufig körperliche Berührungen mit Ekel verbunden; der Ekel ist total verschwunden und auch die innere Abwehr vor körperlicher Nähe und Berührung ist deutlich geschrumpft.

Abschließend kann ich sagen, daß zu diesem Zeitpunkt, also nach all den Vorarbeiten aus der Analyse zusammen mit Dr. Gehde, die EMDR für mich eine sehr hilfreiche und sehr effektive Ergänzung ist, in naher Zukunft meine „bösen Geister" hinter mir zu lassen.

Es ist mir gelungen, eine innere Distanz zu meinem Erlebten zu bekommen, so daß ich oft viel Trauer dem Kind von früher gegenüber empfinde, mich aber nicht mehr schuldig fühlen muß und mich auch nicht mehr dafür schäme.

Durch die Analyse und die damit verbundene Unterstützung von Dr. Gehde ist es mir gelungen, mich als eigenständige Persönlichkeit zu fühlen. Ich sehe und erlebe mich heute als selbständige, attraktive und starke junge Frau, die ihre sehr schlimmen Erlebnisse überwunden hat, mittlerweile voll im Leben steht und mit dem Erreichten sehr zufrieden ist. Als mir vor kurzem mein Physiotherapeut ein sehr gutes Körpergefühl bescheinigte, schmunzelte ich, dachte an meinen langen Weg und war doch sehr stolz darauf.

11.5 Kann psychoanalytische Therapie mit traumaorientierten Verfahren kombiniert werden und erfordern aus Familienbeziehungen in der Kindheit induzierte Traumata ein anderes Vorgehen als akute Traumatisierungen?

Wenn es auch in der aktuellen Therapielandschaft wieder einmal unmodern sein mag – und wahrscheinlich übliche Verweise auf die kognitive Dissonanz zwischen teurer Ausbildung, hohem Aufwand und „wissenschaftlich nicht gesichertem Outcome" evoziert–, vertrete ich als überzeugter Psychoanalytiker entschieden drei Punkte:

1. Wenn es um Qualität und Kompetenz im therapeutischen Alltag ebenso wie um Grundlagen für künftige Theoriebildung geht, ist eine solide psychoanalytische Ausbildung mit langjähriger Selbsterfahrung in der Lehranalyse sowohl unübertroffen gut als auch unersetzbar.

Umgekehrt ist zu beobachten, daß sich andere, vorgeblich „wissenschaftlich-empirisch" besser fundierte Verfahren inzwischen – in ahistorischer, teils geradezu schamloser Steinbruch-Manier – aus dem Repertoire der Psychoanalyse bedienen und dies dann unter diversen stromlinienförmigen Etiketten als originelle Innovation verkaufen. Nebenbei: Von Verhaltenstherapeuten, die frisch von der Ausbildung weg schon bald als „Coach" in der Industrie beschäftigt waren, habe ich schon die Einlassung gehört, mit ihren Methoden könnten Fälle wie von Frau H. in dreißig bis fünfzig Stunden erfolgreich behandelt werden. Das Erstaunliche ist daran lediglich, daß Zuhörer keinesfalls in Hohngelächter ausbrechen. Für mich persönlich besteht daher heute noch weniger Anlaß als vor einem Jahrzehnt, bei entsprechenden Kongreß-Präsentationen die Psychoanalyse im Abseits zu sehen.

2. Kein anderes Verfahren kommt diesem Spektrum an bereits gewonnener und später weiterhin möglicher Selbsterkenntnis auch nur annähernd gleich. Eine psychoanalytische Ausbildung ist selbst unter finanziellem Aspekt profitabel, wenn man sie am Wert der erworbenen inneren Qualifikation und Klarheit bemißt, die in jede Behandlungsstunde einfließt – und den Analytiker vor Burnout sowie den Patienten vor der Willkür des Therapeuten schützt.

3. Schließlich, und sehr wichtig für den Praxisalltag, können zusätzliche therapeutische Techniken auf analytischer Basis mit weitaus größerer Souveränität, höherer Flexibilität gegenüber den spezifischen Erfordernissen und mit stabile-

rer persönlicher Integrität des Therapeuten erworben und verwendet werden. Daher halte ich z.B. auch eine von Analytikern durchgeführte EMDR-Therapie für die Patienten für ergebnisreicher und differenzierter als bei Therapeuten mit anderer Basis. Die bei der EMDR auftauchenden Assoziationen entsprechen im Kern völlig den freien Assoziationen in Analysen. Wie jemand mit diesem Material umgehen will, der die zugehörigen Grundlagen nicht sorgfältig erarbeitet und selbst erfahren hat, bleibt ungelöst. Auch die Einbeziehung von neueren Techniken wie die aktiv umgestaltende Traumatherapie AUT durch psychoanalytisch orientierte Therapeuten gibt den Patienten einen unvergleichlich breiteren Hintergrund. Zugespitzt formuliert: Analytiker sind die fundierteren und „besseren" Traumatherapeuten – weil sie schon immer und täglich neu mit traumaassoziierten mentalen Verknüpfungen gearbeitet haben.

Mathias Hirsch hat nach seinem richtungsweisenden Werk „Realer Inzest" (1999) ein weiteres enorm kenntnisvolles, mit größter Sorgfalt die Pionierleistungen Sandor Ferenczis würdigendes und mit jahrzehntelanger therapeutischer Erfahrung gesättigtes Buch geschrieben: „Psychoanalytische Traumatologie – Das Trauma in der Familie" (2004). In der Einleitung erwähnt Hirsch ein kontrovers diskutiertes Problem: Inwieweit können „therapeutische Techniken, die für akute, extreme Traumatisierungen entwickelt wurden, auf die Behandlung von chronisch, familiär traumatisierten Patienten" angewendet werden (loc. cit., S. V)? Auch wenn beide Bereiche – von akut extrem Traumatisierten vs. im familiären Beziehungssystem der Familie chronisch Traumatisierten – nicht ganz zu trennen seien, gibt Hirsch zu bedenken: „Die Folgen chronischer familiärer Beziehungstraumata sind ganz andere und beruhen überwiegend auf Internalisierung, insbesondere auf verschiedenen Formen der Identifikation mit dem Täter bzw. dem Gewaltsystem" (loc. cit., S. 2). Dementsprechend hält er es für die „Haupt-Sünde", wenn spezielle Techniken wie Übungen, Imagination, Ausschließen von vergangenen und aktuellen Beziehungsanteilen „*undifferenziert* auf in der Kindheit traumatisierte, persönlichkeitsgestörte Patienten" angewendet werden (loc. cit., S. 2, Hervorhebung von E.G.).

Ich habe deshalb versucht, die traumazentrierten Verfahren, die ich bei der Behandlung eingesetzt habe, möglichst ausfuhrlich und für psychoanalytische Kollegen nachvollziehbar zu beschreiben. Insgesamt hatte ich in den vergangenen vier Jahren niemals Schwierigkeiten, Stabilisierungs- und bestimmte überarbeitende Verfahren wie Bildschirmtechniken in laufende psychoanalytische Behandlungen zu integrieren. Umgekehrt muß ich sagen: Ich wüßte nicht mehr, wie man *ohne* sie auskommen sollte. In zahlreichen Fällen wird analytisches Arbeiten durch entsprechende Vorbereitung wie Stabilisierung sogar überhaupt erst möglich. Es lassen sich so auch Patienten einer analytischen Psychotherapie zuführen, die ansonsten für die dabei auftretenden Spannungen als nicht ausreichend belastbar gegolten hätten. Traumaorientierte Verfahren erweitern daher nach meiner Erfahrung zusätzlich das Behandlungs- und Indikationsspektrum für analytische Psychotherapien.

Insbesondere schwere dissoziative Störungen sind ohne solche Stabilisierung analytisch nicht oder nur unter erheblichem Aufwand zu erreichen. In Kombination mit diesen Verfahren aber ist die Zugänglichkeit für die Bewußtmachung von Konflikten deutlich besser. Sie können auch während laufender Behandlungen immer wieder zur Rückführung auf ein optimales arousal dienen, und dies auch bei solchen Affektzuständen, die durch genuin analytische Deutungstechniken gar nicht erreicht werden können. Ich halte also traumazentrierte Techniken für ausgezeichnete Werkzeuge.

Es gibt einen weiteren guten Grund zur Einbeziehung von traumaorientierten Verfahren: Sie fördern die Kompetenz der Patienten für Selbstberuhigung und Selbstfürsorge. Dies wirkt den bei posttraumatischen Phänomenen häufigen Wechseln im Strukturniveau sehr gut entgegen, die sonst bis hin zur malignen Regression verlaufen. Letztere verstehe ich inzwischen vorwiegend als arousal-Effekt aufgrund Aktivierung traumatischer Netzwerke, was natürlich innere Konflikte verstärkt ebenso wie einen entsprechenden interaktionellen Streß erzeugt. Die Förderung der Selbstfürsorge, um die Reaktivierung von traumatischem Streß zu vermeiden, ist somit eine wichtige Voraussetzung zur konstruktiven und fruchtbaren analytischen Arbeit.

Der Einwand schließlich von Mathias Hirsch, daß Beziehungstraumata „ganz andere Folgen" hätten, weil sie auf Internalisierung von Gewaltstrukturen, insbesondere auf der Identifikation mit dem Täter oder mit Täteranteilen beruhten, erscheint mir im Kern nicht stichhaltig. Es ist völlig zuzugeben, daß solche traumatisch wirksamen Beziehungsformen einer komplexen Herangehensweise bedürfen und daß Psychoanalyse für Persönlichkeitsstörungen sowohl das beste Verständnismuster bereithält als auch in einer gelingenden therapeutischen Beziehung der günstigste und letztlich einzig grundlegend heilsame Behandlungsweg zu sehen ist. Mit ein paar Traumatechniken ist nicht viel zu erreichen. Die Folgen des aus Beziehungstraumata herrührenden Stresses jedoch unterscheiden sich physiologisch, biochemisch und neuronal keinesfalls grundlegend von anderen traumatischen Prozessen – vielleicht mit Ausnahme ihrer Intensität und Dauer sowie aufgrund der basalen Erschütterung des Vertrauens in Beziehungen. Gerade bei solchen streßassoziierten Symptomen ist aber eine traumatherapeutische Intervention, wie das Beispiel von Frau H. belegt, ausgesprochen hilfreich. U.a. Imaginationsübungen stabilisieren wie gesagt die Patienten soweit, daß sie sich im nächsten Schritt auch den Belastungen der analytischen Bearbeitung stellen können! Ich empfehle also durchaus auch Analysepatienten die Arbeit zuhause mit entsprechenden CD's von Luise Reddemann (2006) oder von Michaela Huber (2005). Und Patienten, die größte Schwierigkeiten damit haben, sich körperlich zu entspannen, leite ich auch direkt in Entspannungsverfahren an, während sie wie immer auf der Couch liegen. Ich lasse sie lediglich dafür eine Decke mitbringen. Einen Nachteil für die analytische Arbeit konnte ich in mehreren Jahren nirgends auffinden. Eher umgekehrt: So gelang es kürzlich – am Beginn ihrer Analyse – einer Patientin, die seit Jahren an Schlafstörungen und „restless legs" litt, nach zwei geleiteten Entspannungen erstmals wieder problemlos in den Schlaf zu kommen. Seither berichtet sie auch Träume, die sich hervorragend analysieren lassen!

In Wahrheit besteht kein grundlegender Gegensatz oder Konflikt zwischen Psychoanalyse und Traumatherapie. Auch durch traumatherapeutische Methoden finden ja Überarbeitungen auf dem Weg von Neubewertungsprozessen statt.

Und was ist mit dem EMDR? Bedeutet dies eine Abkehr von der Couch? Ist es eine Verletzung von technischer Neutralität? Produzieren gar die ungewohnte Nähe und das grundlegend andere Setting nicht mehr bearbeitbare Übertragungsverwicklungen? Kontaminiert dies den analytischen Raum? Einerseits besteht diese Gefahr. Genügend Erfahrung vorausgesetzt, können diese Störungen aber auch einer deutenden Arbeit zugeführt werden. So ist es eine inzwischen gut erkannte Illusion, als Analytiker könne man durch Einhalten der Richtlinien eine „neutrale Projektionsfläche" bieten. Ich halte dies für ganz unmöglich zu erreichen – und wäre es erreichbar, halte ich es weder für hilfreich noch für notwendig. Bei aller Arbeit mit Übertragungsprozessen nehmen uns Patienten *immer* auch als reale Menschen wahr, dies gelingt sogar psychotischen Patienten auf Station. Der Sinn der Übertragungsanalyse besteht letztlich doch darin, daß dem Patienten durch den Therapeuten ein Rahmen bereitgestellt wird, in dem möglichst gefühlshafte und authentische Beziehungserfahrungen gemacht werden können. Geht es hier aber um traumatisch bedingte Störungen, kann ich inzwischen keinen ausreichenden Grund mehr darin erkennen, meinen Patienten bei mir ein „reines Setting" zu sichern, wenn ich ihnen andererseits die Vorteile einer sehr effektiven Überarbeitung ihrer quälenden Zustände nicht selbst zukommen lasse. Gerade beim EMDR ergeben sich lange Assoziationsketten, die insbesondere von Psychoanalytikern sehr viel leichter verstanden und durch spätere Interventionen aufgegriffen und ergänzend weiterbearbeitet werden können. EMDR kann man nach Wolfgang Lempa als „Turbo-Psychoanalyse" verstehen. Wer kann die darunter evozierten Gefühle, Körpersymptome und mentalen Gehalte besser verstehen und nachfolgend einer „Be-Deutungsarbeit" zuführen als der behandelnde Analytiker selbst? Wie erwähnt halte ich, bei allem Respekt vor den Kollegen, uns Psychoanalytiker von unserer Erfahrung her für sehr viel kompetenter und besser vorbereitet für die beim EMDR auftretenden Prozesse als Verhaltenstherapeuten. Sollten wir auf diese Chance, traumatische Probleme effektiv anzugehen, tatsächlich verzichten, um einem – sicher wohldurchdachten und in einem gesamten Jahrhundert erprobten und bewährten – Setting folgen und treu bleiben zu können? Ich persönlich habe mich entschlossen, davon dann abzuweichen, wenn es meinen Patienten ausreichend Vorteile bringen kann, und ich nehme lieber die vielleicht, aber wohl nicht unbedingt, entstehenden Nachteile in Kauf.

11.6 Gibt es einen Konflikt zwischen Arbeiten in der Übertragung vs. Arbeiten in gemeinsamer Ausrichtung auf traumatische Prozesse?

In den zwei Jahren nach Abschluß der analytischen Therapie von Frau H. hat sich meine Einschätzung des Wertes von Übertragungsarbeit deutlich der Haltung von Ulrich Sachsse angenähert, der offensiv für eine Modifikation im Fall von traumatisierten Patienten plädiert (Sachsse 2004, besonders S. 188). So bedeutsam die Übertragungsanalyse im allgemeinen ist: Im Fall traumatischer Erinnerungen, die durch sorgfältige Analyse der entstehenden Beziehungsverwicklungen herausgearbeitet werden können – und nach analytischem Credo sollten! –, ist ein unverändertes Vorgehen für Patienten wie Therapeuten ausgesprochen strapaziös, allerdings ohne daß dies einem entscheidenden therapeutischen Vorteil entspricht. Sachsse formuliert hierzu schön plastisch (loc. cit, S. 188): „Immer wieder mal, glücklicherweise immer seltener, bekomme ich zu hören, ich wollte oder könnte traumatisierende Übertragungen einfach nicht aushalten. Ich kann sie aushalten und habe das als Psychoanalytiker etwa 15 Jahre lang getan. Ich will das aber nicht mehr. Ich lasse mich durch die Therapie nicht mehr traumatisieren, ich lasse die Täter-Opfer-Wippe in der Therapie nicht zu, ich strebe keine monate-, manchmal jahrelangen gemeinsamen Phasen von Hilflosigkeit, Ohnmacht und gegenseitiger sadomasochistischer Verstrickung mehr an – denn das bringt nichts. Wenn es wenigstens überlegene Therapie-Resultate brächte! [...] Nicht nur in Göttingen haben wir gegenteilige Erfahrungen gemacht: Traumazentrierte Therapie unter Verteidigung der therapeutischen Beziehung gegen Wahrnehmungsverzerrungen wie projektive Identifikationen und primitive Übertragungen ist weniger leidvoll für beide Seiten *und* therapeutisch effektiver."

Ich stimme dieser Auffassung inzwischen weitgehend zu. Ein Beharren auf überwiegend übertragungsbezogener Analyse verursacht für beide Beteiligten eine ganz erhebliche Belastung, ein Beharren auf der Übertragungsanalyse um fast jeden Preis erschwert ohne Not und ohne therapeutischen Vorteil vor allem die therapeutische Beziehung mit traumatisierten Menschen. Freud hat einerseits eine sehr griffige Formel geprägt: „niemand kann in effigie erschlagen werden!" (Freud 1912/1975, S. 168), andererseits ist diese Formel zu rigoros, wenn es um traumatische Gewalt geht. Ich habe also tatsächlich weder Lust dazu, noch kann ich einen tatsächlichen Vorteil für die Behandlung darin erkennen, wenn ich monatelang abwechselnd Täter und Opfer in der Übertragungsbeziehung sein soll. Arbeiten in der Übertragung, auch dann, wenn es um traumatische Inhalte geht, ist ein Beharren auf einem Verfahren aus Prinzip. In Wahrheit ist es in der traumatischen Verfassung für Patienten weitaus schwieriger, zu denken und eine therapeutische Ichspaltung vorzunehmen. Es besteht zudem die Gefahr, daß der Therapeut mit den traumatischen Affekten verkoppelt wird, d.h. mit Funktionszuständen der Regression, in denen die angestrebte Neubewertung durch den

Patienten – durch Verarbeitung von Deutungen, die ihm der Therapeut gibt – schon gar nicht mehr möglich ist.

Im Gegensatz dazu wird durch traumazentriertes Vorgehen eine Überschwemmung der Beziehungsmatrix mit traumatischem Material vermieden. Traumaorientierte Verfahren lassen Beziehungserfahrungen zu, in denen der Therapeut als hilfreiche Person erlebt werden kann, wobei der Patient dazu noch Kontrolle über den Prozeß erhält und im Rahmen der Interventionen eine direkte Erleichterung und Neubewertung erleben kann.

Die gelingende Imagination, auch die gemeinsame Betrachtung der traumatischen Situation, etwa in der AUT oder beim EMDR, haben somit mehrere Vorteile: Der Therapeut gerät nicht mehr so leicht in Täter- oder Opferpostionen, dadurch wird die Beziehung nicht kontaminiert; die Distanzierung von traumatischem Material wird gewährleistet; im Gegensatz zur völligen Hilflosigkeitserfahrung in der auslösenden Situation ergibt sich die Erfahrung einer anwesenden hilfreichen Person, die regulierend in Affekt wie Kognition eingreifen kann und den Patienten auch darin unterstützt, Selbstfürsorge für sich übernehmen zu können. Das entspricht teilweise der spannungsregulierenden, in Affektbewertung und Affektantwort ein Modell für das Kind gebenden Funktion einer guten Mutter.

Zusammenfassend gibt es also für traumabezogene Störungen keinen Primat und keinen Vorteil der Übertragungsanalyse mehr gegenüber der gemeinsamen Analyse einer traumatischen Situation. Übertragungsanalyse hat umgekehrt außerhalb von traumatischem Material nach wie vor ihre Vorteile und eine sehr sinnvolle Berechtigung.

11.7 Ein kurzer Hinweis für eine neurowissenschaftlich („neuro-psychoanalytisch") orientierte Therapieforschung

Voraussetzung: Alle posttraumatischen Symptome haben eine gemeinsame Endstrecke in der spezifischen Abspeicherung der traumatischen Erfahrung. Die Speicherorte für traumatische Erfahrungen unterscheiden sich wesentlich von den Karten für Weltwissen (linkes Frontalhirn) und autobiographisches Gedächtnis (rechtes Frontalhirn). Was eine Überarbeitung der traumatischen Erfahrungen so schwierig macht, ist die Verortung der zugehörigen Gedächtnisnetzwerke innerhalb der limbischen Areale (Amygdala und benachbarte Bereiche im vorderen Temporalpol). Soll deren Überarbeitung möglich werden, ist eine optimale Aktivierung dieser Netzwerke durch Evozierung emotionaler Zustände erforderlich. Diese sollten innerhalb eines optimalen Arbeitsbereichs (arousals) liegen.

Hypothesen: Nach Gerhard Roth (zitiert nach Dulz 2004, S. 123) ergeben sich drei Möglichkeiten in abgestufter Auswirkung: (1) Anwachsen der Kontrolle durch das Frontalhirn unter Belassung der traumatischen limbischen Netzwerke; (2) völlige Auflösung der traumatischen limbischen Netzwerke; (3) Überarbeitung durch Anlage von „Parallelbahnen", auch im Amygdalakomplex selbst.

Ich zitiere Roth hierzu ausführlich, weil er das am Ende von Abschnitt C des Theorieteils Gesagte weiterführt und präzisiert:

„Die erste Art beruht auf einer Stärkung der Ebene des bewußten Ich, und zwar in einer Weise, daß der Einfluß des zingulären und orbitofrontalen Kortex auf die Amygdala und damit die Impulskontrolle verstärkt wird. Eine solche Maßnahme verändert allerdings nicht die ‚verknoteten' Netzwerke im limbischen System, sondern mildert höchstens deren negative Auswirkungen auf das Verhalten. Die Ursachen der psychischen Störungen sind lediglich übertüncht; in ungünstigen Situationen treten die früheren Symptome wieder auf, so als habe nie eine Besserung stattgefunden.

Die zweite Art könnte im Auflösen der ‚verknoteten' limbischen Netzwerke bestehen und damit im Beseitigen des Übels an der Wurzel. Manche Emotions-Neurobiologen [...] bezweifeln aber, daß amygdaläre Netzwerke überhaupt umlernen können, wenn sie erst einmal in einer bestimmten Weise geprägt wurden. Sie gehen davon aus, daß die Amygdala ‚nie vergißt'.

Die dritte Art könnte darin bestehen, daß im Laufe einer Therapie aufgrund andersartiger, d.h. positiver emotionaler Erfahrungen in der Amygdala ‚Ersatzschaltungen' angelegt werden, die die negativen Schaltungen einkapseln und an ihnen *vorbei* einen eigenen Zugang zur Handlungssteuerung erlangen. Therapie wäre dann die Induktion der Bildung dieser kompensatorischen Netzwerke. Der für die psychoanalytische Therapie wichtige Prozeß der Übertragung und Gegenübertragung könnte hierfür günstige emotionale Bedingungen schaffen in dem Sinne, daß es dabei zu neurochemischen Zuständen kommt, in denen eine Neubildung von kompensatorischen Netzwerken in der Amygdala (und anderswo im limbischen System) ermöglicht wird. Es ist aber nicht auszuschließen, daß es in manchen besonders günstig verlaufenden Therapien doch zu einer langfristigen Veränderung in den primär ‚erkrankten' limbischen Netzwerken kommt."

Punkt (3) würde bedeuten, daß die Annahme von J. LeDoux einer nicht löschbaren Traumaerfahrung bestehen bleibt. Allerdings lassen sich „Umgehungsbahnen" anlegen. Es entstünden so alternative Bahnungen, die die sonst auftretenden automatischen Stimulusantworten umgehen, wie immer durch Veränderungen der Synapsengewichte in entsprechenden Netzwerken. Auch Roth schließt dabei nicht aus, daß amygdaläre Netzwerke vielleicht doch verändert werden können.

Arbeitshypothesen: 1. Die Überarbeitung traumatischer Netzwerke kann auf verschiedene Interventionen hin erfolgen. Sie kann im Rahmen von psychoanalytischen, deutungsorientierten Verfahren durch langsames Umlernen stattfinden. Sie kann aber auch rascher, durch AUT oder, dann besonders intensiv und „physiologienah", durch EMDR erfolgen. 2. Zeigen sich klinisch deutliche Veränderungen in der Reaktion auf traumabezogene Trigger, dann lassen sich auch neurophysiologische Korrelate hierfür finden. 3. Es ergeben sich Vorteile in der Überarbeitung durch EMDR, wenn die entsprechenden Karten zuvor durch psychoanalytische Bearbeitung wiederholt und langfristig aktiviert worden sind. Die Verarbeitung unter EMDR erfolgt in diesen Fällen möglicherweise leichter und in Richtung der psychoanalytisch gebahnten Findung von Bedeutungen. 4. Die Veränderung in der Verarbeitung läßt sich mittels funktioneller bildgebenden Verfahren wie funktioneller Margnetresonanztomographie (fMRT = funktionelle Kernspintomographie) nachweisen. Zu erwarten ist im Therapieprozeß eine Änderung im Grad der Intensivierung und von deren Mustern für die mit den traumaspezifischen Verarbeitungen befaßten Regionen. Deshalb müßte sich nach erfolgreicher Therapie eine Veränderung der Aktivierung auf definierte Stimuli, am ehesten auf spezifische Scripte hin, nachweisen lassen. Reinders, Nijenhuis et al. (2003) konnten bereits an Patienten mit dissoziativen Störungen mittels Positronenemissionstomographie (PET) nachweisen, daß es innerhalb einer Person je nach aktuell aktivem Persönlichkeitszustand zu unterschiedlichen Aktivierungsmustern in bestimmten Hirnarealen kommt, und zwar als Reaktion auf definierte, persönlichkeitsspezifische Stimuli in Form von vorgelesenen Scripten, die traumatische Inhalte vs. neutrale Inhalte haben.

Mich persönlich interessieren solche Zusammenhänge außerordentlich. Erfreulicherweise gibt es inzwischen auch in Deutschland viele Psychoanalytiker, die sich für diese Forschungsansätze interessieren. Eine entsprechende Kooperation des Lehrinstitutes für Psychoanalyse und Psychotherapie Hannover und den Abteilungen für Psychiatrie und Psychotherapie bzw. für Psychosomatische Medizin an der Medizinischen Hochschule Hannover hat begonnen.

Literatur zu den Abschnitten A bis C des Theorieteils

Ader, R., D.L. Felten, und N. Cohen (Hg.) (1991): Psychoneuroimmunology. Second Edition. San Diego (Academic Press).

Aggleton, J.P., und M. Mishkin (1986): The amygdala: Sensory gateway to the emotions. In: R. Plutchik, und H. Kellerman (Hg.): Emotion: theory, research and experience. 3. Orlando, Florida (Academic Press), 281–299.

Aronson, E., und S. Rosenbloom (1971): Space perception in early infancy: Perception within a common auditory-visual space. Science, 172, 1161–1163.

Bailey, C.H., und E.R. Kandel (1995): Molecular and structural mechanisms underlying long-term memory. In: M. Gazzaniga (Hg.): The cognitive neurosciences. Cambridge/Massachussetts, London (The Massachussetts Institute of Technology, MIT Press), 19–36.

Baumgarten, H.G. (1991): Neuroanatomie und Neurophysiologie des zentralen 5-HT-Systems. In: K. Heinrich, H. Hippius, und W. Pöldinger (Hg.): Serotonin. Ein funktioneller Ansatz für die psychiatrische Diagnostik und Therapie? Duphar med communication Bd. 2. Berlin Heidelberg (Springer).

Bion, W. (1954): Notes on the theory of schizophrenia. In: W. Bion (Hg.): (1967) Second Thoughts. London (Heinemann), 23–35.

Bion, W. (1962): Lernen durch Erfahrung (dt. Übersetzung 1990. Orig.: Learning from experience. London (Heinemann). Frankfurt/Main (Suhrkamp).

Bloom, F.E. (1995): Cellular mechanisms active in emotion. In: M. Gazzaniga (Hg.): The cognitive neurosciences. Cambridge/Massachussetts, London (The Massachussetts Institute of Technology, MIT Press), 1063–1070.

Churchland, P.M. (1995): Die Seelenmaschine. Eine philosophische Reise ins Gehirn (dt. Übersetzung 1997. Orig.: The engine of reason, the seat of the soul. Massachussetts Institute of Technology). Heidelberg, Berlin, Oxford (Spektrum Akademischer Verlag).

Cramer, F. (1993): Der Zeitbaum. Grundlegung einer allgemeinen Zeittheorie. Frankfurt/M. (Insel).

Damasio, A. (1996): Descartes' Irrtum. Fühlen, Denken und das menschliche Gehirn. München (List).

Damasio, A.R. (1999): Ich fühle, also bin ich. Die Entschlüsselung des Bewußtseins (dt. Übersetzung 2000. Orig.: The feeling of what happens: body and emotion in the making of consciousness. New York, Harcourt Brace & Co.). 2. Auflage. München (Econ Ullstein List Verlag).

Davis, M. (1992): The role of the amygdala in fear and anxiety. Annu Rev Neurosci, 15, 353–375.

Dörner, D. (1989): Die Logik des Mißlingens. Strategisches Denken in komplexen Situationen. Reinbek (Rowohlt).

Dörner, D., H. Kreuzig, F. Reither, und T. Stäudel (1983): Lohhausen: Vom Umgang mit Unbestimmtheit und Komplexität. Bern (Huber).

Dornes (1993b): Psychoanalyse und Kleinkindforschung. Einige Grundthemen der Debatte. Psyche 1993, 1116–1152.

Dornes, M. (1993a): Der kompetente Säugling. Die präverbale Entwicklung des Menschen. Frankfurt am Main (Fischer Taschenbuch Verlag).

Dornes, M. (1994): Können Säuglinge phantasieren? Psyche, 12, 1154–1175.

Dornes, M. (1997): Die frühe Kindheit. Entwicklungspsychologie der ersten Lebensjahre. Frankfurt/Main (Fischer Taschenbuch Verlag).

Drevets, M., K. Gade, K. Ranga, und R. Krishnan (1999): Neuroimaging studies of mood disorders. In: D. Charney, E. Nestler, und B. Bunney (Hg.): Neurobiology of mental illness. New York, Oxford (Oxford University Press), 394–418.

Ehlert, U., D. Wagner, M. Heinrichs, und C. Heim (1999): Psychobiologische Aspekte der posttraumatischen Belastungsstörungen. Nervenarzt, 70, 773–779.

Eibl-Eibesfeldt (1995): Die Biologie des menschlichen Verhaltens. Grundriß der Humanethologie. München (Piper).

Ellis, A.W., und A.W. Young (1988): Human cognitive neuropsychology. Hilldale, New Jersey (Lawrence Erlbaum Associates, Publishers).

Emrich, H.M. (1990): Psychiatrische Anthropologie. Therapeutische Bedeutung von Phantasiesystemen. Wirklichkeitsrelativismus und Sinnfrage. München (Pfeiffer).

Emrich, H.M. (1994a): Depression und „Herrschaft der Zeit". Erklärungsmodelle aus der Sicht des Psychiaters. Aus Forschung und Medizin, Dezember 1994, 39–52.

Emrich, H.M. (1994b): Semantic pressure, hyper-systems, and feelings. In: H. Atmanspacher, und G.J. Dalenoort (Hg.): Endo/Exo-Problems in Dynamical Systems. Heidelberg (Springer Verlag).

Emrich, H.M. (1991): Reduced binocular depth inversion as an indicator of cannabis-induced censorship impairment. Pharmacol. Biochem. Behav., 40, 689–690.

Farah, M.J. (1995): The neural bases of mental imagery. In: M. Gazzaniga (Hg.): The cognitive neurosciences. Cambridge/Massachussetts, London (The Massachussetts Institute of Technology, MIT Press), 963–975.

Fechner, G.T. (1860): Elemente der Psychophysik. Band 1 und 2.

Freud, S. (1911): Formulierungen über die zwei Prinzipien des psychischen Geschehens. In: Gesammelte Werke. Bd. VIII. 229–238.

Freud, S. (1915): Triebe und Triebschicksale. In: Gesammelte Werke. Bd. X. 209–232.

Freud, S. (1921): Massenpsychologie und Ich-Analyse. In: Kulturtheoretische Schriften. Frankfurt/M. (Fischer) 1974.

Freud, S. (1950): Entwurf einer Psychologie. In: Gesammelte Werke. Nachtragsband (1999). Frankfurt (Fischer), 375–486.

Gay, P. (1989): Freud. Eine Biographie für unsere Zeit (Orig.: „Freud; A Life for Our Time“, New York 1987). Frankfurt/M. (S. Fischer Verlag).

Gazzaniga, M. (Hg.) (1995): The cognitive neurosciences. Cambridge/Massachussetts, London (The Massachussetts Institute of Technology, MIT Press).

Gehde, E., und H.M. Emrich (1996): Systemtheoretische Konzepte des Schlafentzugs. In: S. Kasper, und H.-J. Möller (Hg.): Therapeutischer Schlafentzug. Klinik und Wirkmechanismen. Wien (Springer Verlag), 229–263.

Gray, J.A., und J.N.P. Rawlins (1986): Comparator and buffer memory. An attempt to integrate two models of hippocampal function. In: R.L. Isaacson, und K.H. Pribram (Hg.): The hippocampus. Vol. 4. New York, London (Plenum Press), 159–201.

Heisenberg, M. (1994): Voluntariness (Willkürfähigkeit) and the general organization of behavior. In: R.J. Greenspan, und C.P. Kyriacou (Hg.): Flexibility and constraint in behavioral systems. Dahlem workshop reports. Chichester (J. Wiley & Sons).

Hilts, P.J. (1995): Memory's ghost. The strange tale of Mr. M and the nature of memory. New York (Simon & Schuster).

Hinshelwood, R.D. (1993): Wörterbuch der kleinianischen Psychoanalyse. Stuttgart (Verlag Internationale Psychoanalyse).

Hohage, R. (1996): Analytisch orientierte Psychotherapie in der Praxis. Diagnostik, Behandlungsplanung, Kassenanträge. Stuttgart, New York (Schattauer).

Hüther, G. (1996): The central adaptation syndrome: Psychosocial stress as a trigger for adaptive modifications of brain structure and brain function. Progress in Neurobiology, 48, 569–612.

Hüther, G. (1999): Biologie der Angst. Wie aus Streß Gefühle werden. 3. Auflage. Göttingen (Vandenhoeck & Ruprecht).

Isaacson, R.L., und K.H. Pribram (Hg.) (1986): The hippocampus. New York, London (Plenum Press).

Joseph, R. (1996): Neuropsychiatry, Neuropsychology, and Clinical Neuroscience. Emotion, Evolution, Cognition, Language, Memory, Brain Damage, and Abnormal Behavior. Second Edition. Baltimore u.a. (Williams & Wilkins).

Kernberg, O.F. (1981): Objektbeziehungen und Praxis der Psychoanalyse. (Orig.: Object relations theory and clinical psychoanalysis, New York, 1976). Stuttgart (Klett-Cotta).

Kernberg, O.F. (1988): Schwere Persönlichkeitsstörungen. [Orig. 1984. Severe personality disorders: Psychotherapeutic strategies. New Haven, Conn.: Yale University Press]. Stuttgart (Klett-Cotta).

Kernberg, O.F. (1997): Sexuelle Erregung und Wut: Bausteine der Triebe. Teile 1 und 2. Forum Psychoanal., 13, 97–118.

Klein, M. (1932): Die Psychoanalyse des Kindes. München (Kindler Verlag 1973).

Klein, M. (1952): Developments in psycho-analysis. In: J. Riviere (Hg.): London (Hogarth Press).

Klein, M. (1981): Ein Kind entwickelt sich. Methode und Technik der Kinderanalyse. Hg. von Jochen Stork. München (Kindler).

Klein, M. (1983): Das Seelenleben des Kleinkindes und andere Beiträge zur Psychoanalyse. Hg. von Hans A. Thorner. Stuttgart (Klett-Cotta).

Klein, M. (1985): Frühstadien des Ödipuskomplexes. Frühe Schriften 1928–1945. Hg. von Jochen Stork. Frankfurt/Main (Fischer).

Kolb, B., und I.Q. Whishaw (1996): Neuropsychologie (Orig.: 1996. Fundamentals of human neuropsychology. New York u. Oxford, W.H. Freeman and Company). 2. Auflage. Heidelberg, Berlin, Oxford (Spektrum Akademischer Verlag).

Kosslyn, S.M., und O. König (1992): Wet mind. The new cognitive neuroscience. New York (Free Press).

Krause, R. (1998): Allgemeine Psychoanalytische Krankheitslehre. Band 2: Modelle. Stuttgart, Berlin, Köln (Kohlhammer).

Kupfermann, I. (1991): Hypothalamic and limbic system: peptidergic neurons, homeostasis, and emotional behavior. In: E.R. Kandel, J.H. Schwartz, und T.M. Jessell (Hg.): Principles of neural science. 3rd ed. Englewood Cliffs, New Jersey (Prentice Hall), 735–749.

LeDoux, J. (1995): In search of an emotional system in the brain: Leaping from fear to emotion and consciousness. In: M. Gazzaniga (Hg.): The cognitive neurosciences. Cambridge/Massachussetts, London (The Massachussetts Institute of Technology, MIT Press), 1049–1061.

LeDoux, J. (1998): Das Netz der Gefühle. Wie Emotionen entstehen. München, Wien (Carl Hanser Verlag).

Leuschner, W. (1997): Über Neuromythologie. Psyche, 11, 1104–1113.

Lichtenberg, J.D. (1983): Psychoanalyse und Säuglingsforschung. Berlin u.a. (Springer 1991).

Lichtenberg, J.D. (1990): Klinische Relevanz der Säuglingsbeobachtung für die Behandlung von narzißtischen und Borderline-Störungen. Psyche, 10, 870–901.

Lichtenberg, J.D. (1991): Motivational-funktionale Systeme als psychische Strukturen. Eine Theorie. Forum Psychoanal., 7, 85–97.

Lichtenberg, J.D., F.M. Lachmann, und J.L. Fosshage (1992): Das Selbst und die motivationalen Systeme. Zu einer Theorie psychoanalytischer Technik (dt. Übersetzung 2000. Orig.: Self and the motivational systems. Toward a theory of psychoanalytic technique). Frankfurt/Main (Brandes & Apsel).

Luborsky, L. (1995): Einführung in die analytische Psychotherapie. Ein Lehrbuch. 2. Auflage. Göttingen, Zürich (Vandenhoeck & Ruprecht).

MacLean, P.D. (1970): The triune brain, emotion and scientific bias. In: F.O. Schmitt (Hg.): The neuroscience second study program. New York (The Rockefeller University Press).

Mahler, M. (1952): Kindliche Psychose und Schizophrenie: Autistische und symbiotische kindliche Psychosen. In: M. Mahler: Studien über die drei ersten Lebensjahre. Frankfurt/M (Fischer Taschenbuch 1992).

Mahler, M., F. Pine, und A. Bergman (1975): Die psychische Geburt des Menschen. Symbiose und Individuation. Frankfurt/Main (Fischer).

McClelland, J.L., B.L. McNaughton, und R.C. O'Reilly (1995): Why there are complementary learning systems in the hippocampus und neocortex: Insights from the success and failures of connectionist models of learning and memory. Psychol. Rev., 102, 419–457.

McEwen, B. (1999): The effects of stress on structural and functional plasticity in the hippocampus. In: D. Charney, E. Nestler, und B. Bunney (Hg.): Neurobiology of mental illness. New York, Oxford (Oxford University Press), 475–493.

Meltzer, D. (1973): Sexual states of the mind. Perth (Clunie).

Merten, J. (1996): Affekte und die Regulation nonverbalen interaktiven Verhaltens. Bern (Peter Lang).

Moscovitch, M. (1995): Models of consciousness and memory. In: M. Gazzaniga (Hg.): The cognitive neurosciences. Cambridge/Massachussetts, London (The Massachussetts Institute of Technology, MIT Press), 1341–1356.

Mumford, D. (1991): On the computational architecture of the neocortex. Biol. Cybern., 65, 135–145.

Nagel, T. (1974): What is like to be a bat? Philosophical Revue, 83, 435–450 (Deutsche Übersetzung: Wie ist es, eine Fledermaus zu sein? In: Analytische Philosophie des Geistes. P. Bieri (Hrsg). Hain Verlag, Königstein/Taunus, 1981, S. 261–275).

Piaget, J. (1937): Der Aufbau der Wirklichkeit beim Kinde. Stuttgart (Klett Verlag, 1975. Studienausgabe, Gesammelte Werke Band 2).

Posner, M.I., und M.E. Raichle (1996): Bilder des Geistes: Hirnforscher auf den Spuren des Denkens. (Orig.: Images of mind. Scientific American Library, New York, 1994). Heidelberg, Berlin (Spektrum Akademischer Verlag).

Rössler, O.E. (1987): Endophysics. In: I.L. Casti, und A. Karlqvist (Hg.): Real Brains, Artificial Minds. New York (Elsevier), 25–46.

Roth, G. (1996): Das Gehirn und seine Wirklichkeit. Kognitive Neurobiologie und ihre philosophischen Konsequenzen. 5. Auflage. Frankfurt a.M. (Suhrkamp).

Roth, G. (2001): Fühlen, Denken, Handeln. Wie das Gehirn unser Verhalten steuert. Frankfurt/Main (Suhrkamp).

Schacter, D.L. (1995): Implicit memory: a new frontier for cognitive neuroscience. In: M. Gazzaniga (Hg.): The cognitive neurosciences. Cambridge/ Massachussetts, London (The Massachussetts Institute of Technology, MIT Press), 815–824.

Schacter, D.L. (1996): Searching for memory: the brain, the mind, and the past. New York (Basic Books).

Seligman, M. (1983): Erlernte Hilflosigkeit. (Psychologie Verlagsunion).

Shannon, C.E., und W. Weaver (1949): The mathematical theory of communication. Urbana (USA)

Shimamura, A.P. (1995): Memory and frontal lobe function. In: M. Gazzaniga (Hg.): The cognitive neurosciences. Cambridge/Massachussetts, London (The Massachussetts Institute of Technology, MIT Press), 803–813.

Shin, L., S. Kosslyn, R. McNally, N. Alpert, W. Thompson, S. Rauch, M. Macklin, und R. Pitman (1997): Visual imagery and perception in posttraumatic stress disorder. A positron emission tomographic investigation. Arch. Gen. Psychiatry, 54, 233–241.

Smith, D.L. (1991): Hidden conversations. An introduction to communicative psychoanalysis. 2nd Edition [1999]. London (Rebus Press).

Spelke, E.S., P. Vishton, und C. von Hofsten (1995): Object perception, object-directed action, and physical knowledge in infancy. In: M. Gazzaniga (Hg.): The cognitive neurosciences. Cambridge/Massachussetts, London (The Massachussetts Institute of Technology, MIT Press), 165–179.

Spitzer, M. (1996): Geist im Netz. Modelle für Lernen, Denken und Handeln. Heidelberg, Berlin, Oxford (Spektrum Akademischer Verlag).

Steinberg, M.D. (1995): Handbook for the assessment of dissociation. A clinical guide. Washington, D.C., London (American Psychiatric Press).

Stern, D.N. (1986): Die Lebenserfahrung des Säuglings (Orig.: The Interpersonal World of the Infant. New York, Basic Books). Stuttgart (Klett-Cotta) 1992.

Thomä, H., und H. Kächele (1985): Lehrbuch der psychoanalytischen Therapie. 1. Grundlagen. Berlin, Heidelberg u.a. (Springer-Verlag).

Tuulmets, T., P. Albrecht, und T.F. Münte (1998): Brain potentials index the processing of visual form. (Unveröffentlichte Ergebnisse, persönliche Mitteilung)

van der Kolk, B.A., A.C. McFarlane, und L. Weisaeth (Hg.) (1996): Traumatic stress. The effects of overwhelming experience on mind, body, and society. New York (The Guilford Press).

von Hörsten, S., M. Dimitrijević, B. M. Marković, und B.D. Janković (1993): Effect of early experience on behavior and immune response in the rat. Physiology and Behavior, 54, 931–940.

von Weizsäcker, C.F. (1977): Der Garten des Menschlichen. München (Hanser).

Weiss, J. (1993): How psychotherapy works: process and technique. New York (The Guilford Press).

Weisse, S. (1992): Depression and immunocompetence: a review of the literature. Psychol. Bull., 111(3), 457–489.
Weisse, S. (1992): Depression and immunocompetence: a review of the literature. Psychol. Bull., 111(3), 457–489.
Wilson, M.A., und B.L. McNaughton (1993): Dynamics of the hippocampal ensemble code for space. Science, 261, 1055–1058.
Wilson, M.A., und B.L. McNaughton (1994): Reactivation of hippocampal ensemble memories during sleep. Science, 265, 676–679.
Wurmser, L. (1993): Das Rätsel des Masochismus. Psychoanalytische Untersuchungen von Über-Ich-Konflikten und Masochismus. Berlin, Heidelberg u.a. (Springer-Verlag).

Ergänzende Literatur zum kasuistischen Teil

Breuer J, Freud S (1895). Studien über Hysterie. Frankfurt am Main, Fischer Taschenbuch Verlag 1991.
Cooper AM (1991). The unconscious core of perversion. In: G.I. Fogel, und W.A. Myers (Hg.): Perversions and near perversions in clinical practice. New pschoanalytic perspectives. (Yale University Press).
Dulz B (2004). Psychoanalytisch fundierte Beziehungsarbeit. In: Sachsse U (2004). Traumazentrierte Psychotherapie, Stuttgart, Schattauer, S. 121–137.
Freud S. (1912a). Zur Dynamik der Übertragung. In ders. Studienausgabe, Schriften zur Behandlungstechnik, S. 168.
Freud S (1930). Das Unbehagen in der Kultur. Studienausgabe Bd. IX, S. 197–270.
Gill MM (1982). Die Übertragungsanalyse. Theorie und Technik (Orig.: Analysis of transference; Theory and technique. Dt. Ausgabe 1996). Frankfurt/M. (Fischer Taschenbuch Verlag).
Glover E (1955). The Technique of Psycho-Analysis. New York (International Universities Press).
Grunert J (1989). Intimität und Abstinenz in der psychoanalytischen Allianz. Jahrbuch der Psychoanalyse, 25: S. 203–235
Hirsch M (1999). Realer Inzest. Psychodynamik des sexuellen Mißbrauchs in der Familie. Gießen, Psychosozial Verlag.
Hirsch M (2004). Psychoanalytische Traumatologie – Das Trauma in der Familie. Psychoanalytische Theorie und Therapie schwerer Persönlichkeitsstörungen. Stuttgart, Schattauer.
Hofmann A (2005). EMDR - Therapie psychotraumatischer Belastungssyndrome, 3., vollst. überarb. u. erweiterte Aufl., Stuttgart, Thieme Verlag.
Huber M (2005). Der innere Garten. Ein achtsamer Weg zur persönlichen Veränderung. (mit beiligender Audio-CD). Junfermann.

Kershaw I (1998). Hitler 1889–1936. 2. Auflage. Stuttgart, Deutsche Verlags-Anstalt.

Kershaw I (2000). Hitler 1936–1945. 4. Auflage. Stuttgart, Deutsche Verlags-Anstalt.

Kluft RP (2003). Die Behandlung der Dissoziativen Identitätsstörung aus psychoanalytischer Sicht. In: Reddemann L, Hofmann A, Gast U (Hrsg.). Lindauer Psychotherapie-Module: Dissoziative Störungen. Stuttgart, Thieme.

Panksepp J (1998). Affective Neuroscience. New York, Oxford University Press.

Peichl J (2004). Ein Rundblick über die Trauma-Therapie-Landschaft. Beiträge der Psychoanalyse. In: Sachsse U (Hrsg.). Traumazentrierte Psychotherapie. Theorie, Klinik und Praxis. Stuttgart, Schattauer, S. 117–121.

Reddemann L (2001). Imagination als heilsame Kraft. Zur Behandlung von Traumafolgen mit ressourcenorientierten Verfahren. Stuttgart, Pfeiffer bei Klett-Cotta.

Reddemann L (2004). Psychodynamisch Imaginative Traumatherapie. PITT – Das Manual. Stuttgart, Pfeifer bei Klett-Cotta.

Reddemann L (2006). Imagination als heilsame Kraft, 6. Aufl. Hör-CD mit Übungen zur Aktivierung von Selbstheilungskräften. (Klett-Cotta, Audio-CD).

Reddemann L, Hofmann A, Gast U (Hg.). Psychotherapie der dissoziativen Störungen. Krankheitsmodelle und Therapiepraxis – störungsspezifisch und schulenübergreifend. Stuttgart, Thieme.

Reiche R (1997). Psychoanalytische Therapie sexueller Perversionen. In: V. Sigusch (Hg.): Sexuelle Störungen und ihre Behandlung. Stuttgart, New York (Georg Thieme Verlag), S. 241–265.

Reinders A, Nijenhuis E, Paans A, Korf J, Willemsen A, den Boer J (2003). One brain, two selves. NeuroImage, Vol 20: 4, 2119–2125.

Roth G (2004). Sigmund Freuds vergebliche Suche. In: Kernberg OF, Dulz B, Eckert J (Hrsg). Wir. Psychotherapeuten über sich und ihren unmöglichen Beruf. Stuttgart, Schattauer.

Sachsse U (Hrsg.) (2004). Traumazentrierte Psychotherapie. Theorie, Klinik und Praxis. Stuttgart, Schattauer.

Sack M, Lempa W, Gromes B (2005). Traumakonfrontation „light“ – nur wünschenswert oder schon machbar? Persönlichkeitsstörungen 9, 45–50.

Shapiro F (1998). EMDR, Grundlagen und Praxis. Junfermann-Verlag.

Solms M, Turnbull O (2004). Das Gehirn und die innere Welt. Neurowissenschaft und Psychoanalyse. Düsseldorf, Zürich, Walter.

Stoller RJ (1975). Perversion: Die erotische Form von Haß (Orig.: Perversion: the erotic form of hatred. © Robert J. Stoller. Dt. Übersetzung 1998). Gießen (Psychosozial Verlag).

Weiß J (1993). How psychotherapy works: Process and technique. New York, Guilford Press.

Wurmser L (1997). Die verborgene Dimension. Psychodynamik des Drogenzwangs. Göttingen, Vandenhoeck & Ruprecht.

Wurmser L (1997). Psychoanalytische Behandlung – Trauma, Konflikt und „Teufelskreis". In: Egle UT, Hoffmann SO, Joraschky P (Hg.): Sexueller Mißbrauch, Mißhandlung, Vernachlässigung. Erkennung und Behandlung psychischer und psychosomatischer Folgen früher Traumatisierungen. Stuttgart, New York (Schattauer), S. 311–324.

Danksagung

Als erstes danke ich meiner Patientin **Franka Helmchen** (Pseudonym) für das große Vertrauen, das sie mir über lange Jahre entgegengebracht hat, sowie für ihre bewundernswerte Aufrichtigkeit und innere Kraft, mit der sie trotz ihrer seelischen Verletzungen an die Erforschung ihrer inneren Welt heranging. Sie gab mir über die gesamte Zeit, trotz aller Angst und Scham, Einblick in innerste und intimste Prozesse, daher konnte ich unsagbar viel in dieser Therapie lernen. Wir waren „ein sehr gutes Team." Daß Franka Helmchen heute ein Leben mit gänzlich anderer Qualität führen kann als vor unserer Arbeit, ist meine größte Freude.

Diese Behandlung hätte ohne eine kontinuierliche Unterstützung in der Supervision so nicht stattfinden können. Vermutlich wäre sie bestenfalls auf halbem Wege steckengeblieben, vielleicht wäre sie auch ganz gescheitert. Daß dies nicht passiert ist, sondern ich vielmehr auch für zukünftige Arbeiten ausgesprochen gut, kreativ und menschlich wie technisch solide „ausgerüstet" wurde – bei aller Bescheidenheit gegenüber meinen hartnäckigen blinden Flecken – verdanken die Patientin und ich der Supervisorin dieses Falles. Sehr viele und die wesentlichen Gedanken stammen von ihr.

Frau **Dipl.-Psych. Anke Nohke**, Psychoanalytikerin (DPG) sowie Lehr- und Kontrollanalytikerin am Lehrinstitut für Psychoanalyse und Psychotherapie Hannover, konnte souverän verhindern, daß ich bei alldem den Überblick verlor und lange auf diversen Schläuchen stehenblieb. Daß sie mir so lange auch in anderen Fällen Ermutigung gab und den Freiraum schaffen konnte für die geschilderten flexiblen (wie hoffentlich kreativen) Gegenübertragungsgefühle, verdanke ich ihrer Klugheit, Erfahrung und einem ebenso beruhigenden wie inspirierenden Sinn für „feeling" und „timing" von Interventionen. Was sie aus meinen anfangs oft stoppeligen Berichten herausfiltern und dann exakt auf den Punkt bringen konnte, hat mich immer wieder staunen lassen. Und sie hat mich darin bestärkt, daß man gegenüber jedem theoretischem Wortgeschwurbel als Analytiker klar, warmherzig, bodenständig und beeindruckend authentisch bleiben kann. Noch hoffentlich viele Patienten werden ihr unwissentlich zu danken haben.

Herrn **Prof. Dr. Léon Wurmser** verdanke ich aus inzwischen zahlreichen Supervisionen sehr erhellende und weiterführende Ideen nicht nur zur Perversion. Die direkte Begegnung mit seiner beeindruckenden Persönlichkeit berührt mich stets tief, machte auf seine enorm gehaltvollen Texte neugierig und hat deren Lektüre sehr erleichtert. Bei all meiner im Buch geäußerten Kritik gegenüber psychoanalytischen Denktraditionen hat er mir immer vermittelt, welch immensen kulturellen Reichtum und noch weitgehend unausgeschöpfte Quellen die Psychoanalyse bereithält. Diese Tradition, zu der er einen großen Beitrag geleistet hat, verdient höchsten Respekt und Achtung. Anhand seines Modells habe ich bei aller Auseinandersetzung versucht, diese Tradition inhaltlich ernstzunehmen und betrachte mich als kritisches, aber nach wie vor enthusiastisches Mitglied der – vielleicht bald nicht mehr weiter schrumpfenden! – psychoanalytischen Gemeinschaft.

Ich danke aus ganzem Herzen meinem früheren Chef, Herrn **Prof. Dr. Dr. Hinderk M. Emrich**, der anbot, den Text kritisch gegenzulesen und zum Druck vorzubereiten. Inzwischen haben gemeinsamer Unterricht und Diskussion uns zu Kollegen gemacht. Dieser Austausch – heute vom Behandlungssessel zurück in die akademisch-wissenschaftliche Welt – beflügelt stets und ich freue mich auf weitere Arbeiten! Ohne seine Ermutigung und das Angebot zur Veröffentlichung wäre dieses Buch sicher nicht erschienen. Herr **Privatdozent Dr. Thomas Huber**, Oberarzt an der Abt. für Klinische Psychiatrie und Psychotherapie der Medizinischen Hochschule Hannover, hat den gesamten Text redigiert. Ihm bin ich zu tiefem Dank verpflichtet und hoffe, etwas von seinem Einsatz zurückgeben zu können.

Den nachfolgend ohne akademische Titel und Funktion genannten analytischen Lehrern und Kollegen (weiblich und männlich) möchte ich ebenfalls ganz besonders danken. Alle haben dazu beigetragen, daß ich eine hoffentlich erkennbare „behandlungstechnische und theoretische Identität" entwickeln konnte. Daß sie noch divergent bis teilweise rudimentär ausgebildet sein mag, womit sie wahrscheinlich nicht ganz zufrieden sein könnten, geht in ihrer Beschränkung auf mein eigenes Konto. Vor allem **Monika Mecklenburg**, **Christoph Lehrmann**, **Karl Oeter** und **Wolfgang Lempa** haben mir neben **Anke Nohke** in Ausbildung, Supervision und Diskussion – wie mir heute scheint – unfaßbar viel vermittelt. Daß dieses Lernen in komplexer Weise erfolgt und menschliche Beziehung in den Mittelpunkt stellt, hat die Arbeit so angenehm und oft mit Freude und Humor erfüllt werden lassen. Christoph Lehrmann und Wolfgang Lempa konnten mir eindrucksvoll zeigen, daß sich traumatherapeutische und psychoanalytische Aspekte für die Patienten hilfreich integrieren lassen. **Brigitte Alt** unterstützte mich während langer Strecken beim Schreiben von Behandlungsberichten und ermutigte zur Einnahme eigener Standpunkte. Auch meinen IntervisionskollegInnen **Ruth Schlonies**, **Ute Göthe**, **Nils Lemke**, **Bernd Koring** und **Sylvia Fischer** danke ich sehr für den Austausch und die regelmäßige Aufhebung der „einzelanalytischen Behandlereinsamkeit". Sylvia Fischer führte mit großer Sensibilität und außerordentlichem Erfolg die begleitende erste EMDR-Therapie während des letzten analytischen Behandlungsabschnitts durch, wofür ich ihr besonders danke.

Mit meiner Frau und „kinderanalytischen" Kollegin **Dr. phil. Tiia Gehde**, die aus der „reinen Empirie" psychologischer Grundlagenforschung in Estland, Frankreich und Deutschland zur Psychoanalyse kam, kann ich immer wieder kreative, kritische und sehr ermutigende Diskussionen führen. Ohne sie wäre die Arbeit gar nicht fertig geworden. Daß sie und die drei Töchter Hannah, Liisa und Maaja mich in den letzten Jahren geduldig ertragen und unterstützt haben, hat mich oft gewundert, aber gibt Anlaß zu umfassendem Optimismus. Meine Patienten können heute arbeiten mit einem – nach meiner Überzeugung *zunehmend!* – mehr als durchschnittlich *glücklichen* Therapeuten. Dies ist meiner Familie zu danken.

Und ganz zuletzt: Was ist *mein* „sicherer Ort"? Ich danke der Ruhe und dem überwältigend klaren Sternenhimmel in Südestland, wenn man auf der Saunatreppe sitzen und über diesen Planeten sinnieren darf.

Hannover, im Oktober 2006 Eckhardt Gehde